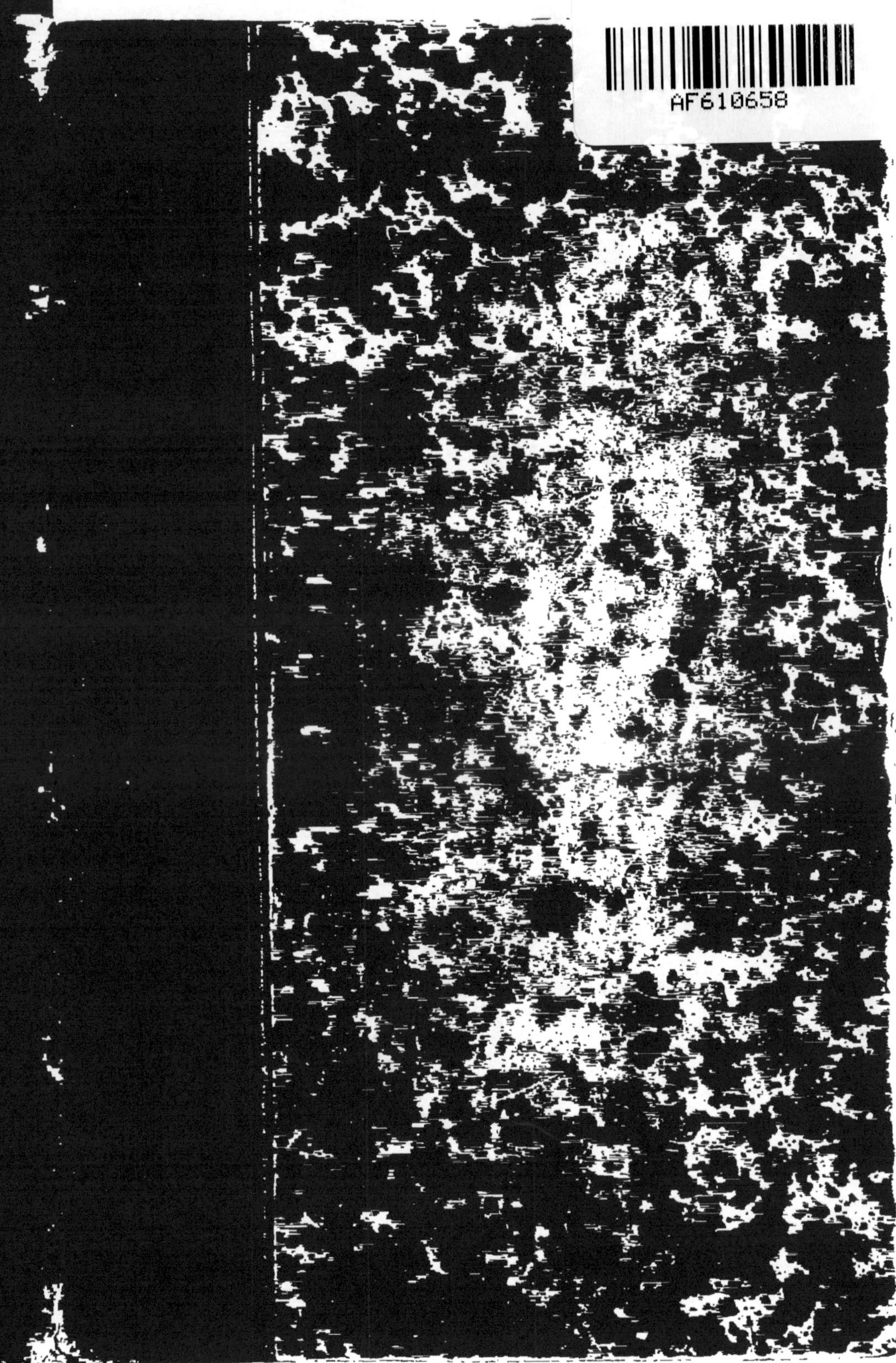

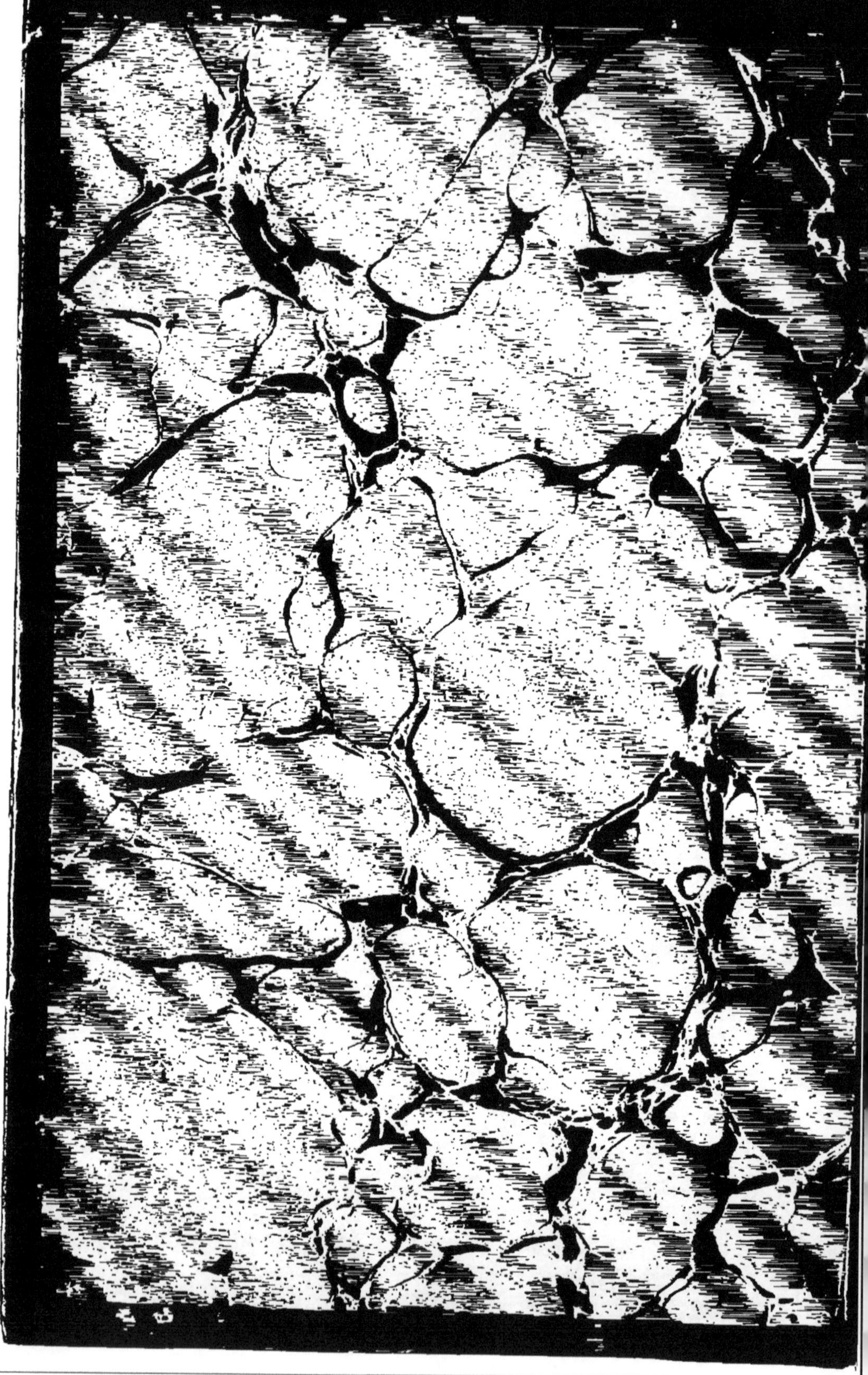

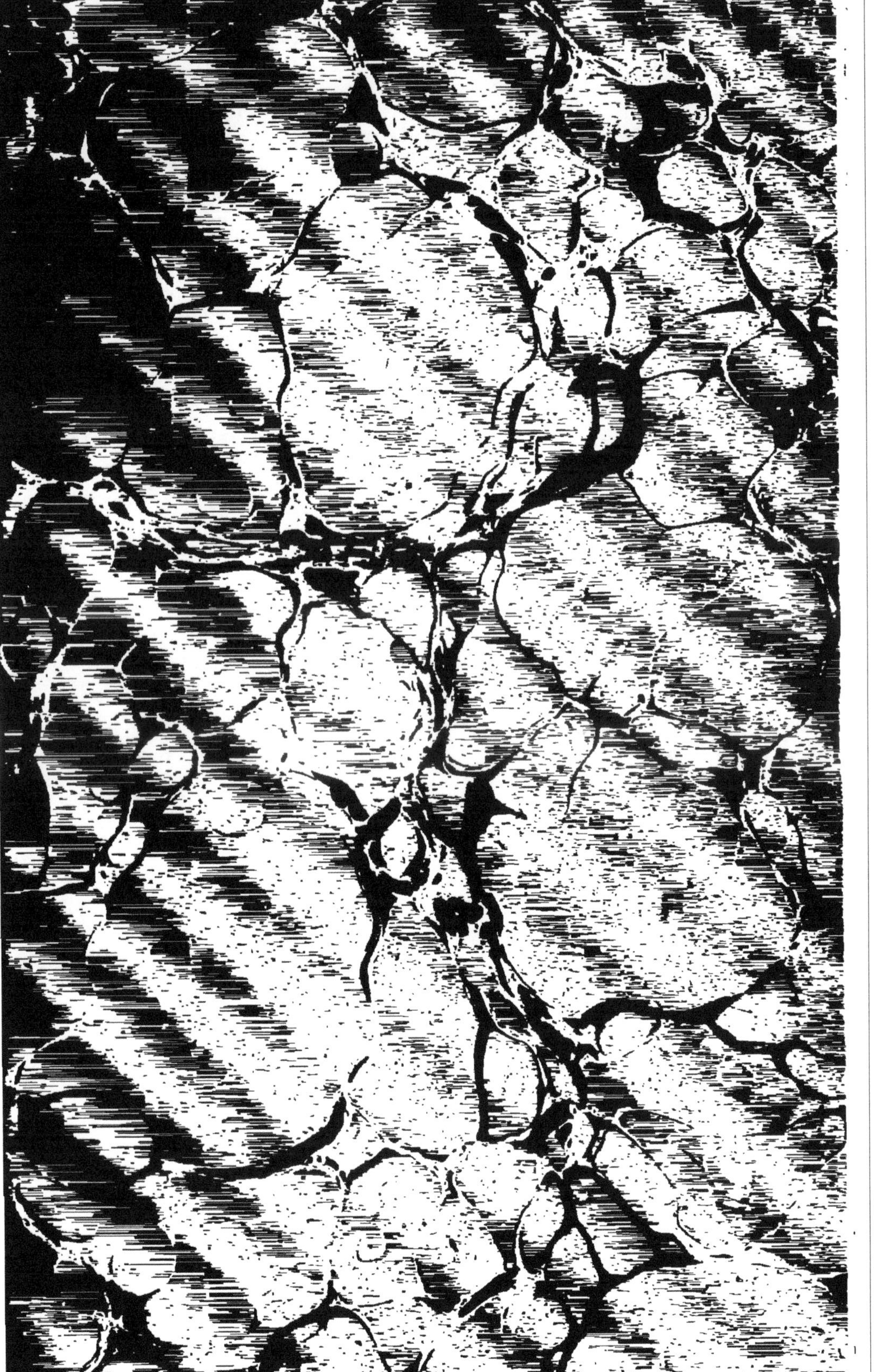

L'HYGIÈNE DE L'ESTOMAC

DU MÊME AUTEUR

ESSAI SUR LA PATHOGÉNIE DES OREILLONS, thèse de Paris 1877 (épuisée).

LA PROPRETÉ DE L'INDIVIDU ET DE LA MAISON, 5e édition (couronné par la Société française d'hygiène, adopté par le Ministère de l'instruction publique (1882); traduit en allemand, italien, espagnol, suédois, turc, arménien, arabe, serbe et polonais).

LA CRÉMATION, brochure in-18o, précédée d'une lettre du Dr de Pietra Santa.

TRAITEMENT DU DIABÈTE, in-8o de 90 pages, couronné par la Société de médecine d'Anvers.

PROPOS DU DOCTEUR, médecine sociale, in-18o de 324 pages, 2e édition, 1885.

LES ODEURS DU CORPS HUMAIN (un nouveau chapitre de séméiologie), couronné par la Société de médecine pratique, in-16o de 124 pages 2e édition, 1886 (traductions italienne et anglaise).

L'HYGIÈNE DE LA BEAUTÉ (4e mille), formulaire cosmétique, 1886 (traduction russe), in-18o diamant de 220 p.

LES FIÈVRES EN SOLOGNE, brochure de la Société française d'hygiène, précédée d'une lettre du Dr Burdel (de Vierzon), 1887.

LE JEÛNE ET LES JEÛNEURS, in-18o jésus de 260 pages (en collaboration avec le Dr Ph. Maréchal), 1887.

LES MALADIES ÉPIDÉMIQUES, hygiène et prévention, in-32o de 175 pages, de la Bibliothèque utile, 1887.

L'HYGIÈNE DANS LA POLOGNE RUSSE (Rapport au ministère de l'instruction publique sur la *Wystawa* de Varsovie) 1887.

Sous presse, chez O. DOIN :

L'ALCOOLISME, étude médico-sociale, couronnée par la Société de tempérance, 1888 (*Préface* de DUJARDIN-BEAUMETZ).

En préparation :

NOTIONS D'HYGIÈNE INDUSTRIELLE ET PROFESSIONNELLE.

Dr. E. MONIN

L'Hygiène de l'Estomac

GUIDE PRATIQUE DE L'ALIMENTATION

PRÉFACE DE THÉODORE DE BANVILLE

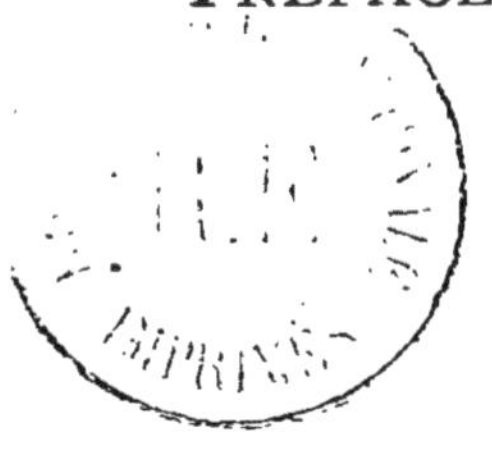

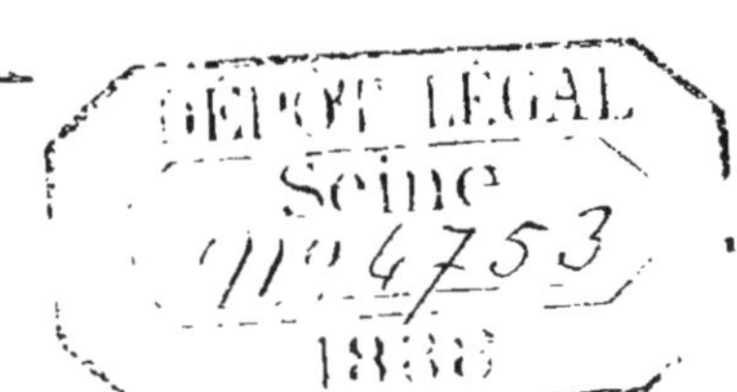

PARIS
OCTAVE DOIN, éditeur
8, place de l'Odéon 8
1888

Imp. Binger Frères, Amst. Paris, 131, Bd. St. Michel.

TABLE ANALYTIQUE DE L'OUVRAGE

PREMIÈRE PARTIE

(GÉNÉRALITÉS — HYGIÈNE DE LA TABLE — LE RÉGIME — LES FALSIFICATIONS)

DEUXIÈME PARTIE

(DESCRIPTION DES ALIMENTS ET BOISSONS DE LA VIE USUELLE)

TROISIÈME PARTIE

(L'HYGIÈNE DE L'ESTOMAC)

APPENDICE

PRÉFACE

— C'est bien moi, messieurs, dit Lucrèce Borgia, entrant, comme un démon, au tragique souper de Ferrare. Et elle ajoute : Je viens vous annoncer une nouvelle, c'est que vous êtes tous empoisonnés, messeigneurs ! — Ainsi pourrait parler la Locuste invisible et présente qui préside aux destinées de l'alimentation parisienne. Les Parisiens ne se sont pas trop rebiffés ; ils n'ont que médiocrement lutté pour la vie ; ils se sont résignés à être empoisonnés, comme le homard se laisse couper en morceaux et comme l'anguille se résigne à être écorchée vive. Et, pareils à des moutons qui, avec une épouvantable douceur, se hâtent vers l'abattoir, ils se sont dits avec un vague soupir : Puisqu'il n'y a pas moyen de faire autrement, mangeons des choses immondes !

Ainsi, dans la Ville-Lumière qui, hélas ! est en même temps une Ville-Fange, tout le monde a pris son parti de la condamnation prononcée. Seul, avec la bravoure de don Quichotte et d'Achille, notre valeureux ami, le docteur E. Monin, n'y consent pas ; il pousse le cri d'alarme, et résolu à sauver les gens malgré eux, il les renseigne sur ce qu'il faut manger pour vivre, — et pour ne pas mourir.

Dans cet admirable livre : Hygiène de l'Estomac, *le docteur Monin dit au juste quelle est la nature et la valeur de chaque aliment. Il vous met en garde contre les excès dangereux, contre les abstentions, quelquefois aussi dangereuses; contre la falsification qui, avec son sourire de prostituée, nous propose et nous fait accepter les fictions les plus épouvantables. Lisez le docteur Monin, pesez bien ses conseils, et s'il se peut, tâchez de les suivre. Car l'hygiène de l'estomac, c'est aussi l'hygiène de l'esprit et celle de l'âme : c'est le courage, c'est la clarté de la pensée, c'est la vertu, c'est la bravoure ! Mais les Parisiens auront-ils encore la force de lutter ? Les derniers efforts pour manger des choses saines furent tentés, non sans succès, pendant le second empire, par Nestor Roqueplan, le docteur Véron et leurs amis. Mais ces obstinés avaient beaucoup d'argent, étaient célibataires, ne dînèrent en ville sous aucun prétexte, et étaient soutenus dans leur lutte superbe par la célèbre Sophie, qui fut la dernière des cuisinières. Aujourd'hui, nul entre les dîneurs ne réunit ces conditions. Une des dernières comédies de Victor Hugo, dans le Théâtre en Liberté, est intitulée :* Mangeront-ils? *Il faudrait, pour nous, modifier ce titre dans un sens encore plus tragique et dire :* Que mangeront-ils?

Hélas ! rien de bon, à coup sûr. Car en cette affaire, pour emprunter un lieu commun à la phraséologie politique, poser la question, c'est la résoudre. Un Balzac, étudiant les ressorts de la société récente et pénétrant les causes, découvrirait leur enchaînement et nous dirait pourquoi il n'est plus possible de manger. Depuis que nous vivons sous la dictature des Grands Magasins, beaucoup plus à redouter que celle de tous les généraux et de tous les princes, ces Ogres exigent et prennent, en échange de robes chimériques, faites de pièces, de morceaux et de fanfreluches, tout l'argent que possédaient les familles : il n'en reste donc plus pour mettre le pot au feu. Cependant, on n'a jamais donné plus de dîners que depuis le moment où il est impossible de donner à dîner. En effet, depuis que le million est devenu obligatoire; depuis que l'aristocratie, c'est tout le monde; depuis qu'un commerçant modeste dans ses goûts ou un artiste pauvre seraient des monstres aussi excessifs que les oriflans et les coquesigrues, il faut à tout prix recevoir, recevoir sans cesse, avoir une salle à manger ornée d'étoffes de l'Extrême-Orient, et de plus, un salon où jaillit un grand palmier, et où se dresse un piano à queue, menaçant comme le monstre du récit de Théramène. Il faut recevoir sans dépenser d'argent, puisqu'on n'en a pas. De là, les timbales pleines de précipices, comme la Savoie et son duc, les filets conservés, les champignons conservés, les truffes conservées; car tout est conservé, excepté le bon sens et la décence.

Et cependant, en ces festins, que boit-on? Du vin ordinaire qui ferait danser une chèvre empaillée, et que les convives, sous divers prétextes, refusent, aimant mieux boire une eau qui ne vient pas toujours de la Dhuys. Il faut donc se rabattre sur les vins fins. Hélas! ils sont fins comme Jocrisse et comme Gribouille, et laissent voir leurs malices par trop ingénues. Dans un dîner, voulant verser une de ces choses dans le verre de Roqueplan, le valet annonça : Madère! — Vous êtes un drôle, s'écria Roqueplan, furieux. Mais on n'a plus de ces courages.

Si cependant une maîtresse de maison voulait donner des dîners sérieux et réels, comme la femme de tel spirituel académicien, qui s'y ruine, le pourrait-elle? Cela est excessivement douteux. Autrefois, les marchands de victuailles, de fruits, de volailles, de poissons, se retiraient avec une modeste aisance, après trente ans de travail. Aujourd'hui après avoir négocié dix ans à peine, ils veulent être riches, habiter boulevard Malesherbes, et marier leurs filles à des diplomates. Une cuisinière, qui l'est un tout petit peu, veut faire les achats elle-même, pêcher en eau trouble et en pleine boue, partager avec les marchands comme dans un bois, et mettre son fils à l'Ecole Polytechnique.

Et à supposer que cette cuisinière fût moins vorace, que pourrait-elle se procurer honnêtement? Y a-t-il quelque part du vrai bœuf et du veau qui n'ait pas été saigné à la juive, pour que sa chair soit plus blanche? Il est permis d'en douter. Un sérieux marchand de roastbeef, qui tient à sa clientèle, fait venir tous les matins sa viande de Londres, et y gagne ceci: que c'est de la viande. Dans les coulisses d'un grand théâtre, j'avais fait la connaissance d'un jeune boucher, naturellement millionnaire, élégant comme Brummel, et qui protégeait une jeune comédienne, remarquable dans le personnage d'Agnès. Un jour, comme j'avouais devant lui mon peu de prédilection pour le bœuf bouilli, il ne put réprimer un sourire doucement ironique. — Vous ne savez pas, me dit-il, ce que vous dédaignez ; faites à Mme X... le plaisir de venir dîner demain chez elle, et peut-être changerez-vous d'opinion, car j'enverrai la viande ! — Le lendemain, en effet, avec quelques convives choisis, dans une salle garnie de meubles de noyer plein, dus à un bon menuisier, je dînais chez Mme X..., bien vêtue d'une robe noire, coiffée en bandeaux plats et strictement lavée à l'eau pure, sans nulle adjonction de ces blancs, de ces bleus et de ces rouges qui rappellent le drapeau français.

Après une soupe grasse, qui ressuscita mes meilleurs souvenirs des vieilles provinces, on servit le bœuf bouilli, entouré de persil, et alors je crus manger l'ambroisie des Dieux et me rouler, parmi les étoiles, dans la lumière astrale. — Eh! quoi, m'écriai-je, à la fois indigné et ravi, il y a de la viande comme cela! — Oui, me repondit le jeune boucher millionnaire, il y en a, et que direz-vous tout à l'heure en dégustant le gigot de pré-salé rôti à point, avec de vrai feu? Oui, il y a; de la viande comme cela; seulement nous la gardons pour nous, et nous la mangeons nous-mêmes, car il ne faudrait pas que le simple public fût initié aux mystères d'Isis!

Pour faire la cuisine, il faut d'abord du feu. Or, il n'y en a pas. Nos aliments sont cuits sur et dans des commodes (prétendues poêles) où le feu ne tire pas, et où le charbon de terre ne brûle pas. Deux éléments qui sont le commencement de tout, demeurent indispensables. Ce sont d'abord de bon jus, que d'ailleurs, personne ne sait plus faire. Mais si on le savait, il faudrait, pour en venir à bout, trop de temps, trop de soin et trop d'argent. Car au lieu de se donner toute à ces minutieux travaux, quelle cuisinière moderniste ne préfère parler politique chez le charbonnier du coin, en buvant la goutte, et se tirer les cartes pour savoir à quel moment elle aura économisé le capital qui lui permettra de s'établir épicière ou fruitière? Il faut avoir de bon beurre!

Il n'y en avait guère autrefois à Paris ; il n'y en a plus du tout, depuis qu'on vend partout des beurres exquis et chimériques, venus de telle ferme, de tel château, et purement décoratifs. Il nous reste, il est vrai, la ressource de la... margarine ! (Oh ! cachez-moi, profondes nuits !) Mais les marchands, qui ne s'enrichissaient pas encore assez vite, ont pris le parti de falsifier ce produit, ne voulant pas accorder la vraie et authentique margarine à des philistins incapables de l'apprécier : Margarinam ante porcos.

Il y a eu un temps où quelques restaurants de choix donnaient une bonne nourriture à leurs fidèles habitués parisiens. Les prix des terrains et, par conséquent, des immeubles, ne leur permettent plus désormais ces prodigalités. Ce qu'ils font manger maintenant, c'est leur quittance de loyer, accommodée à cette même sauce, inventée par un cuisinier de navire, qui rendait aussi comestible la culotte du capitaine ! Evitez aussi et pour cause, les lambris dorés. On mange très mal chez la duchesse de C... et ses meilleurs amis s'en plaignent. — Monsieur, disait à un de ceux-là le maître-d'hôtel Valère, il faut portant comprendre les choses, et être raisonnable. A force d'ordre, j'ai pu réaliser sur mes appointements des économies qui m'ont permis d'acheter une propriété de cinq cent mille francs. Or, le malheur veut que ce soit une propriété de pur agrément, dont l'entretien est fort coûteux. Il faut donc que je subvienne à ces frais impérieux au moyen de quelques virements, tout en servant, du mieux qu'il m'est possible, la table de madame la duchesse !

A toutes ces causes, doit-on renoncer définitivement à manger : cela ne serait pas à faire. Mais lisez, feuilletez d'une main nocturne et diurne le livre du docteur Monin; voyez quels aliments, quels condiments sont favorables à la santé de l'homme moderne, accablé de travaux, et dans quelle mesure. Surtout soyez modestes dans vos désirs, et tâchez de vous procurer, contre de bon argent sonnant, ce qui vous est indispensable. Le mieux pour cela, c'est que la dame fasse faire ses achats par une servante dévouée (s'il en existe!) ou mieux, qu'elle les fasse elle-même, au lieu d'aller s'hypnotiser devant le tas de chiffons et de chiffres chiffes des Magasins-Colosses, ou d'aller aux Expositions non encore ouvertes, voir vernir les pastels, et autres objets qui ne se vernissent pas. Acheter n'est pas impossible; témoin cette grande cuisinière du docteur Ricord, qui pendant plus d'un demi-siècle a séduit, terrifié et fanatisé le Marché Saint-Germain. Grâce à ses achats judicieux et à sa bonne cuisine, elle à déjà fait vivre pendant quatre-vingt-huit ans son illustre maître, qui, à l'heure qu'il est, se porte bien.

Mais soyez modestes! Et si les marchands vous offrent des filets — embaumés comme des Pharaons, des volailles grasses comme Falstaff, des pommes de terre si nouvelles qu'elles n'existent pas, des asperges grosses, non plus comme des bras d'enfant, mais comme d'effrayants bras d'athlète, des fraises soignées à l'hydrothérapie chaude et froide, des petits pois précoces comme les jeunes violonistes, des boîtes de homard conservées, dans lesquelles ce qu'on a découpé n'est pas un congre (non, c'est le chat!) des quenelles dont l'origine, comme celle de certaines familles nobles, gagne à n'être pas approfondie; s'ils vous proposent des poissons d'un ton charmant, mais maquillés comme des dames qui, à l'âge doublement physiologique, prétendent rester jeunes et jolies; si enfin, ces émules de

Bosco et de Robert Houdin veulent remplacer le commerce par l'escamotage et, comme les courtisanes, vous vendre des illusions, ne vous écriez pas précisément : Vous êtes des drôles ! — mais dites-leur : Je demande à réfléchir ! — Et grâce à cette sage conduite, pourvu que vous ne buviez pas de Madère ni de vin de Constance, vous ne dépenserez pas votre argent en drogue, et vous vivrez les jours de monsieur Chevreul !

THÉODORE DE BANVILLE

PREMIÈRE PARTIE

DÉFINITIONS & GÉNÉRALITÉS

LE RÉGIME RATIONNEL

LES FALSIFICATIONS EN GÉNÉRAL

HYGIÈNE
DE L'ESTOMAC

CHAPITRE PREMIER

GÉNÉRALITÉS

« L'animal se nourrit, l'homme mange; l'homme d'esprit seul sait manger. »

BRILLAT-SAVARIN.

ANS les corps vivants, comme le dit Cuvier, aucune molécule ne reste en place, toutes entrent et sortent sans cesse. La vie est un tourbillon continuel. Pour réparer cette usure organique de tous les instants, pour fournir à la chaleur animale les matériaux de combustion nécessaires, l'économie a recours aux aliments. Tout aliment doit renfermer des substances identiques aux principes qui composent le sang, afin que ce liquide nourricier puisse réparer ses déchets de chaque jour.

La nature a intimement rivé, si l'on peut dire, à l'instinct de conservation (inhérent à tout être vivant.

une sensation particulière, d'abord agréable, mais qui devient rapidement insupportable et douloureuse, la *faim*, que Paul Bert a pittoresquement définie « le pavillon de détresse que hisse l'organisme, appelant l'aliment à son secours et invoquant la digestion comme un port. »

Certaines espèces animales ont une alimentation exclusive, et dont l'exclusivité même est la résultante du fonctionnement de leurs organes. C'est ainsi qu'il y a des *herbivores* et des *carnivores*. Mais l'homme est à la fois herbivore et carnivore; ses mâchoires, son estomac, ses intestins, tous ses organes digestifs en témoignent. De plus, sinon par origine, du moins par habitude et civilisation progressives, il lui faut dans son alimentation la plus grande variété. Nous espérons le démontrer par la suite.

L'action des aliments sur les divers organes est, d'ailleurs, bien différente, selon leur composition; cette action s'élève même à une véritable importance sociale. Supposez, dit un grand chimiste, trois personnes, dont l'une s'est rassasiée de bœuf et de pain, l'autre de pain et de fromage, la troisième de pommes de terre: ces trois personnes considéreront chacune à un point de vue bien différent une difficulté qui se présentera à elles. C'est que l'action de ces divers aliments sur le mouvement nutritif du cerveau, organe de la pensée, variera certainement, suivant les principes spéciaux que ces aliments peuvent renfermer.

Pour étudier les aliments, il faut les répartir en plusieurs classes. Le lecteur nous excusera de ces détails un peu arides; ils sont absolument nécessaires pour s'élever à une étude complète de la question. La classification la plus simple est celle ci : aliments solides, aliments liquides. Toutes les boissons sont des aliments liquides; mais tous les aliments liquides ne sont pas des boissons (exemple : les huiles). Une division plus scientifique consiste à reconnaître des aliments *minéraux* ou inorganiques (comme l'eau, le soufre, le fer, le sel de cuisine, etc.) et des aliments *végéto-animaux* ou organiques (comme les viandes, les sucres, les graisses). Les aliments organiques renferment deux divisions importantes : les *albuminoïdes*, qui renferment de l'azote (albumine, fibrine, gélatine, etc) et les *hydrocarbonés*, qui n'en renferment pas (fécules, sucres, graiss es, gommes, etc.

Il existe une profonde analogie entre les règnes végétal et animal, et les principes alimentaires sont souvent communs aux deux règnes. C'est ainsi que les Indous fabriquent de l'alcool avec le lait de leurs juments, pendant que les Chinois font des fromages avec des fèves : dans le premier cas, la fermentation du sucre de lait, dans le second, celle de la légumine, donnent des produits très analogues à ceux que nous obtenons avec des substances dans dissemblables, mais à principes identiques.

Il est une classe d'aliments que l'on peut répartir sous le nom d'*aliments d'épargne*. Cette classe si intéressante a pour rôle probable de ménager nos combustions organiques, comme font les cendres sur le feu. Les types de ces aliments sont le café, le thé et le cacao. Nous y joindrons le bouillon, qui, nous le prouverons, n'est pas un aliment : ce qui semble le montrer, de prime abord, c'est qu'il restaure aussitôt après son ingestion, ce qui n'est pas le fait d'une substance alimentaire.

Enfin, l'on peut faire, tout aussi justement, une place artificielle à l'étude des condiments (vinaigre, moutarde, poivre, ail, cannelle, truffe, etc.)

* * *

La plupart des aliments sont empruntés au règne organique (végétaux et animaux). Mais il est aussi des aliments inorganiques, *minéraux*, et ce ne sont pas les moins indispensables à la vie et à la santé. Voici quels sont les principaux d'entre eux : l'eau, le chlorure de sodium (sel de cuisine), les sels de fer, de manganèse, de potasse; le phosphore, le magnesium, le soufre, l'iode etc... Parmi les divers aliments, l'eau et le chlorure de sodium sont les seuls qui soient ingérés en nature; les autres sont tantôt dissous dans l'eau, tantôt mélangés ou combinés aux diverses substances nutritives.

L'*eau* est (de beaucoup) l'aliment minéral le plus important. Le corps humain en contient les 2/3 de son poids; sur 1,000 parties, le sang renferme 790 parties d'eau. Le corps humain, véritable alcarazas, consomme et perd chaque jour une grande quantité de ce liquide. La peau seule (en dehors de tout état de sueur, bien entendu) exhale par jour un litre d'eau (Sanctorius) ([1]).

Le *sel marin* n'est pas moins indispensable à notre corps, qui en possède environ 200 grammes, suivant Lehmann.

([1]) Voir pour les détails le chapitre *Boissons*.

Les accidents les plus graves résultent de la suppression du sel; les corporations monastiques qui voulurent autrefois, par un excès incroyable de macération, interdire à leurs membres de mélanger le sel à leur alimentation, se sont vu décimer d'une manière incroyable. Chacun sait, d'ailleurs, combien dans les villes assiégées, les organismes souffrent de la privation du sel marin (capitulation de Metz en 1870). Qui ne connaît le poil luisant et la luxuriante santé des bestiaux qui mangent du sel?

Le sel est indispensable à la nutrition, parce qu'il est indispensable à la constitution du liquide sanguin. Si l'on prive de chlorure de sodium le globule rouge, cet élément primordial du sang, on le voit se déformer et peu à peu se dissoudre dans la partie liquide ou *sérum*: car c'est le sel qui favorise surtout le conflit du globule rouge du sang avec l'oxygène de l'air, et c'est de ce conflit que dérive, comme on sait, toute la vie animale. Vous concevez alors, lecteur, l'importance alimentaire du chlorure de sodium, retiré par l'homme des mines de sel gemme (Vielicza, Cordoue), des sources salées (bâtiments de graduation), des eaux de la mer (marais salants.)

Si nous considérons l'économie humaine, nous voyons que le chlorure de sodium y est surtout localisé dans le sang, l'urine, la sueur et les larmes. Il augmente l'acidité du suc gastrique et excite la nutrition chez les lymphatiques, les anémiques et les phtisiques, auxquels A. Latour recommandait avec raison l'usage du lait salé.

Le sel de cuisine est le reconstituant par excellence.

Burggraëve affirme qu'il est le meilleur *antiseptique*, et que son usage régulier, à la dose de 20 grammes par jour, empêche les maladies les plus diverses et assure la longévité. Sans aller aussi loin que le réformateur gantois, l'hygiéniste doit reconnaître l'importance extrême du sel dans l'alimentation humaine, et ne peut que déplorer les impôts et les adultérations qui pèsent sur cette denrée de première nécessité, à la fois aliment et condiment, qui double l'appétence et décuple l'assimilation.

On consomme en France plus de 220 millions de kilogrammes de sel par an. *In sale salus !*

Le *chlorure de potassium*, mais en très petite quantité, (il est toxique à haute dose) est également fort utile, surtout pour la nutrition du muscle, dont il est le véritable aliment. Il est très abondant dans les viandes fraîches et dans les légumes frais. Aussi les marins, qui sont privés de ces substances, deviennent rapidement incapables de tout travail musculaire et cette incapacité précède souvent le scorbut.

Les sels de *potasse* sont, d'ailleurs, indispensables à la constitution chimique du sang. Le célèbre médecin anglais Garrod a prouvé que plusieurs épidémies de scorbut en Irlande avaient coïncidé avec l'insuffisance des récoltes en pommes de terre : or, ce tubercule est très riche en sels potassiques. Du reste, le scorbut est notablement amélioré par le jus de citron (*lime juice* des navires anglais) ; et c'est aux sels de potasse que le citron, de même que le thé, le bouillon, le café, doivent en partie leurs propriétés tonifiantes et hygiéniques.

Les *phosphates* (sels de phosphore) sont d'une utilité capitale dans l'alimentation; ce sont les véritables supports de notre organisme, puisque sans eux, notre squelette serait à l'état cartilagineux. Le phosphore est en outre un puissant excitant vital, qui semble jouer le plus grand rôle dans le mouvement nutritif du cerveau et de la moëlle épinière. Le corps humain contient cinq phosphates: le phosphate de fer, localisé dans le globule rouge du sang; le phosphate de soude dans le sérum; celui de potasse dans les nerfs; celui de magnésie dans les muscles; enfin le phosphate de chaux forme la plus grande portion minérale du squelette osseux. Dans les os, l'élément *phosphore* est bien plus important que l'élément *chaux*, puisque Fernand Papillon a démontré que, en introduisant la magnésie, l'alumine ou la strontiane dans l'alimentation, on peut dans les os voir la chaux peu à peu remplacée par ces substances, sans que la structure anatomique et le fonctionnement du squelette en soit aucunement altérés. Boussingault a démontre, d'autre part, que, seule, l'eau de boisson suffit à fournir la chaux nécessaire à l'organisme.

Notre corps renferme 7 à 8 grammes de *fer* : Récamier a pu faire une médaille avec le produit d'une saignée. Quels aliments renferment du fer? Problablement tous les aliments organiques *azotés* ou *albuminoïdes* (substances proteiques, albumine, fibrine, gélatine, caséine etc.) quoique la chimie ne l'ait décelé que pour quelques-uns.

La *manganèse* existe dans les os, le suc gastrique, le lait, et probablement le sang : car on a vu des chloro-anémies résister au fer et céder aux préparations manganiques.

Le *soufre* est important pour la nutrition de l'épiderme et de ses produits cornés (ongles, poils); il entre dans la composition de la bile. Les aliments le plus soufrés sont les poissons, mollusques, cervelles et foies d'animaux, et parmi les végétaux, la famille des crucifères (choux, raves, navets).

L'*iode* est aussi utile à nos organes, puisque son absence dans les eaux est une des causes les plus vraisemblables du goître (Chatin).

Le *cuivre* existe aussi normalement dans nos organes, mais en fort petite quantité. Les aliments qui en renferment surtout sont: l'huître de Falmouth, le thé vert, les cornichons, fruits à l'eau-de-vie, conserves, l'eau de fleurs d'oranger.

Enfin, le corps humain a besoin de petites quantités d'alumine, de silice, de fluor, d'arsenic &c. &c., qu'il trouve également dans les substances alimentaires, mais dont le rôle physiologique est encore assez mal défini.

S'il est des aliments minéraux, c'est-à-dire des corps inorganiques, mais assimilables; en revanche, il existe des substances organiques, mais rejetées de l'organisme tels qu'elles sont ingérées — et dont l'insolubilité absolue met obstacle à l'assimilation: tels sont les poils, les ongles, les écailles, les épidermes animaux et les épispermes végétaux ou enveloppes des graines &c. &c.

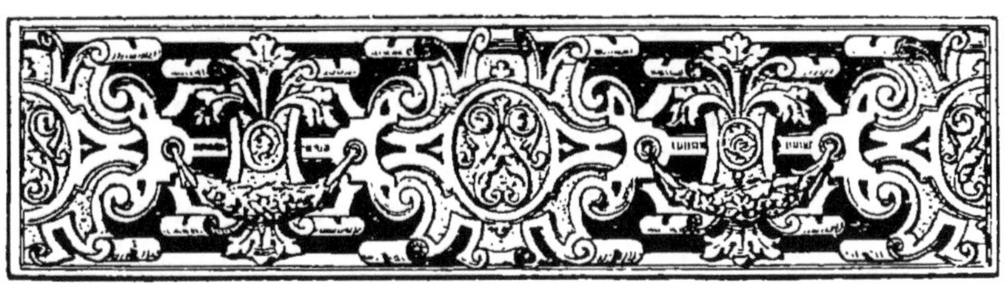

CHAPITRE II

DU RÉGIME ALIMENTAIRE RATIONNEL

ES aliments se divisent donc physiologiquement, en 1°. substances *azotées* (quaternaires, albuminoïdes, *plastiques*).

2°. substances *non azotées* (ternaires, hydrocarbonées, *respiratoires*.)

Les principes azotés fondamentaux se nomment : fibrine (*viande*), albumine (*œuf*), caséine (*lait*), gélatine (*os*), chondrine (*cartilages*), gluten (*blé*), légumine (*légumes secs*). C'est avec raison que ces deux derniers principes ont pu être considérés comme des sortes de fibrine et de caséine végétales : leur composition chimique se rapproche, en effet, étrangement de ces matières protéiques primordiales.

Parmi les principes alibiles non azotés, nous remarquons : la graisse, le beurre, l'huile, le miel, l'amidon, la dextrine, le sucre, les gommes, la pectine des fruits etc.. On les répartit généralement en groupe des *féculents* et groupe des *matières grasses.*

La ration physiologique ou d'entretien journellement nécessaire à l'homme, varie du $^1/_{25}$ au $^1/_{20}$ du poids de son corps. On peut la formuler ainsi, d'apres J. Béclard :

1000 gr. de pain — renfermant 300 de carbone et 10 d'azote.

300 gr. de viande — renfermant 30 de carbone et 10 d'azote.

soit 1300 gr. de nourriture solide — donnant 330 de carbone et 20 d'azote,

nourriture à laquelle il faut mêler 1 Kgr. ou 1½ Kgr. de boissons : car siccité, ainsi que le disait Longet, n'est point compatible avec absorption.

On ne saurait faire un choix raisonné et vraiment scientifique, dans les matériaux si complexes de l'alimentation, qu'à la condition de bien connaître les propriétés hygiéniques et les applications diététiques de chaque aliment. Mais, avant de développer ce programme, qui occupe la plus grande partie de notre œuvre, il est bon, croyons nous, d'élucider d'abord certaines questions d'intérêt général. dont la solution plane sur toute l'hygiène brômatologique

Nous voulons parler du *végétarisme* et de la *sophistication alimentaire*, que nous nous proposons de traiter successivement dans cette première partie.

Il y a quelques années, et sur le modèle des sociétés analogues qui pullulent en Suisse, en Amérique et en Angleterre, une *Société végétarienne* se fondait à Paris, où tout se fonde. Elle méritait de vivre, ainsi que son organe, la *Réforme alimentaire*, aujourd'hui décédée comme elle. Les fondateurs, évitant avec soin certaines éxagérations de doctrine, s'étaient uniquement donné, pour programme et pour but, de rechercher le régime alimentaire le meilleur : « En encourageant les recherches théoriques et pratiques relatives à l'alimentation par les végétaux, la Société étudie l'influence de l'alimentation sur la santé, et cherche les moyens de combattre les maladies causées par l'usage des divers aliments. » C'était, on le voit, un programme pavé des meilleures intentions.

Le docteur Hureau de Villeneuve exposa, dans un excellent discours d'ouverture, tous les arguments qui militent en faveur du régime végétal. Il fit l'historique de la question, sans toutefois remonter à Pythagore, ce philosophe qui possède les droits de paternité les plus irrécusables sur le végétarisme. Dans son discours, il évoqua, en revanche, le spectre de Broussais, et nous rappela la réaction qui suivit, de près, sa thérapeutique sanguinaire : les anémiques victimes de « ce fléau de l'humanité » (comme l'a nommé N. Guéneau de Mussy), ingurgitant la viande cuite, rouge, crue, les bonbons de sang, les élixirs de viande, se plongeant dans des bains sanglants, etc., et restant anémiques : « ce qui fait l'anémie, en effet, dit-il, ce n'est pas le manque de viande c'est le manque d'exercice, de grand air et de soleil. Les animaux les plus robustes sont des végétariens. » C'est vrai; mais leur tube digestif à 20 fois la longueur de leur corps, et affecte une disposition toute spéciale. L'exclusivité de l'alimentation est la résultante du fonctionnement même des organes. Or, l'homme, de par ses organes digestifs, est à la fois herbivore et carnivore; ses dents, son condyle maxillaire, la longueur de son tube intestinal (7 ou 8 fois celle de son corps), et toute la mécanique et toute la chimie de ses fonctions digestives, témoignent de ce fait que, pour réparer l'usure organique et fournir au mouvement et à la chaleur animale les matériaux de combustion nécessaires, l'homme doit emprunter à tous les règnes les éléments de son alimentation. De tout temps, au surplus, l'homme fut carnivore, ainsi que peuvent en témoigner les reliefs de ses repas préhistoriques, les *Kjoekkenmoeddinger* du Danemark. Non seulement l'homme primitif mangeait la chair des animaux; mais encore il brisait leurs os longs, pour se rassasier de la moëlle : l'anthropologie l'a victorieusement prouvé maintes et maintes fois. De plus, sinon par origine, du moins par habitude et civilisation progressives, l'estomac de l'homme est un organe tyrannique et personnel qui réclame, avant tout, la variété....

Il existe, d'ailleurs, ainsi que nous l'avons déjà dit, une grande analogie entre les règnes végétal et animal, et les principes alimentaires sont évidemment communs aux deux règnes. C'est ainsi que nous avons parlé des Tartares, qui fabriquent de l'alcool avec le lait de leurs juments, pendant que les habitants du Céleste Empire fabriquent des fromages avec des fèves. Dans le premier cas, la fermentation du sucre de lait, dans le second, celle de la légumine, donnent des produits très analogues à ceux que nous obtenons avec des substances fort dissemblables, mais à principes identiques, ou plutôt analogues.

Toutefois, pour trouver toujours dans le régime végétal ces principes analogues à ceux des animaux, il faudra forcément engloutir de grandes quantités d'aliments; ce qui amène la surcharge de l'estomac, sa dilatation, ou tout au moins la dyspepsie flatulente. De plus, les résidus intestinaux que laisse l'alimentation trop végétalisée irriteront le tube digestif et causeront la diarrhée; si les viandes échauffent, si les œufs et le lait constipent, c'est que leurs matières albuminoïdes étant complètement transformées en peptones, il y a moins de résidus intestinaux: quand le lait relâche, ce n'est qu'à la faveur d'une sorte d'indigestion.

Ainsi agirait, à coup sûr, la nourriture trop végétale, d'où ne tardent pas, du reste, à dériver l'anémie de misère, la déchéance vitale, la misère physiologique et l'aménorrhée (les années où la viande est chère sont des années de stérilité)...

Cependant, il est évident que certains estomacs ont une grande tolérance pour le régime végétal: c'est ainsi que Newton, Bossuet, Lincoln, etc., se nourrissaient presque exclusivement de végétaux. Mais quand, par hasard, le régime végétarien est bien toléré par l'organisme, il ne tarde pas à amener avec lui l'obésité. Les huiles végétales (d'ailleurs bien plus indigestes que la graisse des animaux), les féculents, les farineux, et principalement le maïs, avec lequel les orientaux engraissent leurs femmes, et les Strasbourgeois leurs oies; le sucre, le chocolat, les bonbons, les fruits sucrés (abricots, poires, cerises douces, melons, betteraves) sont placés par tous les auteurs au nombre des causes diététiques les plus actives de la polysarcie ([1]). Enfin l'organisme ne saurait trouver ailleurs que dans les matières protéiques d'origine animale, et principalement dans les viandes, la quantité de fer (7 à 8 grammes environ) nécessaire aux phénomènes biologiques de l'hématose. Ce qui corrobore ces faits, c'est la faiblesse de l'économie et la fréquence du lymphatisme chez les peuples frugivores, les nègres par exemple. C'est aussi la multiplicité des observations du genre de celle-ci, rapportée par Jules Béclard, dans sa *Physiologie* classique: « Les ouvriers employés aux forges du Tarn ont été longtemps nourris avec des denrées végétales. On observait alors que chaque ouvrier perdait, en moyenne, pour cause de fatigue ou de maladie, quinze journées de travail par an. En 1833, M. Talabot, député de la Haute-Vienne, prit la direction des forges. La viande devint la partie la plus importante du régime des forgerons. Leur santé s'est tellement améliorée depuis, qu'ils ne perdent plus en moyenne que trois journées de travail par an. La nourriture animale a fait gagner douze journées de travail par homme! » Venez après cela nous citer les expériences de Fick et Wiliscenus! Elles sont exactes en principe, il est vrai, en ce sens que le muscle consume des aliments hydrocarbonés; mais il ne saurait se passer, pour sa nutrition propre, de l'alimentation albuminoïde animale.

(1) Voir notre *Hygiène de la beauté.*

Et ce que nous enseigne la physiologie, l'histoire nous le montre également. Ne voyons-nous pas les Anglais mangeurs de viande opprimer les Irlandais mangeurs de pommes de terre et les Indiens mangeurs de riz?.... Les ouvriers lombards produisent moins, aux travaux du St. Gothard, que les ouvriers Suisses. Les armées en campagne, lorsqu'elles sont forcées au régime amylacé, deviennent la proie du scorbut et de la diarrhée. Les peuples qui mangent peu de viande sont, enfin, sujets au diabète et aux affections strumeuses. L'illustre Haller s'étant soumis, plusieurs jours, à un régime exclusivement végétal, se plaignit de faiblesse musculaire, d'inertie générale, de dégoût du travail intellectuel etc.

Afin de poursuivre la critique du végétarisme, nous ne pouvons oublier le travail du regretté Gubler *sur l'influence du régime végétal dans la dégénérescence créacée des artères.* Les aliments végétaux, plus riches en sels minéraux que les principes nutritifs d'origine animale, introduisent plus de sels minéraux dans le sang. C'est ainsi que Noël Guéneau de Mussy a démontré que les femmes de la campagne rejettent en un jour plus de phosphates calcaires (6 grammes) que celles des villes (1 à 5 grammes). Raymond a observé, dans un couvent de moines légumistes, de nombreux cas d'athérôme, entre autres celui du prieur, homme de trente-deux ans, dont les artères étaient déjà fortement indurées. Le médecin de marine Treille a observé à Bombay et à Calcutta (où beaucoup d'habitants font du riz leur nourriture exclusive) de nombreux cas de dégénérescence athéromateuse. Ainsi, en rouillant le système vasculaire, le régime végétal vieillera l'individu, s'il est vrai qu'on ait l'âge de ses artères : il produira parallèlement le tartre dentaire, l'arc sénile de la cornée, et la gravelle phosphatique.

Les reproches que les végétariens font à la viande nous apparaissent, d'ailleurs, comme singulièrement exagérés ; ils ne rejettent pas le maïs du régime végétarien, bien que cette céréale soit cause de la pellagre ; ni le seigle, quoiqu'il puisse être en proie à l'ergot : mais ils veulent que nous rejetions la viande en général, parce qu'elle peut renfermer les tænias ou la trichine ! Cependant, nombre d'expériences autorisent à admettre que la cuisson décompose les principes nuisibles de la chair des animaux, et que l'on peut manger impunément la viande des bêtes mortes de charbon, de rage, de morve, ou traitées, de leur vivant, par l'ammoniaque, l'émétique, la noix vomique, etc. (Bouley, Decroix, etc). Les porcs d'Alfort, nourris de lésions organiques des chevaux morveux et des bœufs typhiques abattus à Montfaucon, ont, comme chacun sait, une chair bonne et salubre. Enfin, on accorde parfois bien facilement à la viande l'influence phthisiogène, que les hygiénistes les plus distingués ont reconnu exister dans le lait des vaches, soigneusement introduit par la plupart des végétariens dans leur régime, quoique le lait pourtant soit pour tout physiologiste le type de l'aliment animalisé. On peut même dire, à propos du lait, que tous les animaux, et les agneaux eux-mêmes, commencent par être carnivores, puisque, bien avant de manger de l'herbe, ils mangent le lait de leurs mères ! Regnard a, d'ailleurs, démontré qu'en nourrissant ces jeunes animaux avec de la poudre de sang desséché, ils deviennent rapidement superbes, et que leur rendement en laine, notamment, en est triplé. Une pierre de plus dans le jardin des légumistes!

* * *

Quant à l'action de la nourriture animalisée sur la diathèse urique, il est évident que les excès de viande sont pour beaucoup dans l'explosion des manifestations de la goutte. Mais on peut dire de la viande, en pareille matière, ce que Sydenham disait plaisamment du vin : «Si vous en prenez, vous prenez la goutte; si vous n'en prenez pas, la goutte vous prend.» En d'autres termes, l'action seule de l'abus et non celle de l'usage est ici facile à saisir. Quant à l'action sur le rhumatisme elle est, croyons-nous, très obscure encore: le Dr Hureau invoque il est vrai, son exemple personnel, et sa guérison par les pratiques végétariennes; il essaie même (le malin) de nous mettre l'eau à la bouche avec son pâté truffé, et ses sandwichs au fromage et à la moutarde! Mais, ce n'est pas assez de citer une ou des observations; il faut, comme le dit Montaigne, *les poiser et assortir*. Aucun individu ne ressemble à l'autre, et l'on ne saurait en physiologie, donner à des faits isolés un sens général et absolu.

L'homme a (si vous voulez accepter cette expression) l'*habitude* de manger de la viande, dans la majeure partie du globe. Quelqu'un disait à Fontenelle : « L'habitude est une seconde nature.» — « Où donc est la première? » — répondit le philosophe. Mais, à supposer (ce qui n'est pas vrai) que l'homme soit herbivore par essence, il y a si longtemps qu'il mange de la viande que (la fonction faisant l'organe) il ne saurait impunément, sauf quelques exceptions individuelles, se faire végétarien. S'il l'était, d'ailleurs, il ne saurait s'opposer qu'à grand' peine à la multiplication excessive des animaux herbivores, qui lui mangeraient, si l'on peut dire, son herbe sous les pieds. Si d'autre part, l'homme s'avisait de détruire les races herbivores, en supprimant leur élevage pour la boucherie, notre sol ne tarderait pas à être encombré, ainsi, de fourrages non alimentaires de tout genre, qui troubleraient prodigieusement sa fécondité spéciale.

Malgré tout, les végétariens ont du bon, parce qu'ils prouvent, par l'exemple, qu'il n'est pas nécessaire de manger de la chair 365 jours par an ; ils ont assurément eu raison de réagir contre les maladies que se créent les gros mangeurs de viande, ces hommes, qui, selon l'énergique expression de James Eyre, « se creusent une tombe avec leurs dents. » Voilà notre opinion sur leur courte campagne française. A l'étranger, la question si importante de la *physiologie alimentaire* n'a même pas été soulevée par les légumistes et les végétariens, qui ont organisé des sociétés mystiques, d'où la science seule est exclue. L'observation médico-hygiénique gagne peu en compagnie de ces fétichistes ignorants et rageurs, ne sachant que s'aliéner l'observateur impartial,

„ Qui déteste ces preux, faisant entrer leur foi
„ Dans le ventre des gens, comme une arme aiguisée!"

Si l'alimentation végétale exclusive est une voie semée de précipices, l'abus du régime carné est également nuisible, dangereux au plus haut point.

Dernièrement, le docteur Van den Corput accusait la viande d'être cause de la fréquence actuelle du cancer : il y a, assurément, du vrai dans cette opinion, si l'on songe à l'influence de l'alimentation sur-azotée sur la production des accidents de l'arthritisme, et à la fréquente parenté de l'arthritisme et du cancer Les végétariens ajoutent, d'ailleurs, à la diète légumiste l'hydrothérapie, les sudations, le bain de soleil, la gymnastique, la vie en plein air, la marche pieds nus, le sommeil dans une chambre vaste, dont les fenêtres sont largement ouvertes. Ils obtiennent ainsi, à l'aide de ces puissants agents physiques, des résultats curatifs importants, dans les maladies de l'estomac et des intestins, la goutte, le rhumatisme, les névroses, les affections du foie et même la phtisie pulmonaire. Par la sévérité d'un régime spartiate, hygiéniquement unie à l'action combinée de l'exercice et d'un air pur, ils semblent arriver à une sorte de dépuration organique, de rajeunissement réel des forces vitales.

Cela vaut la peine, à la fin de notre dix-neuvième siècle, de constater ce regain d'estime en faveur du vieux régime de Pythagore et de son précepte sacré : « Les végétaux seuls font le corps sain et l'âme robuste ». Est-elle donc vraie en partie, cette exclamation du grand Cynique, dont l'antiquité nous a transmis les termes : « Si tu savais manger des choux, serais-tu l'esclave des grands ? » C'est en Angleterre, où l'on fait de si forts abus de viande, qu'apparut, vers 1850, le *Vegetist Dietary*... Balzac disait : « Quand on voit les palais du gin, on comprend les sociétés de tempérance ! » Aussi justement pourrions-nous écrire que les sociétés végétariennes ont pris naissance à la chaleur rayonnante des *grill-rooms*. En France, c'est l'un de nos distingués confrères du Vexin, M. le docteur Bonnejoy (de Chars), qui publia le premier, il y a quatre ou cinq ans, un certain nombre de recettes variées de cuisine végétarienne, dans un ouvrage fort curieux sur l'*Alimentation rationnelle*. Cet ouvrage, que nous avons sous les yeux, se termine même par un *Calendrier culinaire* légumiste, très appétissant, ma foi, même pour un mangeur de viande.

L'auteur recommande avec raison, comme pain, celui mêlé de recoupe, ou fait avec de la farine peu blutée, mélangée ou non de seigle, qui ajoute à son pouvoir laxatif et digestif. Quant au pain de Graham, nous ne comprenons vraiment pas qu'il ose faire l'éloge de cette *boule de son* indigeste, sans sel ni levain, sans goût ni vertu ! Bonnejoy insiste ensuite sur les légumes fraîchement cueillis ; et il proscrit les sels chimiques, es excitants, les produits adultérés, les conserves du commerce. Il ajoute aux végétaux le lait frais de bonne qualité, aliment riche et doux, merveilleux calmant du tube digestif, sédatif par excellence des irritations morbides, agent précieux, enfin, pour faciliter toutes les sécrétions et excrétions.

Il admet les œufs, « où la vie est à l'état chrysalidal. » Mais il rejette complètement la viande, ce « *caput mor-*

tuum ». Les meilleurs œufs sont ceux des poules nourries d'herbes et de grains: si elles mangent des hannetons ou des insectes, les œufs ont mauvais goût: (Quel argument en faveur du légumisme.... des poules!) Bonnejoy n'admet pas le sucre cristallisé (?) mais préconise le jus de canne à sucre et le miel de bonne qualité, qui est (comme on le sait) la base de l'excellent nougat de Montélimar. Il considère les fruits comme les plus succulents réservoirs d'alimentation, et invite nos ventres contemporains à revenir à cette base hygiénique du régime des saints. Il conseille d'éviter les épices et les condiments, dans la cuisine végétarienne; de boire peu, de proscrire de nos tables tout liquide fermenté, de recourir au petit lait seulement et aux infusions froides de labiées (menthe, sauge) ou de quinquina gris. D'autres végétariens n'admettent que l'*eau frappée* comme boisson. Il va sans dire que tous rejettent les excitations morbides du café et du tabac, malgré l'origine pourtant végétale de ces deux baumes de la vie moderne.

Il est bien certain, n'est-ce pas? qu'un semblable régime est plus doux, moins excitant que le régime que nous suivons tous les jours. Il est vrai, jusqu'à un certain point, de dire avec saint Jérôme que la viande et le vin hébètent l'âme, et que « les forges de Vulcain, les volcans du Vésuve et le mont Olympe ne brûlent pas de plus de flammes que les jeunes gens nourris de mets succulents et de vin ». Gassendi, Newton, Voltaire, Rousseau, Tissot, Swédenborg, Monthyon, Lamétrie, Linné et, de nos jours Lamartine, Michelet,

Elisée Reclus, ont été des apôtres convaincus du régime à prédominance végétale. L'abus de la viande dans les grands centres cause évidemment la pléthore, fait le lit à toutes ces odieuses *maladies de richesse* (goutte, diabète, etc.), et prédispose sans cesse aux affections inflammatoires, aux états congestifs, à l'apoplexie ([1]).

* * *

Comme l'exprime le Dr. Ed. Pivion, qui a également écrit sur les avantages du végétarisme une étude très convaincue : « On a dit que souvent les meurtriers se recrutaient parmi les bouchers et les cuisinières. Il est difficile de prouver cette assertion : mais il est certain que l'usage de la viande crue rend les hommes féroces ; plus d'une fois, dans les sociétés antiques, on vit les législateurs interdire l'usage de la chair, dans le but d'adoucir les mœurs. » C'était aussi l'opinion de Byron et de Michelet ; et c'est à la viande que Rousseau ne craignait pas d'attribuer la barbarie et les instincts sanguinaires des Anglais, peuple *carnassier* par excellence ! L'abus du régime carné contribue, d'ailleurs incontestablement, aux progrès de l'alcoolisme. Impossible d'être à la fois carnivore et abstême...

Quant au régime végétal, il s'approprie surtout à l'enfance et à la jeunesse, que la viande excite et énerve. Il est indiqué formellement dans les climats chauds, et pendant la saison d'été, pour ceux qui veu-

(1) Au contraire, le légumisme exagéré anémie le système nerveux : les végétariens exclusifs, remarque avec raison Gaëtan Delaunay, finissent presque tous par devenir *spirites*.

lent éviter l'engorgement du système veineux abdominal et les maladies qui en dérivent.

La cure de raisins, la diète lactée, l'usage de l'eau en boisson, des fruits mûrs et des légumes verts sont (chacun le sait) très utiles à une foule d'adultes souffrant d'affections chroniques du tube digestif. Mais l'usage modéré de la viande et du vin est indipensable aux sujets qul veulent vivre bien portants dans les grandes villes, d'où l'air pur, ce principal aliment de la vie, est forcément absent. Il n'est pas nécessaire de manger de la viande 750 fois par an; et les écrits enflammés de néo-pythagoriciens, nos confrères Bonnejoy, Goyard, Raoux, Pivion, Hureau etc..., ont cela de bon qu'ils visent surtout l'intempérance, quoiqu'elle soit pourtant «*medicorum nutrix*» ! Hugo l'a dit, dans son *Homme qui Rit:* «Le serpent est en l'homme, c'est l'intestin. Le ventre est d'un poids redoutable ; il rompt l'équilibre entre l'âme et le corps ; il emplit l'histoire; il est responsable de tous les crimes; il est l'outre des vices; l'intestin côlon est roi. » Donc, la campagne végétarienne a peut-être du bon, chers lecteurs : N'abusez point, usez modérément du régime carné. *Uti, non abuti*, n'est-ce point là la devise du Sage, cet hygiéniste de la cité antique?...

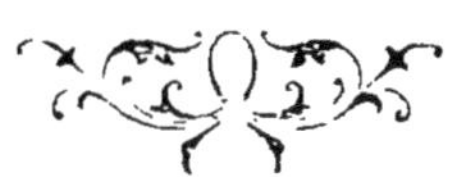

CHAPITRE III

LA CUISINE ET SON RÔLE SOCIAL.

BRILLAT-SAVARIN remarque avec orgueil que la coquetterie et la gourmandise, ces deux grandes modifications que l'extrême sociabilité a apportées à nos plus impérieux besoins, sont toutes deux d'origine française: il ajoute que la destinée des nations dépend de la manière dont elles se nourrissent. Il est certain que l'homme est le seul *animal cuisinier:* de là à admettre que c'est grâce à la cuisine qu'il s'est peu à peu dégagé de l'animalité, pour arriver au perfectionnement, il n'y a qu'un pas.

Quoique nous ne nous tourmentions jamais

du scrupule insensé
De ne penser jamais ce qu'un autre a pensé,

nous ne chercherons point cependant à définir, après tant d'illustres auteurs, l'action sociologique de la cuisine, dont la marche ascendante est parallèle à celle du progrès humain.

Nous ne nous appesantirons point non plus sur le rôle primordial de consolidation joué dans la famille par la cuisinière, l'un des plus sérieux soutiens du foyer domestique. Nos lecteurs savant tout cela; ils ont lu Brillat-Savarin et Grimod de la Reynière, cet illustre philosophe, dont Monselet a le premier épousseté la mémoire; ce sage, qui appréciait ainsi la Révolution: « Il est de fait que, dans ces années désastreuses, il n'est pas arrivé un seul beau turbot à la Halle! » — Et l'épopée impériale: « Ah! si Napoléon s'était adonné à la cuisine plutôt qu'à la guerre, qui sait où il se serait arrêté? »

Il faut bien avouer (entre nous) que le cuisinier et l'hygiéniste font souvent entre eux mauvais ménage. On raconte qu'un médecin, lorsqu'il dinait en ville, ne manquait jamais de descendre à la cuisine pour serrer la main au chef; comme on lui demandait la raison de cette bizarre manœuvre: « Sans le cuisinier, répondit-il, irions nous en voiture? » Cependant J. Michelet a écrit quelque part, et bien justement aussi: « Cuisine, c'est médecine; c'est la médecine préventive, la meilleure ».

C'est qu'il y a *cuisine et cuisine*, comme il y a *fagot et fagot*. Qu'arrive-t-il, malheureusement, aujourd'hui? Un certain nombre de jeunes gens, échappés de toutes les professions, trainent (on le sait) dans les rues de la capitale. On les ramasse un beau jour, et on les utilise, d'abord, dans des restaurants borgnes: ils sont toujours bons, se dit-on, pour faire des laveurs de vaisselle, des *plongeurs* (argot du métier). Puis, peu à peu, on ne sait comment, sans jamais avoir appris cette difficile profession, le plongeur devient cuisinier figurez-vous un garçon de bureau de ministère qui pourrait, par les grades, arriver ministre!

Vous concevez, lecteurs, les résultats désastreux que produit ce système de recrutement des cuisiniers, recrutement encouragé par l'appât du gain: car les *gargotiers* qui emploient ces tristes auxiliaires, les paient fort peu; ils se contentent de les nourrir, avec les restes!... Et voilà comment se perd, peu à peu, le bon renom de la cuisine française!

Il serait temps, croyons-nous, de remédier à cet état de choses et de fonder enfin à Paris, la Ville-Lumière, une Ecole professionnelle de cuisine. Londres, la cité des horribles festins, possède plusieurs écoles de ce genre. Il y a quelques années, l'Académie de cuisine de Paris, en nous offrant le titre de membre honoraire, voulait bien soumettre à notre appréciation le programme qu'elle avait élaboré dans ce sens : Recruter des sujets très jeunes; faire, à l'aide de cours spéciaux, leur éducation culinaire scientifique et progressive, — tel était, en deux lignes, ce programme. Outre cette mission éducatrice, elle avait accessoirement une action morale. L'Académie pouvait mettre en garde les jeunes gens contre l'alcoolisme, cette plaie de toutes les professions, mais en particulier de la profession culinaire nous avons insisté, d'ailleurs, sur ce point, lorsque nous y avons traité de l'hygiène du cuisinier. Enfin, elle combattait l'odieuse nécessité des bureaux de placement: semant ses élèves sur toutes les routes du monde habité, l'Académie répandait partout les bienfaisants progrès de l'art culinaire et collaborait ainsi à la mission, éternellement civilisatrice, de notre pays.

Nous ignorons pourquoi cet utile programme n'a point vu sa réalisation. L'examen pour l'admission comme membre actif comportait: un rapport d'hygiène sur la tenue d'une cuisine, sa propreté, son arrangement, son aération; la disposition d'un garde-manger et l'entretien de ses divers rayons; enfin, l'aperçu de la confection d'une carte, dans toutes les parties de la composition d'un dîner, avec les recettes principales du menu, etc....

Ainsi se trouvait réalisé une sorte de Conservatoire, d'union universelle pour les progrès théoriques et pratiques de la cuisine, cet art méticuleux qui renferme la pâtisserie, la confiserie, la charcuterie, etc. Outre les cours spéciaux de l'Ecole professionnelle, on créait enfin, au siège social de l'Académie, une bibliothèque très complète de livres et de journaux, ainsi qu'un laboratoire de chimie culinaire élémentaire. Ce laboratoire aurait eu pour but d'apprendre, aux néophytes de l'art de Vatel, à distinguer les sophistications des principaux produits de la cuisine, et principalement des conserves, dont l'emploi, de plus en plus usité, sera peut-être l'une des caractéristiques de l'art culinaire au dix-neuvième siècle.

Nous espérons que la corporation des cuisiniers (dont nous fûmes à même d'apprécier, plus d'une fois, l'intelligence et le libéralisme éclairé) reprendra bientôt ces idées heureuses, tombées dans le domaine public. Tous les estomacs amis du progrès béniront l'Ecole polytechnique ou normale culinaire : N'avons-nous pas tous sur les lèvres les couplets du bon Désaugiers :

> Un cuisinier, quand je dîne,
> Me semble un être divin
> Qui, du fond de sa cuisine,
> Gouverne le genre humain.

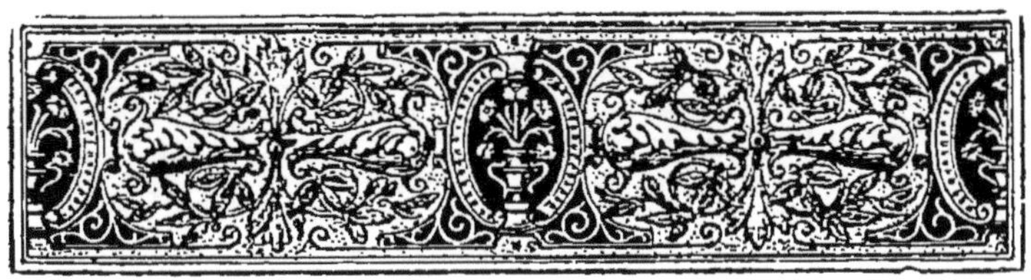

CHAPITRE IV

LA GUERRE AUX FRAUDEURS

OUS les hygiénistes reconnaissent aujourd'hui la nécessité d'une croisade internationale contre la falsification des denrées alimentaires et des boissons. De nos jours, en effet, la facilité des transports est si grande et le trafic entre les nations si important, qu'il est urgent d'affirmer la solidarité dans la surveillance des produits et d'arriver à réaliser promptement l'unité des *moyennes* admises par les divers laboratoires d'analyses. Enfin, une entente internationale est aussi des plus utiles pour dépister les usines nombreuses où les falsifications se fabriquent en gros et se débitent industriellement, ainsi que pour neutraliser l'action des charlatanesques réclames de certains industriels contemporains.

En face de l'envahissement général de l'industrie par la sophistication, il était depuis longtemps nécessaire de dresser une institution décidée à combattre scientifiquement les agissements coupables des fraudeurs. Le Laboratoire municipal de Paris remplit ce but et répond à ce *desideratum.* Il analyse les vins sans raisins; la bière falsifiée avec l'acide picrique, l'aloès, la strychnine, la glucose, etc.; le cidre dénaturé; le lait étendu d'eau et additionné de borax, etc. Il veille avec un soin jaloux sur tout ce qui concerne l'hygiène des aliments et des boissons.

Les pays civilisés sont régis par des lois plus ou moins sévères, concernant la surveillance des denrées alimentaires: tous, aujourd'hui, ont reconnu la nécessité d'appliquer aux fraudeurs certaines pénalités. Il serait temps d'accorder, d'unifier, autant que possible, la législation en ces matières. D'abord, il ne faut pas englober dans le même délit la vente de denrées falsifiées et celle de denrées avariées. Ce sont deux actes d'origine essentiellement différente. Ensuite, il importe, (comme le demande M. Girard, notre éminent directeur du laboratoire municipal), il importe que les tribunaux repoussent cette théorie du droit à l'impunité, dérivant du droit que le commerçant aurait de ne pas connaître la mauvaise qualité de ses marchandises. Evidemment, le négociant doit toujours être admis à faire la preuve qu'il a été trompé. Mais la loi de 1855 l'expose expressément : « Quoique aucune épreuve ne précède plus l'exercice d'une profession commerciale, ceux qui s'y livrent sont présumés avoir les connaissances et la vigilance qu'elle impose. »

On peut atteindre parfois le débit de la substance falsificatrice elle-même: les fausses farines composées de talc ou de calcaire, par exemple. D'autre part, les règlements doivent exiger l'indication apparente des mélanges ou des substitutions opérés. Exemples : viande de cheval, margarine, beurre artificiel, lait écrêmé, vins de raisins secs, etc. Avec ces indications, le public est loyalement prévenu. La falsification n'existe que si l'on vend de la margarine pour du beurre véritable, du vin de raisins secs pour du vin naturel, etc.

Le prélèvement des échantillons à soumettre à l'analyse doit être officiellement fait par un agent délégué, compétent et assermenté. L'achat clandestin de quelques articles par une tierce personne, inconnue du débitant et envoyée par l'Administration, est un procédé peu loyal et fertile en inconvénients de tout genre. Rien ne vaut une inspection régulièrement organisée et remettant à des chimistes, (comme les *public-analysts* de Londres), les expertises relatives à la commune.

Dans les grandes villes, on ne saurait rêver de meilleur modèle que le Laboratoire municipal de Paris, tel qu'il fonctionne aujourd'hui, à la satisfaction de tous les bons esprits, sous la remarquable impulsion de M. Ch. Girard. Le budget du laboratoire municipal comprend 147,000 francs pour le personnel (20 experts-inspecteurs, 27 chimistes, 4 servants et 4 commis) et 600,000 fr. pour le matériel. L'an dernier, plus de 15,000 analyses y ont été faites. En tenant compte des recettes fournies par les expertises payées, la somme dépensée par la Ville pour l'analyse d'un échantillon est de 5 fr. 55, soit un peu plus de 7 centimes par habitant de Paris !

Il est vrai, d'ailleurs, de remarquer que les falsifications alimentaires ressemblent à l'hydre de Lerne. Plus ou les traque, plus elles semblent prendre d'extension. Depuis quelques années, on frappe à tour de bras sur la sophistication, qui n'est pas près d'être enfoncée, et, qui s'étend sur nous de plus en plus, comme une lèpre industrielle. On a beau multiplier les experts, les inspecteurs, les chimistes, les dégustateurs, agrandir les laboratoires, exiger des moyennes pou les qualités des aliments et des vins, les falsificateurs redoublent de courage et engagent tous les jours plus vivement la lutte, à mesure qu'augmentent la sollicitude providentielle de l'Administration et les exigences de l'opinion publique éclairée.

Le devoir de tous ceux qui tiennent une plume est ici bien nettement tracé: accomplir un devoir de préservation sociale en vulgarisant au grand jour les fraudes commises et en stigmatisant les fraudeurs. On frissonne à la lecture des opérations du Laboratoire municipal. En janvier 1885, sur 442 échantillons de vins, 302 sont mauvais, c'est-à-dire plus ou moins nuisibles car si la moyenne exigée est peut-être un peu absolue au point de vue scientifique, elle est, en tout cas, fort élastique au point de vue de l'hygiène).

Le lait, dont la pureté absolue est indispensable pour les enfants et pour les malades, est l'objet des manipulations les plus indignes; c'est à son écremage et à son mouillage qu'est due en partie l'effroyable mortalité des petits Parisiens élevés au biberon, mortalité tant de fois signalée et déplorée par tous. Le *Nouvelliste de Rouen* racontait dernièrement qu'en vérifiant les bidons de lait destinés à l'alimentation de la ville, on trouva dans l'un d'eux un petit poisson *vivant!* Si ce poisson n'est pas un poisson d'avril, et si tel est le lait normand, que dire du lait de Paris?

Les fraudeurs mettent souvent plus de science et de talent à exercer leur coupable industrie qu'il ne leur en faudrait pour accomplir les inventions les plus utilos au bien de l'humanité. Sans parler ici des fausses essences de framboise, d'ananas, de pomme, de pêche, d'abricot, etc...., journellement usitées en confiserie, signalons la *fausse gelée de groseille*, gelée d'algue colorée avec la fuchsine et aromatisée avec l'éther acétique, l'acide tartrique et l'acide benzoïque.

A propos de chaque aliment, nous indiquerons ailleurs un certain nombre des sophistications les plus courantes: A cette place, nous nous bornerons à énumérer pêle-mêle quelques uns des exemples les plus typiques de falsifications. On falsifie l'absinthe avec l'indigo ou avec l'acide sulfurique, qui donne à la liqueur le trouble opalescent et jaunâtre si caractéristique, quand on l'additionne d'eau ordinaire.

Les bonbons, les sirops, les sorbets, les confitures, ne contiennent pas un atome des fruits dont ils portent les noms, mais des éthers composés, fournis à vil prix par la chimie organique.

On vend sous le nom de *vins* d'affreux breuvages additionnés d'eau, de cidre, d'alcalins, d'alun (destiné à les clarifier), de sels de plomb (destinés à les *adoucir !*), de diverses matières colorantes, etc. Les négociants en vins jettent les hauts cris, lorsque l'Etat français tolère deux grammes de plâtrage par litre, alors que l'Allemagne et l Angleterre refusent impitoyablement l'entrée à tous les vins plâtrés, sans exception, et à quelque degré que ce soit! On falsifie couramment la *bière* avec le buis, le ményanthe, la strychnine, l'acide picrique. On masque la faiblesse des eaux-de-vie par l'addition de sel marin, d'acide sulfurique, d'essence de mirbane. On fabrique en grand le kirsch avec l'eau de laurier cerise et la nitro benzine, que l'on unit à des alcools de basse qualité dont le raisin ne saurait jamais revendiquer l'origine.

Dans le chocolat, on remplace le beurre de cacao par la graisse de veau ou l'huile d'amandes; on ajoute des fécules et farines inférieures; on colore le tout avec le rocou ou le colcotar, parfois avec le cinabre et le minium, c'est-à-dire avec les sels de mercure et de plomb les plus toxiques! Le café est vendu altéré, avarié, moisi; il est falsifié avec des graines diverses, des noyaux de dattes torréfiées; son grain a même été fabriqué de toutes pièces. La poudre de café est un mélange impur de caramel, chicorée, semoule, farine de fèves, croûtes de pain, glands grillés, cosses de betteraves, ocre rouge, brique pulvérisée, houille et tourbe pilées, sciure de bois d'acajou. etc., etc.!

Nous ne fatiguerons pas plus longtemps nos lecteurs, en exploitant cette mine inépuisable des falsifications du cidre, du vinaigre, du poivre, du sucre, des thés, chicorées, miels, comestibles divers, charcuterie, etc. Nous pourrions leur donner de curieux détails sur les fabriques de truffes artificielles etc.. Plus bizarres encore assurément sont les *fabriques... d'escargots*, que décrit notre sympathique confrère le docteur Rougon, en consciencieux historiographe :

«La recette est simple... et de bon goût, disent les falsificateurs. Il est bon d'entrer auparavant dans quelques détails. Les escargots bruts se vendent de 0.25 à 0.30 le cent; mais les escargots cuits se vendent 0.05 pièce. Ces intéressants mollusques nécessitent en effet des soins méticuleux dans leur préparation culinaire:

1° Un lavage à l'eau fraîche;

2° Trois ou quatre lavages à l'eau bouillante;

3° Extraction de l'animal de sa coquille;

4° Lavage de la coquille à l'eau bouillante;

5° Réintégration de l'animal dans sa coquille, avec addition de beurre, sel, poivre, persil et échalote;

6° Décoction légère sur un feu doux, afin de faire fondre le beurre et lui permettre de mieux pénétrer dans la masse.

On comprend très bien que ces soins minutieux élèvent de 25 c. à 5 fr. le prix de 100 escargots. Ceci posé, pour falsifier l'escargot, on supprime simplement les quatre premières opérations préliminaires, et on arrive d'emblée à la cinquième. On prend les coquilles *ayant déjà servi*, et on les remplit du mélange suivant : mou de bœuf (lisez *poumons*), sel, graine de moutarde pulvérisée et graisse de rebut. Puis décoction légère sur un feu doux, etc. — Ci : Cent nouveaux escargots pour 5 francs.»

On voit que le domaine de la sophistication n'a plus

de bornes. La *Gazette de l'Algérie* rapportait, à ce sujet un amusant apologue, d'une saveur bien orientale :

« Quatre mouches, unies par l'amitié, vivaient dans la même maison. Elles s'éveillèrent un matin avec un bon appétit. La première se posa sur un bol de lait; elle ne tarda pas à succomber, convulsionnée par la chaux mélangée au lait. La seconde s'était arrêtée à une saucisse, dont elle s'était donné à cœur-joie; mais la saucisse était colorée à l'aniline, et la pauvre bestiole tomba bientôt empoisonnée. Ce fut également le sort de la troisième, qui s'était repue de farine par trop additionnée d'alun. Folle de désespoir, et ne tenant plus à l'existence, la quatrième se précipite sur un papier *tue-mouches* placé dans le creux d'une assiette. Elle y pompe à plaisir le suc qu'elle croit meurtrier. Mais, ô miracle, au lieu de mourir, elle se sent extraordinairement réconfortée et vaillante. Le papier *tue-mouches* lui-même était falsifié ! »

. . . .

En somme, tout ce qui est falsifiable est falsifié, et le gros *Dictionnaire des altérations et falsifications des substances alimentaires*, de Chevallier et Baudrimont, augmente notablement le nombre de ses pages à chacune de ses éditions successives! La soif d'un gain illicite fait du commerçant d'hier l'empoisonneur de demain. Et c'est sur les malheureux et sur les travailleurs que pèsent le plus lourdement ces fraudes criminelles, nouvel et lugubre impôt prélevé non plus seulement sur la bourse, mais sur la santé de l'ouvrier!

Quel remède faut-il apporter à un aussi inquiétant état de choses? A notre avis, la multiplication des laboratoires publics et privés, leur fonctionnement régulier et honnête, sous la direction d'un personnel soigneusement choisi : — voilà la vraie méthode préventive et curative de la falsification. Ce qui le prouve, ce sont les clameurs qui s'élèvent, de tous les points du « monde des fraudeurs », contre notre laboratoire municipal !

Dans les communes rurales, M. Belval (de Bruxelles) a proposé avec raison de confier aux pharmaciens la surveillance des denrées alimentaires. Mais ce qu'il faut avant tout, c'est définir exactement ce que signifie, pour chaque produit, les qualificatifs « *bon, mauvais, médiocre* », et unifier les méthodes d'examen et d'analyses, pour déterminer (aussi scientifiquement que possible) les *moyennes*, au-dessus et au-dessous desquelles les produits ne sont plus normaux.

Enfin, il faudrait aussi couper court aux lenteurs judiciaires et aux pénalités dérisoires, lorsqu'il s'agit des falsificateurs. Une fois la falsification formellement définie par une entente législative internationale et par un *codex* uniforme, les fraudes seront plus facilement dépistées, et les fraudeurs traqués comme ils le méritent, c'est-à-dire comme de simples voleurs : « Parce qu'ils sont embusqués derrière un comptoir, leur position sociale doit les faire considérer comme plus coupables encore que ceux qui sont embusqués derrière une haie », selon le mot profondément vrai d'Alphonse Karr. C'est pourquoi tous les esprits véritablement indépendants ont sincèrement félicité les représentants de la ville de Paris d'avoir opéré, en peu de temps, par le moyen du laboratoire municipal, une réforme dont la portée morale et sociologique est remarquable. Tous applaudissent aux améliorations qui se réalisent chaque jour dans le fonctionnement et dans le personnel du laboratoire : on ne saurait mieux employer l'argent des contribuables que pour la défense organisée des intérêts de l'hygiène publique, « cette moralité des sociétés ». Bientôt se réalisera, croyons-nous, la promesse si consolante qu'exprimait Orfila: « La Société peut dormir, la science veille. »

* * *

Parmi les pratiques récemment interdites, on a beaucoup parlé du *Salicylage des aliments*, que notre Académie de médecine a fini par supprimer définitivement, sur les conclusions suivantes du Dr. Vallin :

« 1° Il est établi par l'observation médicale que des doses faibles, mais journalières et prolongées d'acide salicylique ou de ses dérivés peuvent déterminer des troubles notables de la santé chez certains sujets impressionnables à ce médicament, chez les personnes âgées, chez celles qui n'ont plus l'intégrité parfaite de l'appareil rénal ou des fonctions digestives.

« 2° En conséquence l'addition de l'acide salicylique et de ses dérivés, même à doses faibles, dans les aliments solides et liquides, ne saurait être autorisée. »

Cette prohibition ne faisait que corroborer les avis précédemment émis par le comité consultatif d'hygiène, et renforcer les diverses circulaires ministérielles publiées à cet égard. L'analyse rapide du remarquable rapport de M. Vallin prouvera à nos lecteurs combien la sévérité est ici fondée.

L'acide salicylique est ce médicament énergique, dont l'action puissante est journellement utilisée par les médecins contre le rhumatisme et la goutte. Assez bien toléré par les malades, et surtout par les fébricitants, il occasionne, chez les gens bien portants, surtout lorsqu'il et administré à doses continues, divers phénomènes d'empoisonnement. Il arrête toutes les fermentations: rien d'étonnant alors qu'il trouble l'acte digestif, en entravant les phénomènes fermentatifs qui se passent dans l'estomac. On voit, en effet, souvent, les aliments et boissons salicylés déterminer des troubles digestifs, le dégoût, la perte d'appétit, les vertiges, les nausées, les sueurs, le mal de tête, surtout si les doses de cet agent conservateur sont un peu élevées. Les principales substances nutritives auxquelles le salicylage a été appliqué sont : les vins et bières, le lait, le beurre, les poissons, les viandes, les confitures, les sirops, les conserves et charcuteries. En 1880, on a consommé en France 12 millions d'hectolitres de vin salicylé! Et l'on s'étonne de la fréquence croissante de l'albuminurie et des maladies d'estomac!...

Il est vrai, disent les partisans de l'acide salicylique, qu'on a bien rarement pris sur le fait des maladies dues notoirement à l'usage alimentaire de cette substance. Mais, répond, avec un sens philosophique bien élevé, M. le Dr Vallin, combien de temps, combien de siècles a-t-il fallu pour reconnaître la plupart de nos maladies d'alimentation? Combien de temps a-t-il fallu pour prouver que la colique sèche des pays chauds, la colique du Poitou et de Normandie, n'étaient autre que des modalités du saternisme aigu, ou empoisonnement par le plomb? Et la pellagre, et l'ergotisme, et le lathyrisme, et la trichine! Ces maladies existent, pour ainsi dire, depuis qu'il y a du maïs, du seigle, des pois chiches et des cochons: leur connaissance est récente, pourtant, presque contemporaine!

Il faut donc rejeter le salicylage. Si l'on admet une tolérance, une autorisation limitée, on fait une fâcheuse concession aux sophisticateurs, *à ceux qui veulent nous droguer malgré nous:* c'est l'abdication de l'hygiène, qui a, avant tout, un rôle préventif. D'ailleurs, à l'étranger, la prohibition légale du salicylage existe à peu près partout: en Angleterre, en Suisse, aux Etats-Unis, en Bavière, dans le grand-duché de Bade, etc., etc. Le Congrès de chimie industrielle, tenu à Nuremberg en août 1885, a voté, à l'unanimité moins une voix, la conclusion suivante: «L'emploi de l'acide salicylique dans la bière ne doit pas être toléré». Les savants appuyaient ainsi, de leur voix autorisée, cette excellente loi bavaroise, dont l'intérêt, d'ailleurs, est surtout fiscal: «Il est défendu d'employer en Bavière, pour la fabrication de la bière, autre chose que du malt, du houblon, de la levûre et de l'eau».

Du moment que les intéressés eux-mêmes demandent l'interdiction, les sociétés de médecine ne pouvaient se montrer moins soucieuses de la santé publique. On a proposé d'indiquer par une étiquette le salicylage d'un aliment ou d'une boisson, comme cela se fait déjà, dans certains pays, pour les petits pois reverdis au cuivre. Mais l'étiquette restera-t-elle jamais sur la substance droguée, constituant pour le consommateur un repoussoir permament? Et, à supposer que le consommateur soit toujours instruit de l'existence de la drogue, saura-t-il la dose exacte employée?

L'acide salicylique, d'ailleurs, s'élimine par le foie et les reins, et son usage journalier, même à des doses relativement faibles, est à bon droit suspect de provoquer des accidents morbides ou tout au moins des troubles dans la santé la plus parfaite.

L'addition de cet agent conservateur aux vins en fûts est loin d'améliorer ces vins, si nous en croyons M. Jarlauld. Pour les vins en bouteille, s'il s'agit des crûs aqueux du Centre, l'acide salicylique « les dépouille d'une façon extraordinaire, en modifie profondément la constitution et les rend désagréables au palais. » Or le salicylage ne s'applique en réalité, dans la pratique, qu'aux vins et aux bières faibles. Il sert à rendre transportables des boissons très inférieures comme fabrication, et dont la faible teneur en alcool (vins mouillés, bières pauvres en malt) rendent la conservation naturelle des plus difficiles. Il en est de même des confitures et des conserves: lorsqu'elles sont fabriquées avec soin, elles n'ont pas besoin d'agent chimique pour en assurer la durée. Le salicylage est donc une prime aux industries coupables du mouillage des vins et des conserves malpropres. Quant au lait, il est suffisamment mauvais dans les grands centres, pour que la plus minime addition chimique à cet aliment précieux des enfants et des malades puisse être même tolérée.

Pour toutes ces raisons, l'hygiène publique à bien fait de proscrire de l'alimentation les produits salicylés. Réservons-les à la médecine, où ils remplissent le plus beau rôle! Utilisons également leurs propriétés antiputrides, pour conserver certaines solutions pharmaceutiques à l'abri de leurs ennemies les moisissures; pour maintenir en bon état les préparations anatomiques et microscopiques, les parfums, etc., etc. Donnons leur ainsi toutes les applications industrielles dont ils sont susceptibles, à condition de ne pas les introduire dans des tubes digestifs sains, où ils ne peuvent manquer de produire des effets perturbateurs, surtout lorsque les reins fonctionnent mal: en effet, n'est-il pas démontré que l'acide salicylique et les salicylates sont susceptibles de créer d'eux-mêmes la congestion rénale et l'albuminurie?... (1)

(1) L'usage de l'acide borique comme conservateur alimentaire est également nuisible et à interdire.

DEUXIÈME PARTIE

LES ALIMENTS ET BOISSONS DE LA VIE USUELLE.

DESCRIPTION DE LEURS PROPRIÉTÉS NUTRITIVES HYGIÉNIQUES ET MÉDICINALES.)

CHAPITRE V

L'ALIMENTATION VÉGÉTALE — LES CÉRÉALES

ES *fruits* et les *légumes* constituent (botaniquement parlant) les deux grandes classes d'aliments végétaux. Les *farineux* sont ainsi appelés parce qu'ils renferment de la farine, de la fécule, de l'amidon. L'amidon se transforme en sucre dans l'économie animale, et n'est absorbé que grâce à cette transformation. Celle-ci s'opère surtout sous l'influence de la salive, qui renferme un principe saccharificateur analogue à la diastase de l'orge germée. (Ce pouvoir saccharificateur de la salive n'apparaît, chez l'homme, qu'avec la première dentition; d'où le précepte de ne commencer à nourrir de bouillies les enfants, qu'à partir de l'âge de six ou sept mois). Les principaux fruits farineux sont: les graines des céréales que Linné appelait les « *plébéiens du règne végétal* », parce qu'ils sont la force et le soutien des républiques, disait-il excellemment. En effet (cela est incontesté)

les *céréales* (de *Cérès*, déesse des moissons) représentent les aliments les plus universellement répandus sur la surface du globe. Leur richesse en principes azotés et hydrocarburés, ainsi qu'en sels minéraux, explique bien la généralisation de leurs usages alibiles. En outre, la plupart des céréales croissent sous les latitudes les plus diverses. — C'est ainsi que le Nord de la Suède doit une grande partie de sa richesse à la culture de l'orge. De même, l'avoine peut prospérer dans les terrains glacés des régions polaires. Ces graminées (toutefois) servent peu à la nourriture de l'homme. Cependant l'orge est d'une grande utilité, à cause de la fabrication de la bière, « le vin de grain », si importante dans la vie des peuples septentrionaux. Hippocrate considérait on le sait, la tisane d'orge comme le meilleur et le plus doux des aliments à administrer dans les maladies aiguës fébriles.

Quant à l'*avoine*, son emploi est presque une exception comme aliment direct de l'homme; cependant sa farine, riche en phosphate de chaux, et d'une digestion très facile, est fort usitée dans l'alimentation des enfants en bas-âge, surtout au moment du sevrage; car cet aliment, qui se rapproche étrangement du lait par sa composition, sert à rendre plus aisée la transition entre la nourriture lactée et l'alimentation plus forte: précieuse et remarquable propriété! C'est à la bouillie d'avoine que les Highlanders doivent les qualités musculaires qui les distinguent. Les gladiateurs Romains (*hordearii*) se nourrissaient sur tout d'orge.

Le *sarrazin* ou *blé noir* est nourrissant, mais laxatif: il peut servir à faire du pain, mais de qualité fort inférieure.

Le *maïs* et le *riz* ne sont pas, à beaucoup près, d'une culture aussi généralisée que les autres céréales. Ces deux graminées exigent, en effet, une certaine chaleur solaire pour leur complète maturité. En France, le maïs sert peu à la nourriture de l'homme: on le mange cependant, dans certains pays (Franche-Comté) sous forme de bouillies qu'on nomme *gaudes*. Le maïs est sujet à certaines altérations parasitaires dont le *verdet* est la plus importante, et qui rendent son usage dangereux, surtout lorsqu'il est exclusif, comme jadis dans certaines provinces d'Italie ou d'Espagne. Le maïs est riche en matière grasse, et partant, assez putrescible.

La maladie engendrée par le maïs a reçu le nom de *pellagre* (Mal des Asturies, mal des Rosas, feu Saint-Antoine): elle consiste dans des symptômes digestifs variés (diarrhée, vomissements, coliques, etc.), dans des symptômes nerveux (troubles du mouvement, du sentiment et de l'intelligence — *folie pellagreuse)*, et enfin dans une sorte de desquamation de la peau, fort pénible, et dont le siège principal est la paume des mains.

Le riz constitue une alimentation saine, hygiénique, douce à l'estomac et à l'intestin, mais peu riche en principes azotés ou plastiques: sa farine renferme en effet, fort peu de matières alibiles, en dehors des hydrocarbures. Aussi, les peuples qui font du riz un usage constant sont remarquables par leur faiblesse musculaire et par leur peu de résistance aux maladies (Indous, Chinois).

Nous arrivons à l'étude du *blé*, qui intéresse si vivement tous ceux qui cultivent ces deux belles sciences, les plus utiles peut-être à l'humanité, nous voulons dire l'hygiène et l'économie politique. Le blé est d'une si haute importance qu'un éminent hygiéniste, Fonssagrives, à écrit : « En Europe, la caractéristique de la disette peut être figurée par la pénurie et, par suite, la cherté du blé. La production insuffisante du blé entraîne le surenchérissement des autres aliments, de la viande en particulier... De là vient que les statisticiens qui out étudié l'influence des disettes sur les proportions des décèset, des naissances, ont pu, sans altérer les résultats, prendre alternativement, comme point de départ, ou la cherté du blé, ou la diminution de la consommation de la viande. »

Quoique l'on puisse, à la rigueur, faire du pain avec tous les genres de farines, (même avec les farines indigestes et non alibiles du millet, du sarrazin, des glands et des châtaignes) la farine de froment est celle qui convient le mieux à la panification.

La composition moyenne du blé, chimiquement, est, pour 100 parties : 2 de cellulose, 16 d'eau, 60 de matières amylacées (amidon, dextrine, glucose), 2 de matières grasses, 18 de matières azotées (gluten) et 2 de cendres consistant spécialement en phosphates de potasse, de chaux et de magnésie, et parfois de fer (traces). La boulange ou poudre de blé contient tous les matériaux du grain de blé, sauf un peu moins d'eau, qui a été vaporisée durant le travail de la mouture. Le blé tendre donne une farine jaunâtre et absorbant bien moins l'eau que celle du blé dur, qui est éclatante de blancheur. Du reste, le pain fait avec du blé dur a une saveur bien plus agréable, et cause aux papilles de la langue une impression bien plus onctueuse, pour ainsi dire, que le pain fait avec du blé tendre.

L'élément azoté (albuminoïde) du blé est le gluten, que l'on a comparé à la fibrine des animaux (fibrine végétale); pour être de bonne qualité, il doit être élastique; ne pas contenir moins de 16 % d'azote; posséder une saveur douceâtre, et, lorsqu'il est chauffé, répandre une bonne odeur de pain chaud.

L'élément hydrocarburé du blé est l'amidon, très alibile. Il n'en est pas ainsi de la cellulose, qui est aussi un hydrocarbure, mais que nos organes digestifs ne sauraient digérer en aucune manière.

L'usage capital du blé est pour la panification. Cette opération comprend trois phases le *pétrissage*, la *fermentation* et la *cuisson*. Le pétrissage consiste à ajouter à la farine de l'eau, dans la proportion de 10 %. La fermentation s'opère à l'aide d'un ferment spécial (*céréaline*) renfermé dans la pâte et qui transforme l'amidon en sucre, puis en alcool, et enfin en gaz acide carbonique, qui, en faisant des efforts pour s'échapper de la pâte, forme les *yeux* de la mie. Quant à la cuisson, elle se fait, durant trois quarts d'heure environ, dans un four dont la chaleur est portée à 300°.

Le *pain* est l'un des aliments dont la préparation est la plus ancienne; et il est à peu près prouvé que les

Egyptiens et les Indous, ces prototypes des civilisations disparues, employaient sensiblement les mêmes procédés de panification que nos mitrons contemporains.

Paris consomme, par jour et par habitant, environ une livre de pain, malheureusement trop blanc, trop *de luxe*, pour renfermer tous les matériaux si richement nutritifs que recèle le grain du blé. Nous ne parlons pas des falsifications proprement dites, (heureusement assez rares), mais uniquement des qualités variables de la farine qui sert à faire le pain : ces farines, beaucoup *trop blutées* en général, sont rarement homogènes, fréquemment mélangées, même, de farines étrangères ou vieillies.

Le pain peut être altéré par la présence du plomb, due ordinairement au chauffage des fours par des bois imprégnés de céruse ; il peut aussi être le siège de moississures vertes ou rouges, qui ont parfois causé des empoisonnements assez graves.

Le bon pain doit être bien levé, léger, poreux, d'une agréable odeur, qui n'ait rien d'acide ; la mie, élastique et régulièrement trouée ; la croûte adhérente, sonore, d'un jaune grisâtre, non luisante. Il ne doit jamais être mangé au sortir du four, mais suffisamment réfroidi. Au sortir du four, le pain contient environ 40 p. 100 d'eau, et cette hydratation a besoin de s'atténuer, pour que le pain soit complètement digestible : cela est vrai, du moins, pour les 9/10 des estomacs.

Le pain est l'un de ces aliments qu'il importe le plus de bien mâcher et d'insaliver longuement. C'est à lui surtout que s'applique l'adage physiologique : *prima digestio fit in ore.* Il ne lui manque qu'un peu de graisse pour constituer un aliment complet: ce qui nous explique pourquoi le pain et le lard suffisent à entretenir la vie, et même la vigueur, dans la majeure partie des organismes campagnards. L'air, «*pabulum vitæ*" par excellence, se charge de compléter les lacunes que peut laisser ce frugal régime, quotidiennement gagné par le terrien à la sueur de son front.

D'après les expériences de J.-A. Barral, la croûte du pain est plus nourrissante et plus digestive que la mie. C'est donc elle qui devra servir à la confection des panades, eau panée, etc. destinées à l'usage des malades et des convalescents. C'est elle également que doivent préférer tous les sujets dont l'estomac est sensible et la digestion languissante et torpide.

Plus la farine est riche en gluten, et plus le pain *lève* facilement; plus, par conséquent, il est léger et digestif. Mais il faut, pour cela, que le pain soit bien cuit, revêtu d'une croûte dorée et sonore.

* * *

Le *pain de seigle* et le *pain de son* sont laxatifs et hygiéniques: mais ils ne possèdent de réelles qualités digestives que lorsqu'ils sont rassis, (c'est-à-dire dépourvus d'eau) et très fortement cuits. D'ailleurs, le pain mangé chaud gonfle l'abdomen, cause des aigreurs et des indigestions graves.

Le *pain d'épices*, confectionné avec le gruau de seigle, le miel et diverses épices, est apéritif, digestif et laxatif lorsqu'il est bien fait; il semble aussi béchique et facilite l'expectoration dans les affections de poitrine.

Les *pâtisseries* (brioches, pâtés, gâteaux etc.) sont ordinairement grasses et indigestes, à moins (ce qui est rare) de posséder une pâte légère et bien levée. La galette et la brioche mal levées et mal cuites ont causé plus d'indigestions que les allumettes n'ont jamais causé d'incendies.

Quant aux pâtisseries sucrées, biscuits, soufflés, macarons, choux à la crême, petits fours, meringues, babas, tartes, éclairs etc., ce sont ordinairement les moins indigestes. Mais il faut y goûter seulement, et jamais entre les repas. « C'est dans l'officine du pâtissier que, le plus souvent la gastralgie va se recruter tout à son aise », dit avec raison le regretté Fonssagrives. Les Anglais, ces pédagogues si pratiques, ont, depuis longtemps reconnu que les gâteaux secs étaient les seuls convenables, au point de vue digestif. Chez nous, au contraire, les enfants sont, trop volontiers, gorgés de ces friandises malsaines qui s'étalent sur leur passage, sous des formes innombrables et tentatrices. Une foule d'indispositions du jeune âge n'ont point d'autre cause, l'enfant étant un petit gargantua dont la pathologie, comme la philosophie tiennent à peu près entièrement dans l'abdomen.

* * *

Avant de clore le chapitre des céréales, qui pourrait s'allonger à l'infini, il est indispensable de dire quelques mots des *pâtes alimentaires et fécules exotiques.* Le *vermicelle,* fait avec la plus belle farine de gruau de froment; le *macaroni,* qui est du gluten presque pur; les *nouilles,* les *caneloni, gnocchi, ravioli* et autres plats, de confection italienne, sont sains, nutritifs et économiques, grâce également au gluten qui les compose.

La *semoule* de riz, de froment ou d'avoine, sert à préparer des potages à l'eau, au bouillon et au lait, d'un emploi fort commode.

Le *tapioca* est une fécule extraite, au Brésil et aux Antilles, de la racine d'une euphorbiacée, le manioc: il jouit de propriétés adoucissantes et alimentaires fort marquées.

Le *sagou* et le *salep*, qui sont également des fécules exotiques très usitées en Orient, sont émollients, mucilagineux, très nutritifs, et conviennent, par leur digestibilité et leur principe gommeux très abondant (aliment respiratoire) aux sujets épuisés, aux vieillards, aux poitrinaires, aux convalescents....

L'*arrow-root*, extrait du *maranta indica*, a une composition sensiblement analogue à celle de la fécule de pomme de terre, mais possède un goût bien plus engageant encore.

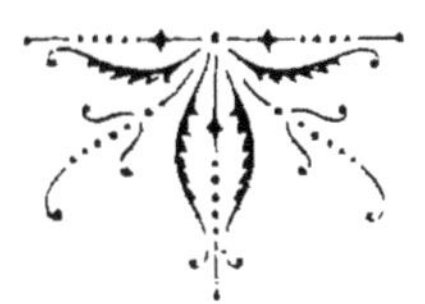

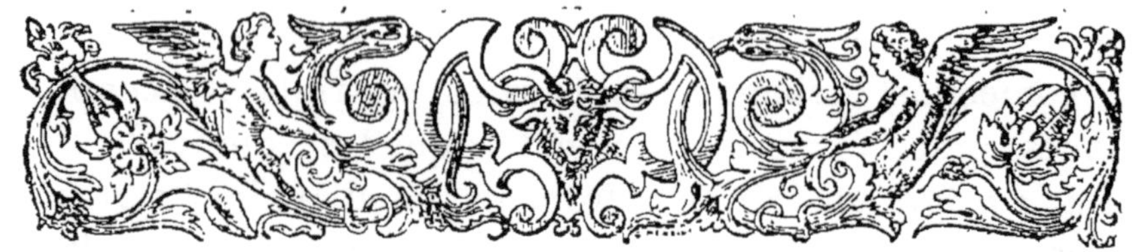

CHAPITRE VI

LA POMME DE TERRE

L'Amérique du Sud (ou mieux le Chili) semble être le pays d'origine du précieux tubercule souterrain, qui appartient à cette famille des solanées, féconde en poisons violents. On compte près d'un millier de variétés de pommes de terre, dont la taille, la forme et la couleur sont (on le conçoit) les plus diverses. Toutefois, celles à enveloppe teintée en rouge ou en jaune (hollandes, vitelottes, etc.) sont les plus farineuses et les plus délicates au goût.

Il y avait déjà plus d'un siècle que les populations pauvres d'Irlande et d'Allemagne se nourrissaient de ce tubercule, disputé aux pourceaux, lorsque l'illustre et bienfaisant Parmentier réussit (on sait au prix de quels efforts) à l'acclimater sur les tables des Français. Aujourd'hui, notre production dépasse annuellement 130 millions d'hectolitres, et la pomme de terre occupe plus d'un million d'hectares du sol de notre pays. Elle tient actuellement une si grande place dans l'alimentation de tous, que l'on se demande comment les trois-quarts de la France supporteraient la disparition (heureusement improbable) de ce nutriment primordial. Dans les pays voisins du nôtre (Angleterre, Hollande, Allemagne), la pomme de terre est peut-être encore plus en honneur, puisqu'elle y remplace presque entièrement le pain. Chacun sait qu'en 1847, une épiphytie grave survenue tout à coup sur les pommes de terre entraîna la mort de milliers d'Irlandais privés de leur aliment national: ils succombaient à la famine et au typhus, sa conséquence. On peut affirmer inversement que, pendant le siège de Paris, la pomme de terre eut à son actif le sauvetage de bien des existences...

Le précieux avantage de « cette moisson souterraine, préservée contre les calamités du ciel » (Virey), c'est qu'elle pousse sous tous les climats, des tropiques à la Sibérie, et dans les terres les plus stériles. Elle contient un principe féculent, un amidon, très soluble et étrangement assimilable, analogue au principe amylacé des graminées, mais plus digestible encore. Rappelons le rôle joué par la pomme de terre dans l'alimentation des enfants et des nourrices, ainsi que dans la composition des tapiocas indigènes et de ces farines spéciales auxquelles la réclame attribue, si volontiers, les qualités les plus mystérieuses. Rappelons les nombreuses et faciles préparations culinaires dont elle peut être l'objet, et que nous mangeons, journellement, sans dégoût ni satiété: nous nous rendrons ainsi compte de la place occupée par la solanée parmentière dans l'alimentation contemporaine.

On a surnommé la pomme de terre le *pain du pauvre.* Ce surnom est inexact: riche en principe féculent, la pomme de terre ne renferme pas l'élément azoté (gluten) que renferme le pain. Elle n'est aucunement ce qu'est le pain, un aliment complet: mais elle le devient, lorsqu'on l'additionne d'un peu de lard ou de viande grasse. Ses modes de préparation les plus hygiéniques sont la purée et la « robe de chambre », qui toujours se digèrent aisément, à condition pourtant d'être mangées chaudes. La pomme de terre frite est souvent lourde et indigeste pour les estomacs sensibles.

Il est très important de n'utiliser pour l'alimentation que les pommes de terre bien mûres. Les plants encore verts ou les plants germés sont dangereux: on les a vus causer de la gastrite, des coliques et même de violents symptômes de dysenterie. Ces phénomènes d'empoisonnement sont dus à l'action vireuse de la *solanine,* découverte, en 1825, par le pharmacien bisontin Desfosses, qui perfectionna dignement, en ses travaux, l'œuvre philanthropique du pharmacien militaire Parmentier. C'était, du reste (il serait injuste de ne point le rappeler), c'était la vieille académie de Besançon qui avait suscité la découverte, à jamais immortelle, de Parmentier, en proposant, en 1771, comme sujet de concours: « *Des végétaux pouvant, en cas de disette, suppléer à ceux communément employés à la nourriture des hommes...* »

Mais, trêve de digressions. Amateurs de primeurs, méfiez-vous des pommes de terre *trop nouvelles.* Mangez ces tubercules bien mûrs: vous n'aurez jamais ainsi d'indigestion. Toutefois, l'usage exagéré de la pomme de terre, même bien mûre, surcharge et dilate l'estomac: il causé facilement l'obstruction du ventre, surtout chez les pâles habitants des villes, dont le fonctionnement digestif est souvent si imparfait. De plus, la pomme de terre, ainsi que nous l'avons dit, n'est point un aliment complet. Son usage exclusif finit donc par débiliter, par *inférioriser* l'individu et même la race: point n'est besoin, pour s'en convaincre, de comparer longtemps, hélas! l'Irlandais à l'Ecossais et à l'Anglais!

Doit-on permettre la pomme de terre au diabétique? Oui, c'est notre conviction sincère, et nous l'avons soutenue courageusement, il y a quelques années, dans un mémoire couronné par la Société de médecine d'Anvers ([1]). La pomme de terre renferme, il est vrai, un élément féculent, capable de se transformer en sucre. Mais elle contient aussi une certaine quantité de sels de potasse dont l'absorption est très utile dans le diabète. Avec d'autres praticiens très sévères, nous conseillons donc aux diabétiques la pomme de terre bouillie, au naturel: elle possède le grand avantage de permettre la suppression du pain, et même du fameux pain de gluten, qui renferme toujours (les analyses l'ont démontré) de 25 à 40 % de principe amylacé (ce que ne contient jamais la pomme de terre la plus farineuse). Grâce également à ses principes potassiques, cette solanée doit faire partie du régime des goutteux, des bilieux, graveleux, etc. Elle joue un grand rôle, en hygiène navale, dans la

([1]) Georges Carré, édit. 1883.

prévention du scorbut, que nos lecteurs savent causé, en partie, par la pauvreté du sang en sels de potasse: « Depuis que l'usage de la pomme de terre s'est généralisé, a écrit Bennett, le scorbut a disparu (1).

A côté de la pomme de terre, se placent trois succédanés brômatologiques dont nous dirons quelques mots: la patate, le topinambour et l'igname.

La *patate* ou *batate*, qui appartient à un groupe botanique tout différent de celui de la pomme de terre, fournit une espèce comestible, très usitée sous les tropiques; son goût savoureux rappelle celui du marron grillé, et ses propriétés sont assez analogues à celles de la parmentière.

Le *topinambour*, ou *poire de terre*, est une hélianthe (comme le *soleil* qui pousse dans nos jardins). Sa saveur, visqueuse et sucrée, a assez d'analogie avec celle de l'artichaut. MM. Müntz et Girard ont attiré récemment, et avec raison, l'attention des agronomes sur l'importance de sa culture. Le topinambour est aussi nourrissant, mais moins digestif (plus venteux) que ne l'est la pomme de terre. Le nitrate de potasse, qu'il contient en quantité très appréciable, lui confère, d'ailleurs, des propriétés diurétiques assez prononcées, et lui marque sa place comme adjuvant diététique de la médication alcaline.

L'*igname* de Chine, que les nègres d'Afrique et de l'Inde cuisent sous la cendre, est une racine bulbeuse, très nourrissante et, paraît-il, fort agréable au goût; mais il existe à sa culture en Europe d'assez sérieuses difficultés.

(1) Voir *Les Maladies Epidémiques*, par le Dr. E. Monin page 153

CHAPITRE VII

LÉGUMES SECS : HARICOTS, POIS, LENTILLES &ª. — CHATAIGNES.

Les légumes secs, légumes d'hiver, sont, depuis les analyses célèbres de notre chimiste Payen, universellement connus pour la richesse de leurs principes nourrissants. Nous devons remarquer, tout d'abord, que la plus grande partie des matériaux alibiles et digestifs, renfermés dans ces fruits à gousses, sont solubles dans l'eau bouillante. Il y a donc avantage à manger les légumes secs sous forme de potages, ou, tous au moins, à utiliser, en économie culinaire, l'eau qui a servi à leur cuisson.

La consommation des légumes secs, autrefois très considérable, a, d'ailleurs, beaucoup baissé, avec les progrès de la culture maraîchère et la facilité actuelle des transports appliqués aux légumes frais. Le développement de l'industrie des conserves a eu également, dans cette diminution, sa part d'influence. A ce propos disons que la petite quantité de sels de cuivre, ordinairement renfermée dans les conserves de légumes frais, pour cause de reverdissage, n'est point susceptible de nuire à la santé. Si les Américains ont cru devoir, sous prétexte de cuivre, interdire, chez eux, la vente de nos haricots verts et petits pois en boîtes, c'est uniquement, croyons-nous, pour prendre leur revanche de nos récents accès de trichinophobie, dont les jambons de Chicago venaient d'être, en France, les intéressantes victimes...

A l'état herbacé, le *haricot* est, sinon une friandise, comme le voulait Raspail, du moins une primeur peu nutritive, qui s'adresse surtout aux estomacs gros mangeurs de viande, à ces citadins dont parlait Regnard, qui,

> A force de ragoûts et de mets succulents,
> Se creusent un tombeau, sans cesse, avec leurs dents.

Au contraire, lorsqu'il est parvenu à sa maturité, ce légume (dont les variétés les plus estimables sont le flageolet, le soissons, le mange-tout, le haricot rouge d'Egypte), nous représente un aliment riche en amidon en phosphates et en matière azotée (chimiquement analogue à la caséine du lait), à laquelle Braconnot a donné le nom de *légumine*. A la sortie des cornues, le haricot nous apparaît donc comme plus nourrissant que la viande elle-même. Mais la chimie n'est point, à beaucoup près, l'*ultima ratio* de l'hygiène. Ce n'est point ce qu'on mange qui nourrit, c'est ce que l'on digère et assimile.

Or, le haricot laisse, dans nos tubes intestinaux, des

résidus très abondants, inutilisés pour la confection du sang. De plus son écorce cornée irrite l'intestin, y produit des pesanteurs et des flatulences classiques. Si, d'autre part, on vient à décortiquer le haricot pour éviter ces désagréments, qui parlent à l'oreille ainsi qu'à l'odorat, on voit les sels de phosphore et de soufre, ainsi qu'une partie de la matière azotée, disparaître de cet aliment, dont la plupart des propriétés résident dans le *testa*, — et qui ne reste la « viande du pauvre » qu'à la condition de demeurer revêtu de ses enveloppes. Pour être digestibles, les haricots (comme la plupart des légumes secs) doivent être cuits longuement, et, autant que possible, dans de l'eau de pluie ou de source, qui ne précipite point la légumine. Ainsi, peut être assimilée, par nos estomacs contemporains, le légume qui a illustré la ville de Soissons, et que divinisèrent les habitants du Nicaragua probablement amateurs du rabelaisien bruit des hypocondres.

La *fève* des marais, l'un des plus anciens légumes cultivés par l'homme, est commune et Italie et en France, et se mange surtout dans le midi. C'est un aliment d'un goût agréable, riche en tannin et en phosphate de chaux, mais fort dur à digérer pour le Parisien. Cependant, la farine de fèves est celle qui est le plus souvent mélangée à celle du froment pour la panification frauduleuse, que notre laboratoire municipal ne devrait tolérer qu'aux sinistres époques obsidionales. A cause de ses fleurs blanches lamées de noir, la fève était, pour les anciens, un emblême funéraire: chez nous, elle figure plus gaîment dans la galette des rois. Mais les étymologistes prétendent que, dans cette coutume, *fève* est une corruption de *Phœbus*, ce qui nous rattache encore aux Romains, dont nous sommes (que nous le voulions ou non) les fils les plus légitimes!

Les *pois* comprennent un petit nombre d'espèces, que nous mangeons avec ou sans leurs cosses. Les pois chiches, *garbanzos* des Espagnols, si en honneur dans les fricots des anciens, ne servent plus guère, chez nous, qu'à nourrir les bestiaux et.... à falsifier (*horresco referens*) le café torréfié. Les Romains nos ancètres estimaient fort le pois chiche: son appellation de *cicer* servit de surnom au roi des orateurs, affligé, paraît-il, d'un pois chiche sur l'appendice nasal. De même que les Cicero, les Fabius, les Lentulus et les Pisons empruntèrent également à des légumes (fèves, lentilles et pois) leur dénomination familiale.

Tant qu'ils ne sont point à l'état de maturité parfaite, les *petits pois* n'ont, pas plus que les haricots verts, d'action nutritive bien prononcée: ils contiennent, du reste, énormément d'eau. Si leur enveloppe est mince et leur mucilage sucré, ils se digèrent aisément. Bien réussis, les petits pois à la française constituent une merveille culinaire, appréciée même des détracteurs de notre génie national: Grimod de la Reynière, qui s'y connaissait, les déclarait, non sans raison, les meilleurs et les plus délicats de tous les légumes.

Secs, les pois, débarrassés de leur pellicule flatulente, bien écrasés et passés au tamis, fournissent la succulente et digestive purée-croûtons. Mêlée à du hachis de viande et à du lard (selon une formule restée, hélas! plus secrète que celle du fusil Lebel), la purée de pois fournit également le fameux *erbswurst* du soldat allemand, saucisson aux pois d'une incomparable puissance nutritive [1]. La tisane de pois secs, préparée par décoction, est enfin ordonnée, encore aujourd'hui, à Montpellier, depuis le professeur Chrestien, dans les fièvres graves et les obstructions du foie : c'est un aliment doux et émollient, assez analogue à la *ptisane* hordéacée du Père de la médecine...

« Le sage, dit quelque part Athénée, est celui qui sait tout, même assaisonner ses lentilles. » : *Sapiens omnia rectè scit agere, et lentum diligenter condire.* C'est dire le cas que faisaient les anciens de cet aliment, que la Rome impériale faisait venir à grands frais d'Egypte (avec l'eau du Nil en tonneaux, comme digestif, à une époque où Vichy était peu connu). La composition chimique de la lentille la rapproche étrangement du nutriment complet : 56 o/o d'amidon, 25 o/o de caséine végétale, avec des matières grasses, des phosphates et des chlorures !... Voilà de quoi expliquer le rôle que joue la lentille dans le régime officiel des trappistes. De plus, elle contient (le croira-t-on ?) deux fois plus de fer que la chair musculaire de bœuf : plus de 8 milligr. par kilog. Voilà qui rend compte de son pouvoir reconstituant, et du culte que lui vouent les estomacs si peu légumistes des Anglais.

La lentille la plus petite est à la fois la plus savoureuse, et celle qui développe le moins de gaz. Décortiquée, elle perd son goût et sa facilité de conservation :

(1) Voyez l'*Appendice* sur l'*Alimentation du soldat.*

le tannin et l'huile essentielle qui lui donne sa saveur résident, en effet, dans l'épisperme. Toutefois, la farine de lentilles est éminemment réparatrice pour les convalescents, les malades, les enfants sevrés. Elle augmente le lait des nourrices et forme la base de la plupart des farines qui nous assassinent de leurs réclames charlatanesques. D'après ce que nous avons dit (et d'après les expériences de Hallé), l'action tonique et reconstituante de la lentille (tannin et fer) est renfermée principalement, ne l'oublions pas, dans la matière colorante de son enveloppe.

Cette action si remarquable semble appartenir également au *triste lupin* que chanta Virgile, et qui fut longtemps la nourriture exclusive de cette *canaille* romaine, qui devait asservir à son joug l'univers! Le lupin ne se mange plus guère que dans l'île qui nous a donné Bonaparte.

Il existe certaines variétés de légumineuses, appartenant au genre *gesse* (lathyrus), aussi difficiles à cuire que dures à digérer, que l'on a reconnu capables de causer un ensemble de phénomènes nerveux toxiques des plus graves, désigné sous le nom de *lathyrisme.* Cette maladie d'alimentation désole, paraît-il, épidémiquement la Kabylie tous les quinze ou vingt ans. La *gesse chiche*, *jarosse* ou pois cornu était, d'ailleurs, accusée déjà par les anciens de produire la paralysie des membres inférieurs, — puisque Pline l'Ancien (cette invraisemblable mine des renseignements les plus bizarres) dit textuellement que l'usage de cet aliment « appesantit les articulations des genoux ».

MARRONS & CHÂTAIGNES.

La pulpe de ces fruits renferme une fécule très digestible lorsque la cuisson à l'eau ou le rôtissage y ont développé un commencement de saccharification. C'est cette fécule qui fournit la *polenta* des Lucquois et le potage national des Limousins et des Savoyards. Nourrissante, mais venteuse, elle peut faire partie, à bon droit, du régime des gens maigres.

Le marron n'est qu'une variété de châtaigne plus grosse et obtenue par greffe: elle est plus abondante en matière azotée que ne l'est la châtaigne proprement dite, assez pauvre aliment plastique. Grâce à l'élément sucré qu'il renferme, le marron est fréquemment digestible même pour les estomacs les plus refractaires à la digestion des farineux. En cuisine, il garnit fort dignement les grosses pièces de volailles, dont il tempère la farce enflammée; réduit en purée, il vient également modérer l'irritation gastrique produite par la sauce poivrade, cet accompagnement presque obligé du gibier à poil....

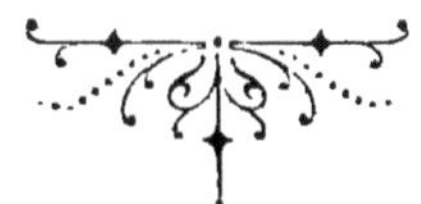

CHAPITRE VIII

LÉGUMES HERBACÉS: ARTICHAUT, ÉPINARD, ASPERGE...

Les légumes herbacés sont des aliments doux et tendres, renfermant les neuf-dixièmes d'eau, de cellulose, etc.; mais, à la vérité, bien peu de sucs nutritifs. Leur rôle hygiénique est surtout d'aider à la digestion des viandes, de diluer les albuminoïdes, de rendre le chyme plus léger et plus aisément assimilable. Les résidus qu'ils abandonnent dans l'intestin contribuent également à entretenir cette liberté, bien à tort omise par M. Thiers dans sa fameuse énumération des libertés nécessaires: nous voulons dire la liberté du ventre....

L'*artichaut* est une plante potagère très estimée autrefois par les riches gourmets de l'ancienne Rome. Il appartient à cette famille des chardons, que certaine espèce à longues oreilles trouve si succulente: mais c'est un chardon singulièrement amélioré par la culture. Il n'y a pas très longtemps qu'il figure sur nos tables:

l'espèce dite *de Laon* est la plus recherchée. L'artichaut contient un principe mucilagineux, d'odeur mieilleuse, de saveur un peu âpre et amère, et un composé tannique assez abondant. C'est le tannin qui nous explique cette coloration noire produite instantanément sur le couteau qui l'entame (tannate de fer). C'est également le tannin qui fait de l'artichaut un aliment tonique, astringent, anti-diarrhéique et diurétique. Lorsqu'il est tendre, on le mange cru, à la poivrade; mais il ne convient ainsi qu'aux estomacs robustes. Cuit, au contraire, il constitue un mets à la fois agréable et de digestion facile, même pour les convalescents. On le prépare à la sauce blanche, en beignets, à la provençale, à la barigoule, etc... Les fonds d'artichauts sont (chacun le sait) très en honneur dans la cuisine contemporaine...

L'*épinard*, d'origine persane, n'est également acclimaté chez nous que depuis un siècle au plus. C'est un aliment dont les propriétés laxatives sont populaires. D'un goût alcalin un peu nauséeux, il convient surtout aux sujets bilieux et irritables, aux habitants sédentaires des villes. On le prépare avec le jus de viande, ou bien au maigre, assaisonné de sucre et de beurre frais. D'après Littré, les épinards réchauffés plusieurs jours de suite sont beaucoup plus savoureux : c'est ce qu'il nomme épinards *à la religieuse*, probablement à cause du rôle diététique qu'ils jouent contre la constipation, dans les couvents féminins. Alexandre Dumas père avait un secret pour la confection des épinards : cela consistait, dit-on, principalement à y remplacer le beurre par d'excellente graisse d'oie. Le *pourpier* possède des propriétés très analogues à celles de l'épinard.

L'action laxative de ce dernier est due à la grande quantité de sels de potasse qu'il renferme, et peut-être à son indigestibilité presque absolue. Ses particules, infiltrées de sucs aqueux alcalins, se répartissent le long du tube digestif, dont elles entraînent et *balaient*, pour ainsi dire, toutes les mucosités, en relâchant son fonctionnement spécial. Voilà pourquoi l'émollient épinard partage, avec le fibreux poireau, la propriété d'éclaircir le teint, attestée, en ces vers, par l'un de nos plus vieux proverbes :

Par l'espinard et le porreau
Florit le lys clair de la peau !

Cet effet esthétique se produit évidemment à la faveur de l'action laxative, qui donne la chasse à tous les éléments biliaires capables de jaunir la peau lorsqu'ils sont résorbés dans la circulation. C'est ainsi que nous avons démontré, dans notre *Hygiène de la beauté*, combien est vraie la voix populaire lorsqu'elle confère au lavement le pouvoir d'assurer un teint frais...

L'Asperge.

« Oui, faisons lui fête :
Légume prudent,
C'est la note honnête
D'un dîner ardent ! »

ainsi que le chante l'enthousiaste Monselet.

Parmi les végétaux du printemps qui viennent délasser nos estomacs fatigués par la forte nourriture de l'hiver, l'asperge doit assurément être signalée en première ligne. Liliacée potagère vivace dont nous mangeons la tige naissante, l'asperge commune (*asparago officinalis*) voit croître dans tous les pays tempérés ses pousses bourgeonnantes. Les Romains, qui l'avaient en haute estime, mangeaient ses *turions* (c'est le nom donné aux bourgeons de l'asperge), avec une sauce à l'huile, à l'ail et au raifort. S'il faut en croire Juvénal, les asperges les meilleures venaient déjà de notre pays, et le fameux Lucullus préférait les asperges gauloises aux légendaires asperges de Ravenne, que l'on vendait trois à la livre. (Pline l'Ancien.)

L'asperge, semée et cultivée avec soin, s'améliore singulièrement par la main de l'homme ; sans culture, elle est amère et coriace (asperge du Midi). Depuis le jour où notre grand agronome La Quintinie trouva la méthode qui fait pousser les asperges sur couche, on obtient des produits gras, tendres et parfumés, auxquels Aubervilliers, et surtout Argenteuil doivent une légitime réputation.

Qu'elles soient blanches, vertes ou violettes, les asperges comestibles doivent être tendres, modérément grosses, et répandre un parfum aromatique *suí generis* Délicate et éminemment sensible, l'asperge *demande* (le mot de la *Cuisinière Bourgeoise* ici n'est pas cruel, puisqu'il s'agit d'un végétal), elle *demande* à être mangée fraîchement cueillie. Elle se cuit par un séjour de dix minutes ou un quart d'heure dans l'eau bouillante.

Chacun sait qu'elle se prépare, en branches, à la sauce blanche ou à l'huile.

Les asperges constituent un aliment délicieux, surtout à leur apparition, après les premières effluves printanières. Celles de l'arrière-saison sont bien inférieures en général aux primeurs, qui constituent pour l'estomac un mets très délicat, très sain et de digestion facile. En même temps, c'est un aliment nourrissant par excellence, et qui, à l'inverse des autres végétaux frais, resserre le ventre. Hippocrate le faisait justement remarquer: « Il y a, disait-il, dans les asperges une verte astringente. »

Cuite à la vapeur (procédé qui lui conserve son entière saveur) l'asperge est apéritive, nourrissante, aphrodisiaque. Il est à remarquer que les animaux carnivores s'en délectent presque autant que des champignons, *ce gibier sans pattes* dont parlait Bertillon, le mycologiste regretté.

Mais les propriétés les plus remarquables de l'asperge ont trait aux organes urinaires. Tout le monde connaît l'odeur particulièrement repoussante que ce légume communique, longtemps parfois après son ingestion, à la sécrétion urinaire. Cette odeur, qui paraît due à un sel formé dans l'organisme, l'*aspartate d'ammoniaque*, se change en odeur de violettes par l'addition de quelques gouttes d'essence de térébenthine [1].

L'asperge exerce sur le cœur une action sédative réelle qui l'a fait employer souvent pour calmer les palpitations et les « faux-pas » de cet organe. Broussais aimait à employer le *sirop de pointes d'asperges*, qu'il

(1) Voir les *Odeurs du corps humain*, par le Dr. Monin.

considérait comme une sorte de digitale atténuée, « digitale des enfants » appelée à rendre d'utiles services pour la régularisation de l'appareil circulatoire. C'est probablement à la faveur de son action excitante spéciale sur la sécrétion urinaire, que s'exerce, sur le cours général du sang, ce pouvoir modérateur. Sans exagérer les effets de l'asperge sur le cœur, nous croyons que l'on doit conseiller son usage modéré aux personnes qui souffrent de troubles plus ou moins marqués dans le fonctionnement de l'organe central de la circulation.

L'asperge est, d'ailleurs, pour tout le monde, un aliment savoureux et léger, utile par sa digestibilité et surtout par ses propriétés excitantes. On sait, en effet, que la racine d'asperge est rangée, dans la vieille matière médicale, parmi les apéritives: racines de fenouil, d'ache, de persil, de petit-houx, d'asperge. C'est un aliment que l'on peut conseiller avec avantage dans les convalescences, à la condition toutefois de l'associer avec une sauce légère et digestible, pour qu'il reste à la fois reconstituant et sédatif.

En fait de contre-indications à l'usage des asperges, nous ne connaissons guère que les maladies aiguës de l'appareil uro-génital, dans lesquelles elles doivent être sévèrement proscrites. Quant aux accidents causés par les asperges, le docteur Bertherand a signalé, dans la *Gazette médicale de l'Algérie*, de vives douleurs de ventre avec urines sanglantes et catarrhe de la vessie, produites par un usage immodéré d'asperges mal cuites et croquantes. Nous croyons toutefois, que de semblables observations sont rares dans la littérature médicale.

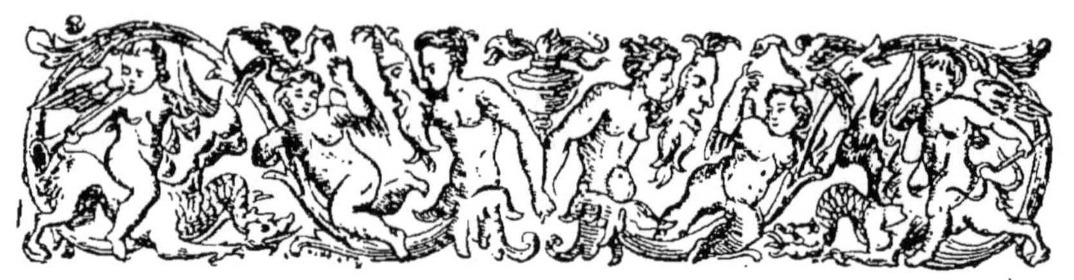

CHAPITRE IX

OSEILLE, CÉLERI, PERSIL ETC.

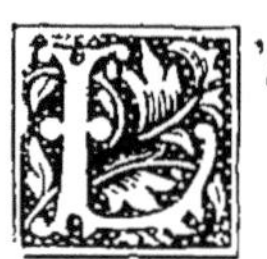'*oseille* est le végétal acide par excellence : son étymologie grecque (*oxus*, acide) nous l'indique tout d'abord. C'est une herbe potagère de la belle saison, quoique on en fasse (ainsi que de l'épinard), des conserves pour l'hiver. Sa saveur acide agace les dents, par l'oxalate de potasse que renferme la plante : mais elle refraîchit les premières voies affadies par la saison chaude, et facilite la digestion des viandes insipides et lourdes. L'oseille est apéritive et antiscorbutique, fébrifuge même, si nous en croyons les expériences de Desbois (de Rochefort). Elle convient peu aux gastralgiques, qui doivent toujours la manger mélangée de laitue ou d'épinards, afin de tempérer son offensante acidité. Les goutteux et surtout les graveleux doivent s'en abstenir complètement (ainsi que nous le dirons aussi en parlant de la tomate), sous peine de provoquer la formation de

la gravelle oxalique, qui est la plus dangereuse de toutes les gravelles.

Le *céleri* ou *ache* (*apium graveolens*) est une ombellifère des plus utiles, au contraire, dans le régime des bilieux et des urinaires. Cru et mangé en salade (même lorsque l'étiolement et la culture spéciale l'ont prodigieusement attendri) il est des plus indigestes. Cuit, au contraire (surtout sa variété céleri-rave), il constitue un condiment culinaire agréable, d'une saveur aromatique et stimulante, d'un usage très favorable aux goutteux et aux lymphatiques. Il jouit de propriétés *carminatives* incontestables (à vous, ô Silvestre, incomparable poète carminatif!), qu'il ajoute, sans honte, à sa puissance aphrodisiaque, ainsi attestée par ce proverbe du midi: « Si femme savait vertus du céleri sur l'homme, elle en planterait de Paris jusqu'à Rome!...»

Le *persil* possède une odeur forte et pénétrante, térébinthacée, et une saveur aromatico-amère spéciale, capable d'assaisonner et de relever les mets les plus fadasses: ce qui nous explique sa vogue immense comme condiment culinaire: Sur dix plats pris au hasard, neuf renferment du persil. Cette herbe possède des propriétés médicinales très marquées: elle entre, ainsi que le céleri, dans la composition du fameux sirop des *cinq racines*. Le persil est, à la fois, tonique et excitant, sudorifique et diurétique, vermifuge et fébrifuge. Il stimule l'appétit et facilite la digestion. Son extrait, l'*apiol*, est assez usité, dans la médecine des femmes, contre les irrégularités menstruelles dues à l'anémie et au nervosisme...

Le *cerfeuil*, qui possède une odeur aromatique et fragrante assez analogue, mais un goût musqué plus délicat, fait partie, avec l'oseille et le persil, de ce classique *bouillon d'herbes*, auquel le public accorde si facilement les plus remarquables vertus délayantes et dépuratives. En cuisine, il est également usité comme assaisonnement des soupes, ragoûts, salades, etc. Ses propriétés hygiéniques sont apéritives et diurétiques, antiscorbutiques et antidartreuses. Chose curieuse, tandis que le persil semble tarir la sécrétion lactée chez les nourrices, le cerfeuil l'active, au contraire, inconstestablement..., chez les animaux nourrisseurs du moins: car nous ne croyons pas que l'observation en ait été faite sur la femme.

Remarquons enfin, en terminant, que le céleri, le persil et le cerfeuil étaient inconnus des Romains comme aliments. C'étaient, pour eux, des herbes sacrées, dont ils aimaient à couronner les monuments funéraires et même, dans les grandes occasions, les fronts de leurs poètes: témoin le vers de Virgile:

Floribus atque apio crines ornatus amaro.

Les *olives*, au contraire, étaient très appréciées des anciens, et l'illustre agronome Columelle leur consacre un long chapitre. Hors-d'œuvre salé plus encore que condiment, l'olive figure, aujourd'hui encore, sur toute table bien servie. Son péricarpe épais et huileux possède une saveur légèrement amère et astringente, variable selon la culture et selon surtout son degré de macération dans une saumure alcaline et aromatique particulière. L'olive est, pour les estomacs bien portants, un excitant alimentaire agréable.

CHAPITRE X

CRESSON ET CHICORÉES

E cresson, dont il existe bien des espèces botaniques, est une plante vivace aquatique, appartenant à la grande famille des crucifères. *Nasturtium aquaticum:* tel est le nom que Linné, dans sa nomenclature, donnait à cette plante, surnommée la *santé du corps* par la sagesse des nations et par les cris de Paris. Le cresson ne saurait vivre que dans des eaux pures et excellentes à boire: à défaut de l'observation physico-chimique, sa seule présence dans une source ou dans une rivière indique la potabilité de l'eau.

Le cresson a une saveur piquante et aromatique particulière. Lorsqu'il est mâché, il excite la salivation, par son action topique sur les gencives et sur la muqueuse buccale. Cette action a été utilisée parfois avec succès dans certaines maladies de la bouche, et notamment dans les ulcères du scorbut. Le cresson est, d'ailleurs, parmi les végétaux d'alimentation, l'un de ceux auxquels la voix populaire a, de tout temps, attribué les propriétés les plus variées et les plus imaginaires aussi. On va m'accuser de me livrer au jeu démodé des *combles:* le jus du cresson, en frictions sur la tête, fait repousser les cheveux! Ce n'est pas le *Tintamarre* qui l'affirme, c'est l'école de Salerne!...

Le cresson est un assaisonnement herbacé, qui possède à peu près les propriétés que nous concéderons à la moutarde, mais sans avoir de cette dernière la grande digestibilité. Mangé avec les rôtis (notamment ceux de volailles), ou bien servi en salade, il a un pouvoir d'excitation avéré sur l'estomac paresseux, et prévient la constipation. Mais bien des personnes, dont l'estomac est sain et même robuste, supportent difficilement ce condiment herbacé. Les dames notamment et les individus à tempérament sanguin ne peuvent digérer le cresson, qui détermine, chez eux, de désagréables poussées congestives à la face, et parfois de l'urticaire généralisé. C'est surtout à cause de la partie ligneuse de la plante que cette indigestibilité existe, et c'est même à sa faveur que le cresson agit comme un laxatif, sur l'intestin, d'une façon mécanique : action comparable à celle du pain de son, de la graine de lin, etc. Le jus de cresson, au contraire, est assez digestif : stimulant et tonique par l'iode, le soufre, le fer et le phosphore qu'il renferme, il a rendu des services curatifs dans la scrofule, le scorbut, certaines formes de la phtisie. Nous l'avons prescrit avec avantage à des nourrices allaitant des enfants suspects d'hérédité morbide : le cresson transmet au lait ses propriétés *altérantes* très efficaces. C'est surtout le jus du cresson dit *alénois* qui jouit d'une action résolutive marquée : Guéneau de Mussy a pu guérir, par lui, des eczémas rebelles à tout traitement : mais il est nécessaire de prescrire à très hautes doses ce liquide, surtout s'il est bien toléré par le tube digestif.

Le cresson (nous croyons l'avoir dit), est connu de toute antiquité. Les Arabes et les Persans d'autrefois en faisaient le plus grand cas, et ses vertus sont chantées dans bien des coins de la littérature orientale. A Rome, on le servait sur toutes les tables des riches : les anciens Romains avaient soin de le manger cuit, ce qui le rend, à la vérité, plus digestible, mais en lui faisant perdre ses précieuses propriétés. Chez nous, le cresson est un aliment populaire par excellence : croyez-vous que Paris en consomme annuellement près de 4 millions de kilogrammes? Ce chiffre prodigieux ne pouvait être atteint que par la culture. Au siècle dernier, en effet, nos pères ne connaissaient que le cresson sauvage. C'est vers 1810, qu'un Français, Cardon, à l'imitation d'un agronome Bavarois, établit, le premier, dans les environs de Senlis, de magnifiques cressonnières. Ce sont des fosses, aujourd'hui multipliées par tous les maraîchers suburbains, des fosses où, par le bouturage on arrive aisément à la culture intensive et vraiment commerciale du *nasturtium*, destiné à l'approvisionnement constant du ventre insatiable de Paris.

La *chicorée*, qu'elle soit sauvage ou potagère, est une synanthérée que nous mangeons volontiers en salade, ou bien, à la façon des épinards, cuite à la crème et mieux au jus. Si le cresson contient de l'iode en proportion notable, la chicorée, elle, contient du nitre. Elle est, pour ce fait, diurétique et laxative, favorable aux urinaires, aux bilieux et aux constipés, utile aux sujets dont l'alimentation est succulente, aux organismes dont la recette est supérieure à la dépense. En outre, par son principe amer, elle est tonique et apéritive, capable de lutter contre les tendances dyspeptiques. Les anciens attribuaient même au principe amaro-astringant de la chicorée une vertu certaine contre la fièvre. Sans aller aussi loin, nous croyons fermement à son action tonique : les vétérinaires assurent, du reste, que cette plante leur rend les plus signalés services pour la cure de l'anémie des races bovine et ovine.

La *barbe de capucin*, la *scarole*, l'*endive* et bien d'autres salades plus ou moins fines et frisées, ne sont que des variétés de la chicorée sauvage, profondément modifiées par la culture. Toutes les chicoracées, *pissenlits*, *salsifis*, *scorzonères*, *laitues*, etc., participent, d'ailleurs, des mêmes propriétés hygiéniques. On obtient la variété dite *barbe de capucin* en privant la plante de lumière : cette privation cause, chez le végétal comme chez la bête, une anémie profonde ; la matière verte disparaît, les tiges s'allongent et s'amollissent, l'acreté sauvage s'atténue agréablement. Bref, il s'agit d'un étiolement artificiellement produit pour la plus grande gloire de la cuisine.

On sait que, torréfiée, la racine de chicorée est usitée, depuis le blocus continental, comme succédanée du café.

Elle en diminue les propriétés énervantes, sans nuire positivement au goût de l'infusion

....aux poëtes si chère,
Qui manquait à Virgile et qu'adorait Voltaire.

Mais il faut, bien entendu, que la chicorée ne soit pas, elle même, en proie à cet oïdium industriel de la falsification. Et rien, il faut bien le dire, n'est plus falsifié que la chicorée, en cette vallée de larmes et de laboratoires municipaux !

Les préparations de chicorée (tisane, extrait, etc.) rendent quelques services en médecine comme stomachiques et surtout contre l'atonie digestive. Nous les apprécions dans le traitement de certaines affections de la peau liées à des embarras du foie ou de l'estomac. Quant au sirop dit de *chicorée* (célèbre dans la médecine des nouveau-nés et dans celle des bonnes femmes), ce n'est qu'un sirop de rhubarbe composé, dont le nom anodin masque le serpent pharmaceutique, caché sous les herbes : *latet anguis*....

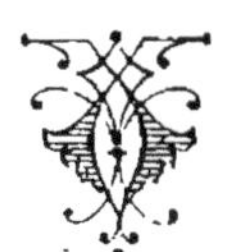

CHAPITRE XI

LES CHOUX, LE NAVET, ETC.

La plupart des variétés de crucifères herbacées ont des qualités nutritives assez prononcées, mais malheureusement fort peu de valeur digestive. Le chou contient, de plus, toujours un principe aromatique âcre, que la cuisson ne fait qu'imparfaitement disparaître. Le *chou-fleur* est plus léger à l'estomac : mais il faut également qu'il soit très cuit. Nous ne tenterons pas, à l'exemple de quelques écrivains brômatologistes, l'apothéose de ces végétaux, chéris du vieux Caton et des végétariens ses modernes continuateurs. Le chou n'est vraiment fait que pour les tubes digestifs vigoureux (sauf, bien entendu certaines exceptions idiosyncrasiques, bizarres autant que fréquentes en cette matière).

Le *navet* est un chou spécial, dont on ne mange que la racine. Plus digestible que le chou vulgaire, il jouit, plus encore que lui, de propriétés toniques, anti-scorbutiques et pectorales absolument avérées. Il en est de même de la *rave*, qui contient davantage de sucre, et un peu de nitrate de potasse, par lequel s'expliquerait son action utile dans la goutte et la gravelle. Comme ils sont flatulents, tous ces aliments conviennent peu aux nourrices, de même que les autres crucifères en général, quoique les éleveurs signalent leur rôle favorable à la production du lait, chez les vaches particulièrement.

Le *panais*, dans la cuisine contemporaine, ne fait guère qu'abandonner au pot-au-feu un peu de sa saveur sucrée et aromatique, développée par une coction prolongée.

Le *radis rose* est un hors-d'œuvre frais et succulent, d'une saveur piquante et agréable, fort capable de mettre en appétit. Mangé en petite quantité, fortement additionné de sel, et surtout complètement mâché, il n'occasionne que peu de renvois désagréables et possède certainement les propriétés antiscorbutiques et dépuratives qui illustrent la belle famille des crucifères.

Le *radis noir*, apéritif et stimulant énergique, a besoin, pour *revenir peu*, d'être longuement macéré dans du sel marin, qui pénètre et infiltre ses fibres, dégorgées de leurs sucs aqueux et notablement attendries par ce procédé. Sa sapidité âcrement poivrée réside surtout dans son écorce noire. Longuement mastiqués, les *raphani* sont incisifs, excitants et utiles contre le rhume.

La *carotte*, ombellifère bisannuelle du genre *daucus*, possède une racine charnue et d'un goût sucré aromatique emprunté à la mannite et à des huiles essentielles, qui font corps avec son pigment résineux jaune-rougeâtre si particulier. C'est à ce pigment qu'elle doit sa renommée populaire contre la jaunisse et les obstructions du foie. La carotte est un aliment peu réparateur, mais légèrement laxatif et diurétique. Elle est fort loin de jouir des vertus étonnantes, enracinées dans l'esprit du vulgaire par la puissante suggestion de la doctrine des *signatures* (1).

(1) C'est uniquement à cause de sa couleur jaune que la carotte est renommée pour le foie. Voir, pour détails curieux, l'introduction à notre manuel des *Maladies épidémiques* (1887).

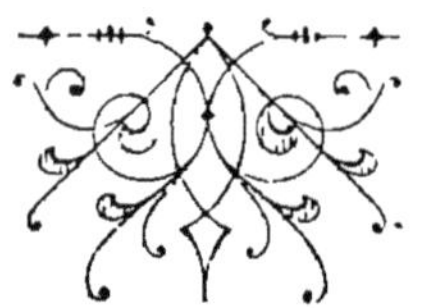

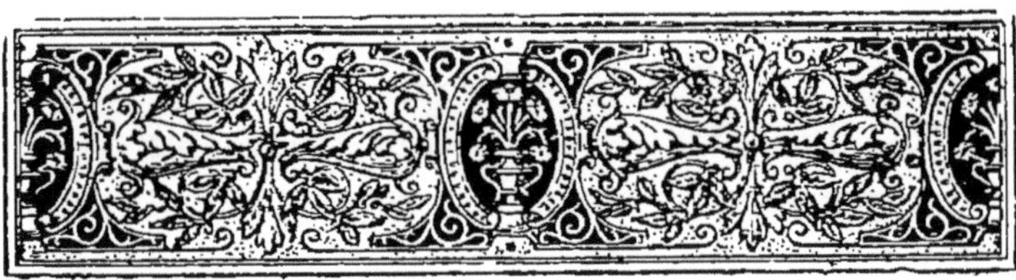

CHAPITRE XII

LA TOMATE

Cette exquise solanée a longtemps, comme la pomme de terre, excité la défiance populaire et passé pour un poison. Est-ce parce qu'elle appartient, comme elle, à cette terrible famille botanique qui fournit le tabac, la stramoine, la jusquiame, la belladone, la mandragore et tant d'autres redoutables poisons stupéfiants ou narcotico-âcres? Quoi que il en soit, depuis que les Marseillais de Paris la réhabilitèrent en 1793, la tomate est sur toutes les tables. Toutefois, un médecin de Philadelphie a dernièrement fait, avec le microscope, cette immense découverte, que la tomate renferme des cellules cancéreuses, et qu'elle peut causer le cancer! Pour compléter ce canard micro-Américain, ajoutons que le conseil d'hygiène du Michigan a donné ordre d'enquête sur ce sujet. Ce conseil a des enquêtes à perdre!

Comme la plupart des solanées, vireuses ou non

vireuses, la tomate n'est point originaire de nos pays Elle appartient à la flore tropicale de l'Amérique, et n'atteint son développement réel que dans les contrées méridionales. La tomate de nos pays est notablement inférieure à celle du Midi de la France, où ses couleurs vives et ses propriétés excitantes lui ont mérité le nom de « pomme d'amour ». Le fruit de la tomate est une baie d'abord verte, puis jaune ou rouge, selon son degré de mâturité. Lorsqu'elle est bien mûre, elle possède une saveur aigrelette particulière fort agréable. Mais tant qu'elle n'est pas absolument mûre, elle présente un arrière-goût amer et acerbe.

La tomate est un aliment sain et succulent, ou plutôt un assaisonnement, un condiment agréable, rafraîchissant, nutritif et fort estimé des gourmets. A l'inverse des autres condiments qui figurent sur nos tables, elle relâche l'intestin au lieu de l'échauffer, ce qui la rend tolérable et même utile pour les tubes digestifs paresseux ou malades. Cette utilité éclate surtout pendant la période chaude de l'année, où la tomate vient, à propos, favoriser la digestibilité des viandes, quand l'appétence pour le régime carné commence à décroître sensiblement: Les chaleurs devenant fortes, la tomate arrive heureusement pour aiguiser l'appétit émoussé et réveiller la digestion languissante. Aussi, est-elle le légume chéri des Espagnols, des Provençaux et des Italiens, qui la mettent, pour ainsi dire, à toutes sauces.

La tomate, outre ses propriétés nutritives et apéritives réelles, possède donc des vertus rafraîchissantes. Mais c'est surtout quand on lui laisse ses graines, qu'elle favorise puissamment cette liberté qui manque à tant de nos lectrices, la liberté du ventre. Car les graines agissent sur les intestins à la façon d'un excitant mécanique : c'est ainsi que, dans la cure si difficile de la constipation agissent les graines de moutarde, de lin et de plantain, les figues, le pain de son, etc., etc.

De tous côtés, la tomate est expédiée sur les marchés parisiens, quoique sa culture soit, en somme, assez délicate et minutieuse. Elle présente, d'ailleurs, de très nombreuses variétés comestibles, à l'égard desquelles il sera difficile, même au gastronome éclairé, de faire un choix. La maturité du fruit et sa dégustation sont les seuls guides certains à cet égard. On mange la pomme d'amour de toutes manières : en soupes, en potages, en salades (les Italiens sont très friands de la salade de tomates). Dans le midi de la France, on sert les tomates avec presque tous les aliments, non seulement avec les viandes ordinaires, mais avec les œufs, les macaronis, les poulets sautés, etc. De plus, on les farcit et on les fait cuire au gratin. La sauce-tomate est, chez nous, la principale préparation culinaire usitée. Pour la réussir, il faut, à l'aide d'une quantité suffisante du fruit, faire une sauce exempte de farine. Je ne vous dirai pas comment on procède : ce qu'il y a de certain, c'est que la préparation est assez délicate et qu'elle exige les soins d'un bon cuisinier.

Comme la tomate se conserve fort mal, il y a intérêt à faire connaître ici une recette de conservation indiquée par la Société d'horticulture de France. On choisit de beaux fruits mûrs et parfaitement sains, que l'on essuie soigneusement. On les place ensuite dans un bocal à large goulot, et l'on verse par dessus un liquide composé de huit parties d'eau, une partie de vinaigre et une de sel de cuisine. On recouvre finalement le tout d'une couche de bonne huile d'olive d'un centimètre d'épaisseur. On obtient ainsi une confection succulente, susceptible de se conserver plusieurs mois.

Quant aux conserves de sauces-tomates, ce sont généralement des préparations inférieures, au double point de vue de la gastronomie et de l'hygiène; d'abord, parce que leur préparation est ordinairement défectueuse; ensuite parce que ces conserves sont en proie, comme presque tous nos produits alimentaires, aux plus honteuses falsifications.

L'hygiène et la médecine interdisent absolument les tomates à tout individu prédisposé aux calculs du foie ou de la vessie, à la gravelle biliaire et urinaire. La raison de cette interdiction est que la tomate doit la plupart de ses propriétés à l'acide oxalique, qui est susceptible de former dans l'économie humaine des oxalates, concrétions salines à base de chaux, de potasse et d'ammoniaque, pouvant devenir le point de départ de calculs biliaires ou vésicaux. C'est pour le même motif que l'oseille est interdite aux graveleux, aux personnes souffrant de coliques hépatiques, et à la classe si intéressante des goutteux, pour laquelle a été faite la célèbre phrase d'Erasme écrivant à son ami : « Tu as la goutte et moi la gravelle : nous avons épousé les deux sœurs. »

L'aubergine violette, dont les préparations culinaires ressemblent souvent à celles de la tomate, présente à peu près aussi les mêmes propriétés. Toutefois, elle est bien plus âcre, lorsqu'elle n'est point encore complètement mûre, et sa digestion est généralement plus difficile que celle de la tomate. Elle exige, d'ailleurs, des assaisonnements plus incendiaires. D'après le Dr. Bussière, une faible quantité de solanine conférerait à l'aubergine quelques vertus narcotiques. Nous croyons peu qu'elles dépassent les vertus anodines de la laitue.

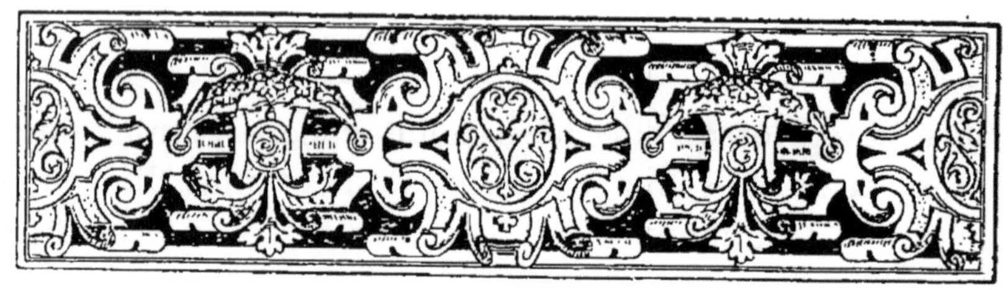

CHAPITRE XIII

TRUFFES ET CHAMPIGNONS

« UE pensez-vous des truffes ? » demanda un jour Louis XVIII à son digne médecin le Dr. Portal. — « Je les crois indigestes », répondit Portal. Louis XVIII lui montra alors son assiette, pleine de ce précieux tubercule, en s'écriant : « Vous n'êtes qu'un *carbonaro* : vous calomniez les amis du pouvoir ! » Et le roi-gastronome acheva son régal.

Si, en réalité, la truffe, ce diamant végétal, cette perle de la cuisine, est un aliment assez digestible, cela tient surtout à ce qu'on n'en mange qu'en petite quantité. On aime la truffe, non pour elle-même précisément, mais pour l'arome délicat et fin qu'elle communique aux volailles et aux viandes. Les truffes du Périgord sont les plus nourissantes et les plus parfumées ; les truffes blanches du centre de la France sont indigestes et comparativement sans saveur. Elles ne sont, par conséquent, dignes d'aucune estime, la truffe n'ayant de valeur réelle que comme condiment.

Ce champignon souterrain présente des conditions étranges de production, dont la principale a été énoncée en ces termes par M. de Gasparin: « Si vous voulez récolter des truffes, semez des glands."

On sait que la valeur commerciale des truffes est très grande, surtout dans certaines années où ce comestible aristocratique est fort rare. La sollicitude, toujours éveillée, des falsificateurs de nos denrées alimentaires, a donné naissance aux fraudes les plus extravagantes. Même après l'installation du laboratoire municipal il existe encore (n'en doutez pas, chers lecteurs) de nombreuses fabriques de *truffes artificielles*. Sans cela, comment voudriez-vous remplir le glouton ventre de Paris, et mettre la truffe à la portée des petites bourses? On a falsifié ce tubercule avec de la terre modelée; avec des lycoperdons (vulgairement *vesces-de-loup*), recouverts également d'une couche terreuse, simulant à ravir d'excellentes truffes; avec des pommes de terre bleuies et pourries par la gelée, sculptées par des artistes *ad hoc*, puis peintes avec des sels de fer et aromatisées d'acide phénique! Quant au noircissement artificiel des truffes blanches, quant, à la *farcissure* de la charcuterie à bon marché, à l'aide de petits morceaux de drap noir, ces fraudes sont pour ainsi dire l'enfance de l'art, et quoique grossières à dévoiler, elles sont d'une pratique journalière. Etonnez-vous après cela d'entendre de braves gens s'écrier : « Les truffes, j'en ai mangé : c'est détestable. » Les malheureux ont mangé des morceaux de panais moisis!

Comment réfréner l'audace des sophisticateurs de truffes? La tâche était difficile, il y a peu de temps : elle semble aujourdhui devoir se faciliter. Grâce aux incessants travaux d'un savant français, M. Condamy, la science est aujourd'hui sur les traces de la culture du précieux tubercule périgourdin. La naissance et la croissance des truffes, leur mode de germination, rendus moins obscurs, permettent d'espérer que l'agriculture arrivera à les reproduire un jour, comme elle reproduit les champignons. Ce jour-là, les falsificateurs devront songer à appliquer ailleurs les inépuisables ressources de leurs esprits. Ce jour-là également, le commerce français pourra se réjouir, puisque l'exportation des truffes représente annuellement, pour lui, plus de six millions de francs, notre sol ne suffisant pas aux demandes des commerçants étrangers.

* * *

Les *champignons* sont des végétaux dont les propriétés hygiéniques se rapprochent singulièrement de celles des aliments tirés du règne animal. Aussi le docteur Bertillon (notre regretté directeur de la statistique municipale, qui est l'auteur du travail le plus clair sur les champignons) les appelle-t-il « une viande végétale, un vrai gibier sans pattes. » Il est certain que la composition chimique des champignons en fait un aliment azoté de premier ordre, alors que tous les végétaux brillent généralement par leur richesse en carbone. Il n'y a donc rien d'étonnant que les champignons constituent presque exclusivement dans certains pays (la Russie méridionale, par exemple) la base de l'alimentation des paysans (1).

Les dangers d'empoisonnement (trop fréquemment démontrés par les faits-divers) restreignent naturellement la consommation d'un aliment riche et d'un prix peu élevé. Malheureusement il n'existe pas, dans l'état actuel de la science, un réactif précis et à la portée de tous pour distinguer les champignons toxiques des champignons comestibles. Nous en sommes toujours au mot de notre Gavarni: « Les champignons, c'est comme les hommes; rien ne ressemble aux bons comme les mauvais. » Et en effet, dans les innombrables espèces botaniques que renferme la famille des champignons, les bons coudoient les mauvais. Certains *bolets* sont horriblement dangereux, et l'on voit des *amanites* d'une innocuité exemplaire. Si, les champignons ne provenant pas de *couches*, on a sur eux le moindre doute, il est bon de les faire longuement macérer dans du vinaigre et de les griller ensuite. Mais il est encore meilleur de s'en abstenir. En cas d'indigestion, les premiers soins à donner consisteront à administrer un vomitif et à solliciter le vomissement en titillant le gosier avec une barbe de plume, jusqu'à l'arrivée d'un médecin.

Les champignons comestibles, connus et appréciés de toute antiquité, possèdent une senteur et une saveur variables et caractéristiques, fort agréables à certains gourmets. Néron appelait les *morilles* le régal des

(1) Monselet ne croit pas si bien dire, lorsque, d'après leurs formes extérieures, il définit poétiquement les cèpes: « De la terre ce sont les foies »!

dieux. Les hygiénistes sont moins lyriques; ils ne permettent les champignons qu'aux estomacs robustes et d'un fonctionnement irréprochable: car il est peu d'aliments dont la digestibilité soit plus lente. Mangeons en donc avec modération; défendons-les, ainsi que les truffes, aux dyspeptiques et aux goutteux.

Et puis, songeons toujours aux empoisonnements possibles. En effet, combien elle serait longue, la liste des victimes de ces « *perles de la cuisine* », depuis Euripide et ses enfants, en passant par le pape Clément VII et le bon roi Charles VI de France! A Paris, une administration tutélaire nous met, il est vrai, à l'abri des accidents, en n'autorisant que la vente de l'agaric de couche, de la morille et du bolet-cèpe, bien et dûment inspectés sur nos marchés publics. Malheureusement, la science nous dit qu'il n'existe pas de caractères auxquels on puisse infailliblement reconnaître les champignons comestibles. De plus, il semble démontré, (par les expériences du Dr. Roux et de M. Houdé), que les champignons vénéneux ne sont pas les seuls capables de produire les empoisonnements. Les espèces comestibles peuvent subir, sous l'influence de la fermentation, des modifications profondes, capables de les rendre toxiques. Il faut donc toujours manger les champignons le plus frais possible, et les conserver dans un endroit sec et bien aéré.

L'un de nos distingués collègues de la province, M. le docteur Beugnies Corbeau, de Saint-Michel (Aisne) nous a fait l'honneur de nous adresser la relation navrante de trois familles empoisonnées par des champignons de l'espèce *amanite*. Les amanites donnent lieu à un véritable choléra, et le poison de ces cryptogames agit sur le système nerveux avec la plus grande violence : parfois même les accidents sont foudroyants : le docteur Bardy a cité 23 décès dans cette série. Les bolets constituent une espèce bien moins dangereuse. Quant aux morilles, diverses observations viennent de nous mettre récemment en garde contre leurs espèces suspectes.

Le traitement de l'empoisonnement par les amanites consiste dans l'administration d'ipéca, puis d'huile de ricin, pour faciliter, par le haut et par le bas, le débarras du tube digestif. On donne ensuite des potions stimulantes, et l'on frictionne vigoureusement le malade enveloppé dans des couvertures chaudes. Enfin on cherche à neutraliser le poison par le lait, l'albumine, le tannin, l'iodure de potassium, qui ont la propriété précieuse de précipiter les alcaloïdes toxiques.

Cherchons maintenant à établir quelques distinctions pratiques entre les bons et les mauvais champignons.

Les espèces vénéneuses se plaisent, comme l'indique Bertillon, dans les lieux sombres et humides; leur chair est gluante, leur odeur désagréable ; elles secrètent souvent un suc laiteux et affectent des couleurs éclatantes, susceptibles de brusques changements à l'air. Nous ne saurions trop nous mettre en garde contre les recettes culinaires qui prétendent faire reconnaître, par un procédé simple et soi-disant infaillible (vinaigre, oignon, cuiller d'argent noircissant, etc.) la toxicité des champignons. Cette connaissance est, en réalité, des plus ardues.

Neuf fois sur dix, l'empoisonnement est causé par les amanites, dont les principes dangereux sont l'amanitine et la muscarine. Le vieil Ambroise Paré connaissait très bien la question, lorsqu'il décrivait « ceste pituite excrémentielle de la terre, rongeant les boyaulx et enflant l'estomach, donnant poincture, sanglots, tremblements, oppression d'artères, défaillances de cœur, sueurs froides et finalement mort ». Mais notre illustre ancêtre avait tort, lorsqu'il englobait toutes les espèces de champignons dans la même proscription, parce que, disait-il, ils « estranglent tous et estouffent ceux qui en mangent. » Les hygiénistes se rallieront aux judicieuses conclusions du Dr. Beugnies-Corbeau, qui se résument ainsi : Les espèces indéfiniment comestibles n'existent qu'à l'état de conserves bien faites. Sur pied, il n'y a que des espèces *demi-comestibles*, susceptibles de devenir toxiques. Les champignons renfermant l'acide helvellique, l'agaricine, l'amanitine et la muscarine, sont absolument incomestibles.

Quant à nous, s'il nous est permis d'exprimer notre opinion sur les champignons, au point de vue de l'hygiène alimentaire, nous dirons que cette opinion se rattache assez à celle qu'exprimait Pline l'ancien, il y a quelque deux mille ans : « Peut-on trouver tant de plaisir en un mets si douteux? » C'était aussi l'avis de Parmentier et du grand de Jussieu : nous ne nous plaçons point en mauvaise compagnie.

La plupart des empoisonnements relatés dérivent de la confusion de l'agaric comestible, ou *champignon de couche*, avec l'agaric bulbeux ou amanite. A Paris, cette confusion ne saurait exister, à cause de la surveillance spéciale des halles et marchés : c'est pour cela que l'empoisonnement par les champignons est relativement assez rare dans notre capitale.

Les principaux phénomènes produits par les espèces malfaisantes sur l'organisme humain se rattachent aux symptômes de l'intoxication par les poisons narcotico-âcres. Le malade éprouve une vive anxiété, une soif ardente, de violentes vomituritions, une sensibilité épigastrique souvent extrême, de fortes coliques, un gonflement douloureux de tout l'abdomen, avec rétention d'urine. Bientôt, la tête se prend; les vertiges, le délire, le coma, les convulsions, avec pouls filiforme et refroidissement des extrémités, précèdent la mort, qui arrive toujours en deux ou trois jours au plus, lorsque l'empoisonnement doit se terminer par une issue fatale. Ce qui nous explique pourquoi cette issue est, malheureusement, fréquente, et pourquoi la médecine se trouve habituellement désarmée en face des accidents, c'est que souvent les symptômes ne surviennent qu'après dix ou douze heures, alors que l'absorption a, physiologiquement, accompli son rôle, et que le poison se trouve déjà charrié pour ainsi dire, dans le torrent circulatoire.

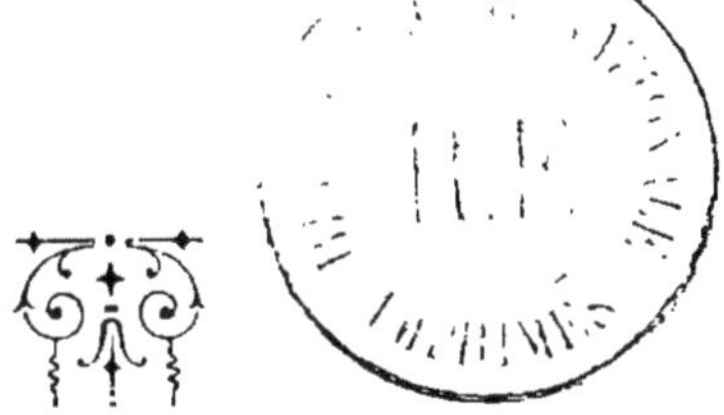

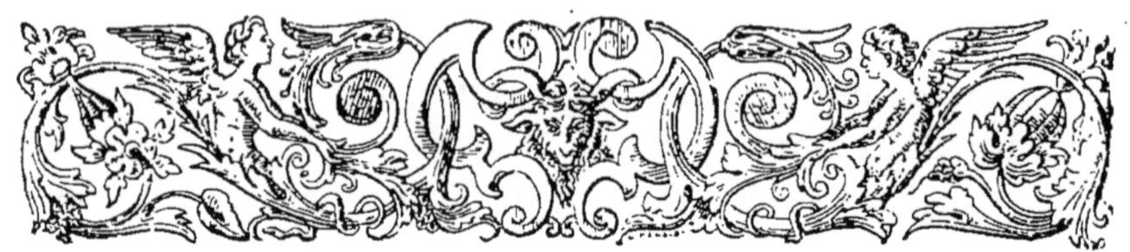

CHAPITRE XIV

HUILES COMESTIBLES.

Les huiles grasses comestibles sont des aliments de respiration et de combustion organique. Elles jouent dans notre économie le même rôle que dans la nature : « La respiration, dit Lavoisier, n'est qu'une combustion lente de carbone et d'hydrogène, semblable en tout à celle qui s'opère dans une lampe allumée. Les animaux qui respirent sont de véritables corps combustibles, qui brûlent et se consument. »

D'une digestibilité fort variable, selon sa provenance et surtout selon les individus, l'huile comestible entraîne souvent des pesanteurs d'estomac, accompagnées de brûlures épigastriques et de renvois désagréables. L'huile d'olive bien pure et récente est, avec celles d'œillette et d'arachides, la plus employée dans l'alimentation. Le rôle brômatologique des huiles consiste surtout à noyer le vinaigre et les condiments irritants, qui, par cette protection, ne sauraient plus nuire à la muqueuse de l'estomac comme s'ils venaient s'y appliquer brutalement.

Les vieilles huiles sont toujours désagréables au goût et malsaines pour l'acte digestif.

L'huile d'olive, d'une odeur et d'une saveur *sui generis* est considérée, avec raison, comme la plus agréable et la plus hygiénique des huiles comestibles. Mais elle est aussi la plus falsifiée. L'huile *d'œillette*, extraite des graines du pavot, est, ensuite, la plus usitée : sa valeur nutritive est, toutefois, moins considérable et sa saveur moins onctueuse au palais du gourmet. L'huile d'œillette est couramment substituée à celle de l'olivier : cette fraude est, pour ainsi dire, l'enfance de l'art de l'épicier contemporain [1].

Les huiles sont des aliments hydrocarbonés ou respiratoires moins obéissants à l'absorption que ne le sont le beurre et les graisses. Emollientes et laxatives, elles conviennent aux tempéraments sanguins et bilieux et sont utiles contre les coliques et les vers intestinaux. Les usages médicinaux des huiles comestibles sont effacés, de nos jours, par l'emploi de deux huiles exclusivement pharmaceutiques : l'huile de ricin, purgatif intestinal précieux —, et l'huile de foie de morue, aliment tonique par excellence des voies respiratoires [2].

(1) En traitant plus loin de la *noix*, nous parlerons de l'huile extraite de ce fruit.

(2) Toutefois, l'huile d'olive a pu être conseillée avec avantage par le Dr. Cazenave contre les coliques hépatiques.

CHAPITRE XV

LES CONDIMENTS. — CONDIMENTS AROMATIQUES

F.-V. Raspail a heureusement défini les condiments : « des assaisonnements qui protègent la digestion contre elle-même ». Leur rôle est, en effet, de développer, d'élargir la sensualité nutritive : ils flattent l'odorat, stimulent le goût, forcent l'énergie physique du tube digestif et augmentent notablement les sécrétions de ses diverses parties. C'est pour cela qu'*assaisonnement* vient du latin *ad satiem*, «contre la satiété», ainsi que l'a très bien vu notre éminent étymologiste Charles Toubin.

Les condiments sont *salés* (sel de cuisine, déjà étudié) *acides* (vinaigre), *âcres* (ail), *aromatico-âcres* (poivre) ou enfin franchement *aromatiques*. Ce sont les plus estimés d'entre ces derniers que nous voulons étudier d'abord. Ils sont tous végétaux et font, pour la plupart, partie des épices exotiques.

D'une façon générale, l'action des condiments est d'assurer la digestion et d'activer l'absorption alimentaire. Mais ici (comme il arrive souvent) l'abus est bien près de l'usage : l'estomac, facilement irrité, n'obéit pas longtemps aux injonctions exagérées des condiments, dont la chaude stimulation se transforme vite en un vaste incendie organique. Les habitants des tropiques, les sujets dont la peau est excitable et l'intestin sensible, doivent choisir, parmi les assaisonnements, dans la classe des aromatiques, qui renferme assurément les moins nuisibles. Leur pouvoir général est de précipiter les actes digestifs, de solliciter les contractions intestinales (c'est à cette faveur qu'ils chassent les gaz de l'intestin et régularisent les fonctions alvines). En même temps, tous les condiments aromatiques sont plus ou moins aphrodisiaques et emménagogues : c'est-à-dire qu'ils excitent le sixième sens et régularisent la fonction mensuelle du beau sexe. Cette action excito-génésique des condiments oblige l'hygiéniste à les éloigner du régime de l'enfance et surtout de la puberté, malgré l'appétence que le jeune âge manifeste ordinairement à leur endroit.

La *cannelle* est aussi vieille que le monde, et tous les peuples anciens appréciaient le parfum *cinnamomique* de sa poudre, brûlée, dans l'Inde et la Chine, en l'honneur des Dieux, introduite par les Egyptiens dans la confection des momies, etc., etc. :

„....L'écorce salutaire
„Que l'île de Ceylan fournit seule à la terre"

appartient à un arbuste de la famille des lauriers. Riche en huiles essentielles volatiles, elle communique son haut goût au vin chaud *à la française*, aux compotes de poires, pruneaux, etc., au plum-pudding et à divers gâteaux. Son action est celle d'un tonique puissant, suractivant la circulation et exaltant la chaleur animale. Son contact est excellent pour les muqueuses digestives, qu'elle réconforte à merveille : aussi, la cannelle fait-elle partie de la potion cordiale du Codex et de tous les élixirs dentaires. Elle excite l'atonie gastro-intestinale, et réussit fort bien contre la dyspepsie flatulente, les bronchites, les pertes des femmes, etc. Elle est véritablement antiseptique par son essence : ce qui lui permet, en luttant contre les fermentations gastro-intestinales, d'enrayer l'altération putride des mets ingérés, et de préparer ainsi une heureuse chylification. La cannelle convient donc aux estomacs paresseux, comme digestive et comme antiputride. Outre cette double action, elle est souverainement corroborante par le tannin qu'elle renferme : elle est indiquée, pour cela, dans les diarrhées, les cachexies, les vieux catarrhes pulmonaires, la tendance aux syncopes et aux hémorragies, les fièvres graves, les suppurations chroniques, etc. En pharmacie, ses principales préparations sont : la poudre, l'infusion, la teinture, le sirop, l'eau distillée, etc.

La *vanille* est la gousse odorante d'un arbrisseau; elle doit également à une essence spéciale l'arôme balsamique suave qu'elle exhale. Très employée dans les entremets, la confiserie, la pâtisserie, elle est foncièrement stimulante du système nerveux, « exhilarante » même, selon l'observation très juste des anciens, qui aimaient à introduire la vanille dans le régime des mélancoliques.

Elle relève vraiment la nutrition générale chez les sujets faibles et sédentaires: elle fouette, chez eux, la langueur des fonctions animales et arrive à faire manger par plaisir ceux qui ne mangeaient que par raison. L'usage modéré de la vanille dans les aliments apaise les spasmes digestifs, régularise l'estomac et l'intestin, allège les pesanteurs du ventre, supprime les bâillements et la tendance au sommeil après les repas.

Le nettoyage et le triage des gousses de vanille amènent, sur la face et les mains des ouvriers, une éruption professionnelle, assez analogue à la *gale des épiciers*, et que le docteur Layet attribue à la présence d'un acare spécial. L'odeur forte des vanillons est également capable de causer divers accidents nerveux, un état de malaise général, de courbature, avec étourdissements assez prononcés.

Dernièrement, le *Board of Health's* du Michigan relatait plusieurs cas d'empoisonnements survenus (avec des symptômes irritants analogues à ceux du choléra) à la suite de l'ingestion de glaces et de crêmes fortement vanillées. Orfila avait déjà déclaré, autrefois, qu'à haute dose, la vanille était dangereuse et toxique. Mais le professeur Morrow, de Détroit, a expliqué les accidents produits, par l'action de l'huile de noix d'acajou, dont les marchands de vanille enduisent les gousses, pour retenir l'essence qui suinte et se cristallise aux parois. Nous croyons plus que probable qu'il faille attribuer les empoisonnements du Michigan à la *vanilline* artificielle. Retirée de la sève des conifères au moyen du bichromate de potasse, la fausse essence de vanille, dont le prix est des plus minimes, est substituée, de plus en plus, à la gousse bourbonienne, non seulement par les parfumeurs, mais, hélas! aussi par les confiseurs et les pâtissiers. L'hygiène alimentaire ne saurait regarder d'un œil sec cette malencontreuse substitution dont (à défaut même d'accident toxiques possibles) notre goût est le premier à souffrir.

A côté de la cannelle et de la vanille, nous devons grouper plusieurs autres condiments aromatiques :

Le *gingembre*, cette racine enflammée qui sert de passe-port aux horreurs culinaires d'Albion, est, à coup sûr, un stomachique et un carminatif puissant. Anti-scorbutique et aphrodisiaque, il désaffadit, par sa saveur piquante, le riz à l'eau du malheureux Indien en même temps qu'il permet au fils du « *father Thames* » l'assimilation de son orgie carnée de chaque jour.

Le *clou de girofle*, bouton floral desséché du *caryophyllus aromaticus*, possède, avec une odeur et une saveur fortement caractéristiques, une puissance stomachique qui double la valeur alibile de certains plats. Mais son ardeur le rend mauvais pour les bilieux et les irritables.

La *muscade*, jadis si à la mode en cuisine, est un condiment doux et non irritant, que l'hygiéniste recommande au cuisinier de réhabiliter : elle apaise les contractions viscérales et arrête les vomissements et les coliques.

Les feuilles du *laurier* ont fui, dans nos siècles de prose, les fronts des poètes, pour aller relever la saveur des viandes fades et des purées de pommes de terre.

Le *laurus nobilis* doit la faveur de nos tables à sa saveur parfumée et astringente, ainsi qu'à ses propriétés fébrifuges, apéritives et excitantes incontestables.

Le *safran* réconforte; il excite la joye,
Raffermit tout viscère et répare le foye.

Son odeur forte et ses vertus digestives et antispasmodiques, enivrantes et emménagogues, expliquent l'usage, parfois abusif, qu'en font les pays méridionaux.

L'*angélique*, cordiale, sudorifique et vermifuge, parfume l'haleine et éperonne Gaster nonchalant. Nous ne la mangeons guère qu'enrobée dans du sucre : mais bouillie au lait, elle constitue, paraît-il, le plat national... lapon.

L'*estragon* est une variété d'armoise, dont l'arôme sert surtout à parfumer le vinaigre. Stimulant, incisif, apéritif et antiscorbutique, il participe aux propriétés du cerfeuil et du persil, que nous exposions tout à l'heure compendieusement à nos lecteurs.

Pour être complet, nous devons enfin citer le *cumin*, *l'anis*, le *fenouil* et la *coriandre*, ces graines volontiers mêlées au pain et aux aliments dans la cuisine germanique; la *menthe*, chère aux vaporeuses Anglaises, etc. Ces assaisonnements, tirés des ombellifères et des labiées nous représentent comme un écho lointain de la cuisine savante des Apicius et des Lucullus. Le *thym* est, encore aujourd'hui, préféré, en Orient, pour l'assaisonnement de certaines viandes et notamment du mouton : et disons, par expérience, que les Orientaux ont parfaitement raison, — au point de vue du goût, — d'avoir conservé ce condiment de l'ancienne Rome.

POIVRE ET MOUTARDE

Parmi les condiments aromatiques de la cuisine française, le poivre et la moutarde sont les plus employés. Le poivre constitue un assaisonnement d'une âcreté piquante, particulière et comme balsamique. Il est connu de toute antiquité, puisque Théophraste en vante les vertus, quelque quatre cents avant l'ère chrétienne. Dans notre pays, le poivre était fort rare, autrefois où les transactions étaient difficiles. Les seigneurs du moyen âge en faisaient, en leurs greniers, d'amples provisions. Les Juifs avaient la servitude d'en payer individuellement quelques onces (par tête et par année) aux archevêques; et il n'était pas rare, durant la longue nuit du moyen âge, de voir le poivre exigé comme tribut de guerre. Le peuple ne dit-il pas, encore aujourd'hui, d'une marchandise chère : « Je la trouve poivrée, ou salée? » — Atavisme de langage, rappelant les impôts terribles que ces deux condiments essentiels mettaient naguère sur la tête du vilain féodal! Même au dix-huitième siècle, le poivre était encore absent de bien des tables, puisque le poëte comique Regnard nous dépeint un «docteur en souper» qui portait sur lui ses grains de poivre en allant dîner en ville. Ainsi faisait, dit-on, jadis, Louis XI, qui couchait avec son pot de moutarde, et ne le quittait jamais.

Aujourd'hui, le monde consomme chaque année, des millions de tonnes de poivre. Ce condiment aromatique rehausse la saveur de certains aliments (tels que les œufs, par exemple), et rend plus légères à l'estomac certaines viandes, comme la charcuterie, le gibier, et presque tous les légumes. A haute dose, son action est incendiaire il cause une chaleur intérieure intense, accompagnée de soif vive; il accélère la circulation et irrite tous les appareils de l'économie. A dose modérée, c'est un excitant très utile pour l'estomac, surtout chez les lymphatiques, dont les fonctions digestives sont languissantes. Nous voudrions que chacun prît la peine de moudre sur sa table les baies du poivre. Le poivre en poudre est, en effet, très falsifié: la poivrière ouverte, véritable nid à poussières et à miasmes, doit disparaître du siècle de Pasteur.

Les nerveux et les bilieux useront du poivre avec précaution; de même, les personnes facilement sujettes à l'eczéma et à l'urticaire, et celles dont les fonctions urogénitales sont compromises. L'abus du poivre irrite en effet le col de la vessie : souvenez-vous que le cubèbe, dont l'emploi est trop connu, est une variété de notre poivre comestible (c'est même la seule que paraissent avoir connue les anciens Grecs.) Dans les pays chauds principalement, l'abus du poivre est dangereux, parce que d'abord, il excite à la gourmandise et surmène le foie; ensuite et surtout, à cause de ses indéniables propriétés aphrodisiaques. Ces dernières propriétés forcent l'hygiéniste à interdire le poivre dans l'enfance, et surtout au printemps de la puberté.

La *moutarde*, ce sinapisme de l'estomac, ou (pour parler le langage *régence* de illustre Grimod de la Reynière), « *cette pierre à aiguiser de l'appétit* », est une sauce de table,* autrefois composée avec du moût (d'où vient son nom « *moust ardent* ») : les Grecs l'em-

* qui moult arde (qui beaucoup brûle la langue)

ployaient, en poudre, sous le nom de *sinapis*, les Hébreux sous le nom de *sénevé*. De tout temps, la moutarde fut estimée comme condiment, et l'école de Salerne chantait à peu près ainsi, la graine que les Romains mettaient dans leurs fins et somptueux ragoûts :

La moutarde, grain fort petit,
Très sec, très chaud, exalte l'appétit.
Mais quiconque en abuse en est puni sur l'heure :
Il en fait la grimace, il pleure...

Nos anciens rois aimaient beaucoup la moutarde, et si le pape Jean XXII n'eût créé l'emploi de premier moutardier, cette place l'eût à coup sûr, été, en France, par un Capet quelconque. Longtemps on raffole de la moutarde de Dijon, qui conserve le monopole de ce condiment jusqu'au dix-huitième siècle. A cette époque, Paris hérite de la vieille renommée dijonnaise. Les deux maisons concurrentes, Maille et Bordin, créèrent bientôt une infinité d'espèces de moutardes : il y en avait à l'ail, à l'estragon, aux truffes, aux girofles, aux anchois, à la cannelle, à la ravigote, aux champignons, au champagne, au nard, aux mille-fleurs, au gingembre, aux cynorrhodons, etc..: nous pourrions continuer cette énumération rabelaisienne, et remplir plusieurs pages de ce livre. Quoi que il en soit, l'industrie du siècle dernier fit évanouir les curieuses et pittoresques corporations parisiennes des vinaigriers et des sauciers, qui ont tenu (vous le savez, lecteur) une si grande place dans l'existence alimentaire de nos pères.

Aujourd'hui, les formules de la moutarde, quoique

variées, le sont moins, toutefois, qu'au temps de Louis le Bien-Aimé. Voici celle que recommande le regretté Husson (de Toul) dans son savant livre des *Epices*. Elle contient : poudre de moutarde noire, échalotes pilées, poivre, sel, muscade, piment, raifort, bouillon et vinaigre aromatique ou verjus...

La moutarde relève, comme le poivre, la saveur des mets, et facilite la digestion des aliments durs à l'estomac : viandes bouillies, veau, sang cuit, charcuterie, homards, poissons graisseux, comme l'anguille. Elle surexcite la sécrétion gastrique, empêche la production des gaz dans l'estomac, et devient ainsi le passeport de certaines substances qui, sans elle, resteraient indigérées. Les peuples du Nord, gros mangeurs de viande et de graisses, connaissent bien cette action puissante de la moutarde. La moutarde agit aussi très bien contre la constipation : c'est un stimulant et un tonique, un vermifuge avéré, et surtout un antiscorbutique, comme tous les crucifères en général, d'ailleurs.

L'appétit (n'est-ce pas ?) est le meilleur assaisonnement. Mais viennent la solitude, la monotonie alimentaire, les chaleurs accablantes de l'été : alors l'estomac a besoin d'être distrait, excité, réveillé. La moutarde variera la cuisine, augmentera le plaisir de manger, empêchera la sécrétion gastrique de s'endormir.

L'abus des condiments, toutefois (ne l'oubliez point) gâte l'estomac ; et les inconvénients de la moutarde, si l'on en abuse, sont les mêmes, quoique un peu moindres, que ceux du poivre. Très bonne au vieillard, elle doit être interdite dans le jeune âge : et cette interdiction, qui n'est (bien entendu) que *relative*, repose sur des observations très certaines, à tort méconnues par bien des parents aveugles : « Il n'est, pour l'enfant, a excellemment écrit Michel Lévy, qu'un seul condiment, le sucre. Loin de lui, les provocations prématurées, qui, portées sur le tube digestif, retentissent sur le système nerveux et dans les organes génitaux ! »

CHAPITRE XVI

CONDIMENTS ACIDES — VINAIGRE, SALADES

E *vinaigre*, lorsque (chose rare aujourd'hui) il est fabriqué avec du bon vin, participe toujours aux qualités de ce dernier : il possède une odeur suave et éthérée, une saveur agréable et franchement acide. Le vinaigre de bois, même très pur et admirablement rectifié, présente, au contraire, presque toujours une odeur qui rappelle celle du goudron ; et son goût est, à coup sûr, plus âcre, plus *raide* au palais. Quant aux vinaigres de bière, de cidre, de glucose, de raisins secs, leur saveur, médiocrement agréable, indique toujours leur provenance à l'homme d'esprit selon Brillat-Savarin, c'est-à-dire à celui qui sait manger.

L'usage de ce condiment se perd dans la nuit historique : sa valeur culinaire est attestée, en France, par l'ancienneté et la puissance de la célèbre corporation des vinaigriers parisiens. Le rôle hygiénique du vinaigre est d'être rafraîchissant, stimulant, anti-putride. Sa présence corrige la saveur ammoniacale de certaines viandes (râbles de lièvre, filets de chevreuil), réchauffe les crudités froides (salades), attendrit les aliments durs (certains poissons), neutralise peut-être les champignons douteux, etc. Son usage facilite la digestion des huiles et des corps gras, excite les puissances digestives et les met, pour ainsi dire, sous les armes; il tempère la soif, modère les fermentations digestives. Utile surtout aux lymphatiques et aux bilieux, le vinaigre dirige dans le sens de la nature l'acte digestif, sollicite les sécrétions salivaire et gastrique, rafraîchit et allège le sang. L'eau vinaigrée, cette boisson des soldats de l'antiquité et des paysans modernes, désaltère à merveille; elle corrige, jusqu'à un certain point, l'impureté des eaux, par son pouvoir anti-miasmatique, et stimule l'assimilation et la nutrition tout entière.

L'abus du vinaigre irrite le tube digestif et met obstacle à la digestion: il amène à la longue l'amaigrissement et la pâleur faciale, si recherchés par certaines coquettes, et obtenus au grand détriment de leur santé générale, la chose est claire! L'estomac, père de la santé est aussi celui de la beauté, puisque santé et beauté sont sœurs [1].

On falsifie le vinaigre avec les acides minéraux (sulfurique, chlorhydrique, etc.): ces fraudes sont faciles à déceler. L'addition d'acides végétaux et de diverses substances âcres, dans le but de rehausser la saveur des

(1) Voir Dr. E. Monin. — *Hygiène de la beauté*, premier Chapitre.

vinaigres mouillés, constitue un genre de sophistication plus délicat à découvrir, et qui fait la joie quotidienne des habiles chimistes de notre laboratoire municipal...

Le vinaigre sert aussi, parfois, d'excipient en cuisine : l'estragon et la framboise ont aujourd'hui remplacé les roses rouges, en faveur dans le vinaigre de nos pères (*vinaigre rosat* du *Festin ridicule*). Les câpres, boutons à fleurs fort estimés des gourmets, et les cornichons, petits oignons, piments, jeunes épis de maïs, petits melons, etc., fort lourds et fort âcres à l'état normal, se dépouillent, lorsqu'ils sont confits en du vinaigre, de leur indigestibilité native, pour devenir des condiments exquis, qui non seulement se digèrent, mais encore font digérer [1].

* * *

L'étude du vinaigre, faite après celle de l'huile, nous conduit naturellement à dire quelques mots des salades, dont nous connaissons déjà les types végétaux les plus usités.

Les *salades* sont des préparations rafraîchissantes par excellence et digestibles, en général, lorsqu'elles sont bien assaisonnées, bien mâchées et ingérées en petite quantité. Il faut rejeter absolument hors du saladier les portions vertes et ligneuses des plantes, dont la crudité défie, par trop, l'action des sucs digestifs.

La salade permet, grâce à son haut goût, l'assimilation

1) Le verjus et le citron, qui complètent la triade des condiments acides, seront étudiés à propos des fruits, pour plus de méthode.

des viandes aux estomacs fatigués ou délicats; elle facilite également l'ingestion d'une grande quantité de pain.

Les salades de pommes de terre, d'œufs durs, de viandes, de poissons &c.. participent (on le comprendra) aux propriétés de ces divers aliments. Quant aux salades *herbacées* proprement dites, elles sont, pour la plupart, préparées avec des plantes qui jouissent (il faut le remarquer) de vertus médicinales plus au moins prononcées. C'est ainsi que la laitue est calmante et sédative; le pissenlit apéritif et laxatif; la chicorée tonique et dépurative; la raiponce astringente; la mâche (sorte de valériane) antispasmodique; le cresson, antiscrofuleux. et résolutif; le céleri, stomachique et antiscorbutique; le pourpier, vermifuge (ces deux dernières salades sont, toutefois, assez indigestes).

La chair fade et aqueuse de la concombre n'est mangeable qu'en salade, et n'est guère recommandable, du reste, qu'aux jeunes gens, dont l'estomac digère tout.

La betterave, au contraire, aliment sucré des plus riches, se mélange avantageusement aux autres salades herbacées, et sa digestibilité est ordinairement parfaite.

En résumé, les salades nourrissent fort peu; mais elles rafraîchissent le tube digestif et rajeunissent, pour ainsi dire, l'appétit. Ce serait un aliment à recommander à tous, s'il était vrai (selon la définition du Dr. F. Brémond) qu'elle fît manger aux pauvres un peu plus de pain, aux riches un peu moins de viande. Pour les estomacs fatigués, la salade est encore l'une des crudités les plus innocentes, grâce aux assaisonnements efficaces dont elle se trouve imprégnée. Enfin, elle constitue une manière d'absorber aisément une certaine quantité de sel, le seul des condiments qui soit véritablement indispensable à l'économie animale.

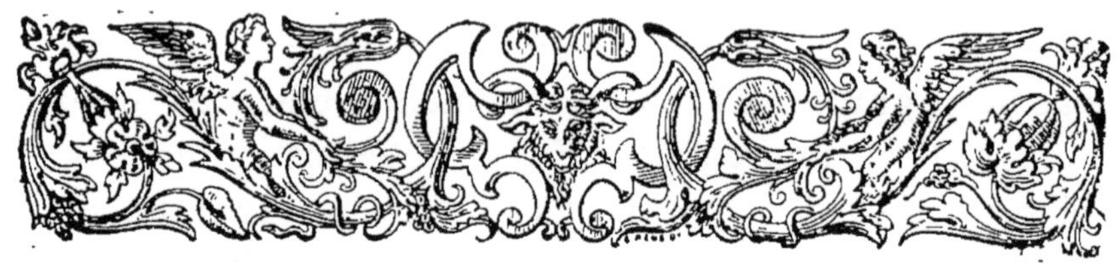

CHAPITRE XVII

CONDIMENTS ALLIACÉS : AIL, OIGNON ETC.

L'AIL, *allium sativum* de Linné, connu de toute antiquité, est le bulbe d'une liliacée indigène. Son odeur forte, si caractéristique, et sa saveur âcre et mordicante sont dues à une huile volatile essentielle sulfurée, qui se retrouve dans l'oignon et dans les autres liliacées analogues, mais plus ou moins diluée et affaiblie. L'ail est un stimulant digestif dont la puissance confine à l'irritation. Lorsqu'il est toléré par les muqueuses gastro-intestinales, il augmente l'appétit, assaisonne les mets les plus grossiers et les moins savoureux, précipite les phénomènes digestifs, et notamment les terminaux. Sa redoutable essence passe dans toutes les sécrétions. Remarquez l'odeur alliacée qui s'exhale du corps du paysan; observez le nourrisson qui se tord de coliques, lorsque sa nourrice a mangé de l'ail. La gousse divinisée par les Egyptiens augmenterait même, d'après certains auteurs, les sécrétions chargées d'assurer la vie de l'espèce :

> Le sultan de Stamboul, privé de cette plante
> Qui verse tant de feu sur sa chair indolente,
> Dormirait veuf en son sérail,

si nous en croyons une médiocre poésie du marseillais Méry.

Mais si l'usage de ces « *dura messorum ilia* », honnis d'Horace, rend au campagnard les plus utiles services (par des propriétés médicinales si marquées que Raspail, père du camphre, n'hésitait pas à appeler l'ail le *camphre du pauvre*), — l'hygiéniste doit bien se garder de recommander l'ail à tous les estomacs. L'aïoli, ou beurre de Provence, n'est pas fait pour l'estomac des petites filles qui mangent celui d'Isigny en tartines. Il enflamme la plupart des tubes digestifs, provoque d'affreux renvois, allume une soif intense; et son action irritante s'étend enfin sur l'intestin, où il appelle aisément la diarrhée. Cette action de l'ail cru est facile à saisir, si l'on pense que l'ancienne médecine aimait à l'appliquer, pilé ou en onguent, pour rubéfier la peau!

Ce bulbe jouissait, en effet, naguère, d'une grande réputation médicale, que la mémoire populaire reflète encore parfois, aux époques sinistres des grandes épidémies. De même que les anciens athlètes mangeaient l'ail au moment du combat, pour se donner de la force et de l'ardeur, ainsi le médecin du moyen-âge s'en imprégnait, *intus et extra*, pour se préserver de la peste, des poisons, des morsures, etc. La médecine des Arabes (qui vantent aujourd'hui encore l'ail comme l'infaillible remède de la rage) n'a pas peu contribué à la réputation antiseptique de ce condiment. Il ne reste, pour le médecin positif et impartial, que peu de chose, en vérité, de cette réputation usurpée : une action vermifuge incontestable, chez l'enfant, contre les lombrics et les oxyures, assez faciles, du reste, à expulser. Quant au pharmacien, il lui reste, des antiques vertus attribuées à l'ail, *le vinaigre des quatre-voleurs.*

* * *

Le mot *oignon* vient, d'après le savant étymologiste Charles Toubin, du sanscrit *unna, mouiller*, à cause de l'*odor lacrymosus* de ce bulbe irritant. Ses propriétés (à l'encontre de son volume) font de l'oignon une sorte de miniature de l'ail. Cru, il est souverainement indigeste. Mais par la cuisson, son âcreté s'adoucit singulièrement. L'oignon du Midi, lorsqu'il est cuit, devient sucré et émollient. (Il est juste de dire aussi que l'ail méridional est loin d'être aussi irritant que celui du Nord.) Les variétés de l'oignon sont, du reste, multipliées presque autant que ses usages en cuisine. Et sans l'oignon, on peut dire que l'art culinaire serait sans secours : les Parisiens du siège en savent quelque chose, et l'on peut dire que si l'oignon les a fait pleurer, ce fut, hélas ! par son absence...

Les Romains avaient fait de l'*allium cepa* la base de la nourriture du soldat, auquel il était censé donner force et courage. Aujourd'hui, la soupe à l'oignon a, dans une sphère un peu différente, des propriétés analogues : elle restaure l'estomac et la tête du *noceur* fatigué et lui permet de nouvelles libations. Le docteur Serres (d'Alais) a voulu ennoblir cette réputation, un peu bien crapuleuse, en faisant, de la soupe à l'oignon et au lait, tout simplement le spécifique de l'incurable albuminurie: l'oignon possèderait ainsi quelque chose de l'action anti-hydropique de la scille, et semblerait diurétique et tonique du cœur.

Le *poireau*, que les anciens regardaient aussi comme doué d'une foule de propriétés étonnantes, est, pour nous, simplement un laxatif mécanique, grâce à l'irritation légère que déterminent dans l'intestin ses fibres indigérées, mais fort bien acceptées (en général), chose étrange, par Son Altesse l'Estomac. Savez-vous d'où vient le mot *poireau*, aujourd'hui synonyme du mérite en agriculture? Il vient du latin *parere, engendrer*, parce que, d'après Hippocrate, il augmenterait la fécondité des femmes:

Poireaux mangés en quantité
Rendent une femme fertile:
Sans eux, telle eût été stérile
Qui lui doit sa fécondité.

(Ecole de Salerne).

Notre opinion est que cette prétendue et imaginaire action ressortit à l'inépuisable doctrine des *signatures* mais nous nous garderons d'insister en expliquant pourquoi ([1]).

Le vertueux Néron, qui avait des prétentions comme chanteur, mangeait, pour se donner de la voix, des poireaux pilés dans l'huile. Nous ne recommanderons

(1) Voir notre préface des *Maladies épidémiques:* La vieille médecine et la médecine contemporaine.

pas cette recette aux ténors, s'ils doivent chanter un duo d'amour. Après avoir mangé les condiments alliacés, il n'y a qu'un conseil à suivre, celui que donne Martial : « *Osculа clausa dato* ».... *omnia oscula*, même !

L'*échalote*, la *civette*, la *ciboule* et la *rocambole* ou ail d'Espagne, ont des propriétés aromatiques moins âcres, mais peut-être plus stomachiques que l'ail et l'oignon, leurs prototypes ; aussi les introduit-on plus volontiers, peut-être, dans la cuisine des « honnêtes gens. »

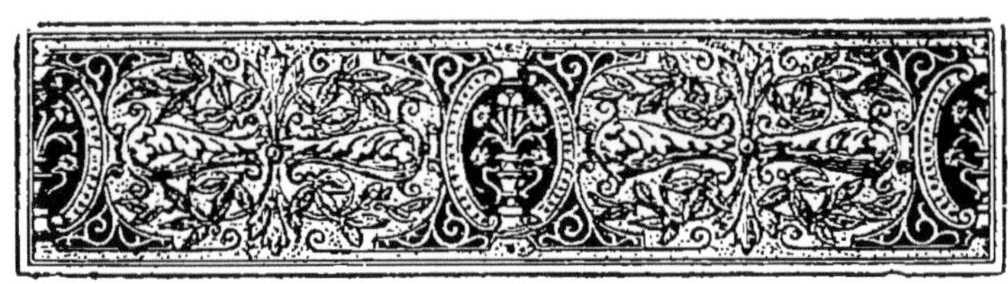

CHAPITRE XVIII

CONDIMENTS SUCRÉS. — LE SUCRE

E mot *sucre* vient du sanscrit *su-cáru*, qui signifie *aliment divin*. Il semble, toutefois, avoir été bien peu connu des anciens, qui employaient le miel des abeilles préférablement au *mel arundineum* (miel des roseaux). Durant les croisades, la canne à sucre, originaire de l'Orient (et commune, à cette époque, dans l'Inde, l'Arabie, la Syrie) servit plus d'une fois à préserver les preux chevaliers de la mort par inanition. C'est par les croisés, d'ailleurs, que le sucre végétal fut introduit en Europe, vers le milieu du treizième siècle. Longtemps, les apothicaires eurent le monopole de sa vente, ainsi qu'en fait foi encore aujourd'hui le vieux proverbe : « Apothicaire sans sucre ».

Bientôt, les Espagnols importèrent dans les Amériques la culture de la canne à sucre, qui ne tarda pas à y prospérer, grâce surtout à la sueur des Nègres.

Cependant, on reconnaissait, dès le siècle dernier, qu'il était possible d'extraire, d'une foule de plantes, un principe sucré, plus ou moins susceptible de cristallisation: le palmier, l'érable, la carotte, le melon, etc., contiennent ainsi de grandes quantités de sucre.

C'est à l'illustre Olivier de Serres que nous avons réellement dû connaissance du parti important que l'agriculture pouvait tirer de la betterave, au point de vue de la production de cet aliment. Mais ce fut le blocus continental qui, en coupant soudain court à tout commerce, favorisa nécessairement cette industrie indigène. Nul protectionnisme ne pouvait donner mieux l'essor à cette industrie si intéressante, qui s'est étendue à un tel point dans notre pays, qu'elle peut, annuellement, fournir plus de 500,000 tonnes de sucre, réparties dans moins de 600 usines!

Il faut bien dire que la fabrication du sucre, dans le monde entier, atteint aujourd'hui près de 6 milliards de kilogrammes! Et nous ne parlons ici, bien entendu, que du sucre cristallisé, et non des glucoses que l'on peut retirer d'une foule de substances végétales, pour ne pas dire *de toutes* (vieux chiffons, copeaux de bois, etc.) puisqu'il suffit de transformer, par l'action des acides, la cellulose des végétaux en dextrine, pour obtenir ces sucres *amorphes* désignés sous le nom de glucoses...

Le sucre cristallisé est *le même*, qu'il vienne de la canne, de la moëlle de l'érable, ou de la betterave. Le sucre cristallisé est très avide d'eau. Il est incolore, et il ne nous paraît *opaque* que parce que ses cristaux ne se touchent pas; frotté dans l'obscurité, il est phosphorescent; il fond à 180° (sucre d'orge), et à 210°, il se transforme en caramel, en répandant des vapeurs agréables et saines.

Quelles sont, maintenant, les propriétés hygiéniques de

ce miel américain,
Que du suc des roseaux exprima l'Africain,

comme le nomme *intelligemment* l'abbé Delille?... Ingéré, le sucre excite agréablement le tube digestif, dont il sollicite toutes les sécrétions. Il arrive, dilué par la salive, dans l'estomac, où il fermente aisément, en présence des acides gastriques. Sa fermentation donne naissance à l'acide lactique, qui facilite l'acte stomacal, et c'est ce qui nous explique la digestibilité des sirops, des bonbons, des confitures, pris à doses modérées...

Si le sucre constipe, *échauffe*, comme on dit, c'est parce qu'il est presque totalement absorbé et qu'il laisse peu de résidus. Il est donc un aliment riche : il entre, d'ailleurs, dans le régime des gens qui veulent engraisser; il fait la nourriture presque exclusive des nègres qui le produisent, ainsi que d'une foule de valétudinaires et de dyspeptiques. « Le sucre est le vin et le pain des malades », a écrit Cruveilhier. Et notre P.-J. Proudhon a exprimé plus énergiquement encore, cette vérité : « Le sucre est toute la pharmacie du pauvre ». C'est effectivement un aliment respiratoire, qui possède des propriétés analeptiques et pectorales bien connues des anciens médecins, puisque l'Arabe Rhazès, qui écrivait au neuvième siècle, dit « qu'il apaise la toux et aide le poumon à l'expectoration. »

Le sucre semble très utile dans la phtisie, la dysenterie

chronique, le manque d'appétit et certaines dyspepsies. Le Dr Vildosola explique son action dans ces diverses maladies en faisant remarquer que le sucre, excellent dissolvant des sels de chaux contenus dans les boissons et les aliments, fournit ainsi à l'organisme un saccharate calcique facilement absorbable et des plus utiles à la nutrition. Mais les gens bien portants ne doivent pas abuser du sucre : son abus émousse l'appétit, cause des gaz et des renvois acides et paraît disposer au diabète et à la carie dentaire.

En résumé, le sucre est le condiment universel de tous les peuples et de tous les climats. Il corrige l'amertume des boissons, et fournit au chyle des éléments constitutifs fort importants. Il convient mieux aux vieillards et aux nerveux qu'aux enfants et aux bilieux, dont il irrite l'estomac et le foie. Tous les méfaits attribués au sucre chez les enfants, sont, d'ailleurs, peu fondés. Son abus cause, évidemment, dans l'enfance, des troubles digestifs et des acidités. Mais, dans les indigestions du jour de l'An et les *christmas fever*, quelle est au juste la part du sucre ? Elle est assurément minime : car il existe dans les bonbons, confiseries, marrons et fruits de toutes sortes, ingurgités à cette époque, bien d'autres éléments malfaisants.. ([1]). Et puis, l'excès en tout est nuisible. On peut mourir d'une indigestion de pain...

Chez les malades qui sont en proie à la fièvre, le sucre est nuisible. Il est certain qu'il irrite le tube di-

(1) Voir *Hygiène du jour de l'an*, in *Propos du Docteur*. — L'étude du miel et celle des confitures et fruits sucrés seront faites plus loin.

gestif et appelle les inflammations de la bouche chez les fébricitants, qui tolèrent difficilement, du reste, toutes substances sucrées. Le *Louisville Medical News* rapportait récemment, à ce sujet, un diagnostic éminemment pratique d'un médecin américain. Le docteur Jackson est appelé auprès d'un petit garçon que l'on disait malade. Avant toute chose, il s'adresse à l'enfant, et lui demande, à brûle-pourpoint :

— «Voulez-vous une figue, ou une orange ? »

— « Une figue », répond sans hésiter le baby.

— « Pas de fièvre, alors !...» (1).

(1) A l'extérieur, le sucre jouit de propriétés cicatrisantes et antiseptiques, utilisées depuis longtemps déjà dans le traitement du coryza et dans celui des taies de la cornée. En Allemagne, on utilise en grand ces propriétés, et l'on panse les plaies à la poudre de sucre dans plusieurs services de chirurgie, et notamment dans la superbe clinique que dirige le professeur Lücke à la nouvelle Université de Strassbourg.

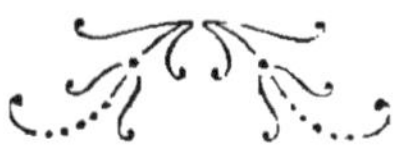

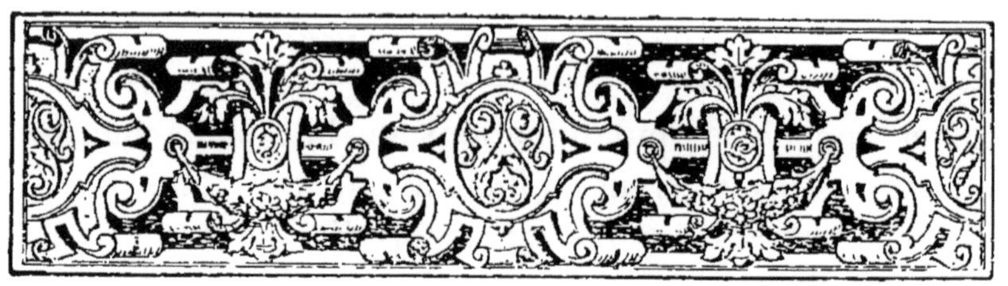

CHAPITRE XIX

LES FRUITS EN GÉNÉRAL. — LA FRAISE

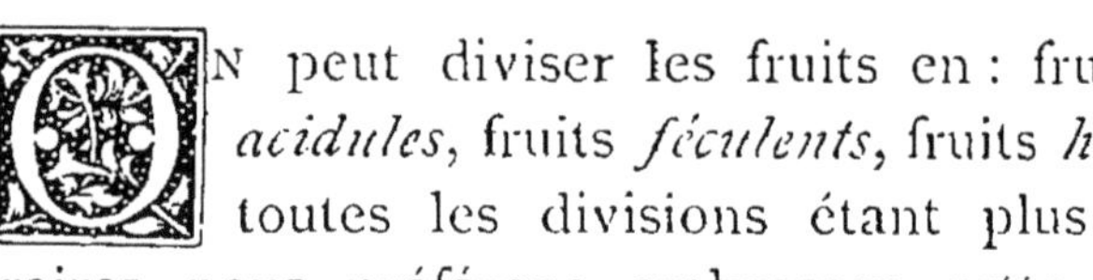

On peut diviser les fruits en : fruits *sucrés*, fruits *acidules*, fruits *féculents*, fruits *huileux* etc. Mais toutes les divisions étant plus ou moins arbitraires, nous préférons embrasser cette étude tout simplement d'après l'ordre saisonnier de leur apparition.

Dans la plupart des fruits que nous mangeons en été, les éléments vraiment nutritifs sont peu abondants. Cependant, ces fruits sont, en général, faciles à digérer (surtout lorsqu'ils s'adressent à des estomacs robustes) et leurs propriétés, agréablement rafraîchissantes et désaltérantes, tempèrent heureusement, en cette saison, l'action irritante des viandes et des aliments ordinaires sur les organes digestifs en torpeur. Les fruits qui ne sont pas bien mûrs contiennent une substance, connue des chimistes sous le nom de *pectose*, et insoluble dans les liquides de l'économie : c'est à la pectose qu'est due en grande partie l'indigestibilité des fruits verts. Dans les fruits mûrs, la pectose se transforme en *pectine*, très analogue aux gommes et au sucre, et dont la digestion s'opère très facilement.

L'odeur (ou bouquet caractéristique) des fruits est due à des éthers volatils spéciaux, que la chimie contemporaine à fréquemment réussi à reconstituer artificiellement par synthèse. Ces éthers volatils sont, en général, très abondants dans l'enveloppe ou péricarpe : aussi l'habitude de peler la plupart des fruits usuels constitue, à notre humble avis, un véritable solécisme gastronomique. L'usage habituel des fruits est agréable à l'estomac et peut modérer l'ardeur circulatoire. L'abus, en relâchant les voies digestives, entraîne bientôt l'inappétence pour les aliments de force, et conséquemment, la déchéance musculaire.

* * *

La *fraise* est le fruit d'une rosacée basse et traçante. A l'inverse de la plupart des fruits, qui s'améliorent par la culture, elle est très appréciée à l'état sauvage, et même supérieure, disent certains gourmets, à la fraise cultivée. Il est certain, en tout cas, que les Romains (qui, au point de vue brômatologique, étaient loin d'être des imbéciles), se gardaient bien de cultiver la fraise. Ils mangeaient celle qui croit naturellement sur la lisière des bois : « *Humi nascentia fraga* » (Virgile) et appréciaient dignement son délicieux parfum ; au point que le radical étymologique de *fraga*, fraise, est le même que celui de *fragare*, sentir bon.

Nous n'avons pu rassembler des documents suffisamment précis sur la consommation des fraises en France. Elle est prodigieuse, surtout si l'on considère que ce fruit est de toute l'année, et que sa vente s'étend d'avril à octobre, à peu près partout, et sans grandes différences dans les prix.

La Provence expédie au ventre de Paris plus de dix millions de pots de fraises par année. Lunel se console un peu, par cette culture, de ses désastres phylloxériques. Mais c'est le département du Var (environs de Toulon, Hyères, Ollioules, etc.), — où la culture des fruits fut, de tout temps, en honneur, — qui fournit principalement de fraises les grandes villes. La Touraine a aussi sa part dans cette industrie, et la qualité de ses produits supplée souvent à leur quantité. La culture de la fraise, assez facile, en somme, est partout généralisée. Depuis quelques années, les Chinois s'y livrent avec succès, en Californie. L'espèce la plus nouvelle en France est cette belle espèce dite *anglaise;* c'est la duchesse de Kent qui envoya, dit-on, au roi Louis-Philippe les premières racines des fraisiers anglais.

Pulpe rouge ou blanche, charnue, d'un parfum très fin, d'une exquise saveur, la fraise a la réputation ancienne d'un fruit hygiénique par excellence. Gessner et Boerhaave la considéraient comme anti-goutteuse, vermifuge, rafraîchissante. Crébillon l'ancien et Fontenelle allaient jusqu'à lui attribuer leur longévité exempte d'infirmités et de maladies. Avez-vous remarqué que tous ceux qui arrivent à un âge avancé préconisent un système longévital particulier, qui n'est jamais le même, et qui n'allonge jamais l'existence de personne?...

Il y a (il faut bien le dire) un reproche capital à faire à la fraise, au point de vue hygiénique : ce fruit n'est pas digestible. Les estomacs peu robustes lui doivent souvent une indigestion par repas, des aigreurs, crampes d'estomacs, coliques, éruptions d'urticaire, etc. La meilleure preuve que nous puissions donner de cette indigestibilité est dans les mélanges de sucre, bordeaux, champagne, cognac, kirsch, citron, orange, vinaigre, etc., dont nous assaisonnons les plats de fraises : un fruit, vraiment digestible par lui-même, n'est-il pas, avant tout, celui qui peut être mangé *nature ?*

L'addition la plus dure pour l'estomac est celle de la crème à la fraise. La plus agréable au goût et la plus facile à digérer est peut-être celle d'un acide léger. Brillat-Savarin recommandait le jus de l'orange ou du citron. Nous préférons quelques gouttes de bon vinaigre de vin ajoutées aux fraises préalablement roulées dans du sucre en poudre. Le vinaigre développe incomparablement le délicieux arôme du fruit.

Que faut-il penser de l'action des fraises contre la goutte, et de la légendaire guérison de l'illustre Linné par un plat de fraises ? Il est incontestable que, pris en grande quantité, ce fruit a une action laxative, diurétique, tempérante, comme disaient les anciens ; elle doit cette action à ses sels alcalins, malates de chaux, potasse et soude, et surtout aux grains durs de sa pulpe, qui ont une action purgative *mécanique* sur l'intestin : ces grains agissent, croyons-nous, comme agissent la graine de lin, la graine de moutarde, la graine de plantain, le pain de son, etc., à la faveur d'une légère irritation de l'intestin.

Pour pouvoir espérer une action réelle de la fraise contre la goutte et la gravelle, il faudrait ingérer une grande quantité de ce fruit, qui est froid et lourd aux estomacs susceptibles. Or, l'on sait la susceptibilité de l'estomac du goutteux! Il est donc difficile de conserver l'illusion traditionnelle d'une action curative de la fraise. Tout au plus, introduirons-nous ce fruit dans le régime des arthritiques, en leur recommandant de le manger très frais, en quantité modérée, et de le mâcher avec soin.

Les fraises sont (les espèces cultivées surtout) naturellement sucrées. Elles contiennent même assez de sucre pour donner, par fermentation, un vin et un alcool de fraises. Mais la richesse de ces produits en acides organiques est trop grande, pour que leur conservation puisse se faire. Ces boissons fermentent donc promptement et tournent vite au vinaigre. C'est également l'un des inconvénients du *sirop de fraises*, qui, fraîchement préparé et mélangé d'une eau gazeuse naturelle, constitue, pour les fébricitants, une boisson désaltérante des plus agréables, dont nous apprécions volontiers l'utilité dans notre pratique.

CHAPITRE XX

GROSEILLES, CERISES, ABRICOTS, PRUNES, PÊCHES ETC...

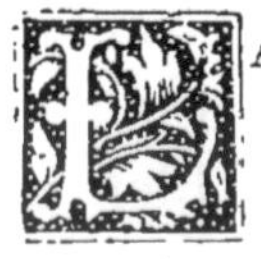A *groseille* est le type du fruit acidule. La variété blanche (*ribes album*) est la plus agréable à manger. La variété rouge sert surtout à la préparation de la gelée et du sirop de groseilles, ces préparations rafraîchissantes et anti-bilieuses universellement réputées. La *groseille à maquereau* est souvent indigeste et débilitante : mûre, elle fermente avec la plus déplorable facilité.

Le *cassis* ou *ribes nigrum* est une variété de groseille dont le fruit possède une saveur poivrée aromatique et moëlleuse fort agréable et des propriétés stomachiques popularisées depuis longtemps par l'art du liquoriste.

Les *framboises* présentent à peu près les propriétés hygiéniques des fraises; toutefois, elles sont plus digestibles. Les framboises comme les fraises s'altèrent et moisissent très facilement : aussi doit-on s'appliquer à les avoir fraîchement cueillies, pour éviter les accidents gastro-intestinaux. Nous en dirons autant des groseilles, cet aliment acide si aimé des estomacs capricieux : leur variété rouge, très riche en acides citrique et malique, fermente avec la plus grande facilité et devient ainsi très irritante.

Les *cerises*, originaires de l'Asie (comme le sont, d'ailleurs, presque tous les fruits), et introduites, dit-on, en Europe, par le fameux Lucullus, appartiennent à un nombre très considérable d'espèces botaniques. La variété sauvage ou cerise noire est spécialement cultivée, surtout dans l'Est de la France, pour la fabrication du kirsch. La plupart des autres espèces figurent sur nos tables au dessert. A part certaines variétés très charnues et de lourde digestion, les cerises constituent le fruit de l'été auquel l'hygiène alimentaire doit décerner la palme. Cependant les estomacs très susceptibles feront bien de manger très peu la cerise aigre; les individus sujets à des digestions laborieuses redouteront surtout l'abus de la cerise douce.

Quant à l'habitude enfantine d'avaler les noyaux, elle est absolument déplorable, et fertile en accidents parfois de la plus haute gravité. Il n'est pas de saison où le médecin n'ait à soigner des cas de constipation opiniâtre, de phlegmon iliaque et même d'étranglement intestinal dus à cette détestable pratique. Nous lisions dernièrement aussi la relation d'un cas d'asphyxie mortelle due à la pénétration d'un noyau de cerise dans les voies aériennes : des jeunes gens s'amusaient, à la fin d'un repas, à avaler les noyaux de leurs cerises; l'un d'eux riait pendant ce temps, et sa glotte était largement ouverte. Le noyau pénétra dans la trachée et causa la mort.

Les *abricots* sont moins faciles à digérer que les fraises. Cependant il est injuste de considérer ce fruit sucré et aromatique comme lourd et indigeste; de même qu'il est faux de lui accorder les vertus dépuratives ou l'influence fiévreuse, que le public lui décerne tour à tour si volontiers. L'abricot ne mérite ni cet excès d'honneur, ni cette indignité. C'est un fruit agréable et sain lorsqu'il est mûr. Quand il n'est pas mûr, il est très indigeste et dangereusement irritant, surtout pour les enfants. Ses principes gommeux et mucilagineux et son parfum si délicat le rendent très apte à la fabrication des confitures et des compotes, dont il fournit, pour ainsi dire, le type irréprochable.

On désigne sous le nom de *prunes* les fruits extrêmement variés du genre *prunus*, de la famille des rosacées. Leur pulpe renferme un mucilage embaumé, plus ou moins sucré ou acidule, mais dont les propriétés relâchantes conviennent peu aux intestins délicats. La prune est un de ces fruits dont-il ne faut pas abuser : même en compote, elle est susceptible d'occasionner des coliques et des indigestions.

La *pêche* est l'un de nos fruits le plus complétement suaves. Rafraîchissante et apéritive, elle se digère aisément, quoique en ait pu dire Galien. Elle calme même les estomacs irritables, à condition d'être assaisonnée d'une gorgée de vin qui la rende moins froide au tube digestif. Peu riche en sucre, la pêche convient parfaitement aux goutteux et aux diabétiques. Dans l'estomac si susceptible des phtisiques et des femmes enceintes, nous avons plusieurs fois remarqué qu'elle joue le rôle d'un excellent pansement : nous croyons que c'est surtout à la faveur de la petite quantité d'essence cyanique, renfermée dans le mucilage savoureux de la *prunus persica*.

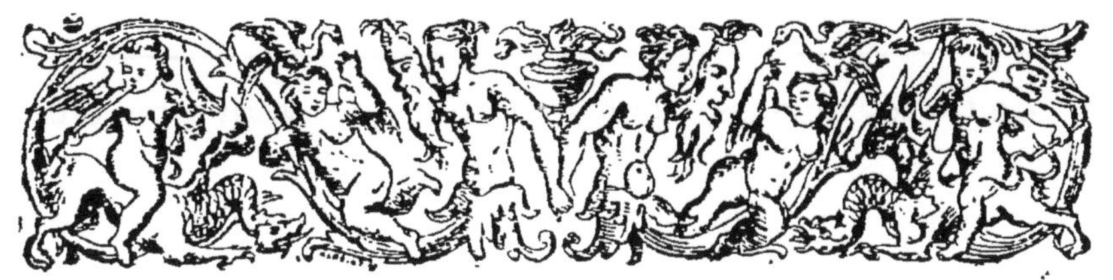

CHAPITRE XXI

LA NOIX

A noix est produite par le *juglans regia*, (gland de Jupiter, *Jovis glans*), arbre originaire de l'Asie, ou plus exactement, de la Perse, ce berceau de tous les arbres fruitiers de nos pays. A Paris, les plus belles noix nous viennent du Périgord : mais il en pousse sur presque toute l'étendue du territoire français. (On voit des noyers donner, annuellement, plus de 100,000 noix). Sur toutes les tables, on estime ce fruit à coque ligneuse, d'un volume et d'une saveur variables selon les espèces végétales qui les produisent, et selon les soins de culture dont elles sont l'objet. L'amande blanche comestible renfermée dans la coque possède son goût particulièrement agréable surtout lorsque le fruit n'est pas trop mûr, et qu'il approche seulement de la maturité. Certains gourmets apprécient même le *cerneau*, cette noix en herbe, dont le goût suave

et doux se rehausse par l'addition de verjus ou d'eau salée.

La noix renferme une huile spéciale qui rancit très vite. C'est pourquoi ce fruit s'altère aisément et n'est vraiment comestible et fin qu'à l'état de complète fraîcheur. C'est également à l'huile qu'elle renferme, que la noix doit sa propriété laxative incontestable et celle, moins connue, de permettre l'absorption de grandes quantités de vin, sans symptômes d'ivresse. Il est, d'ailleurs, certain que la noix *fait boire :* le fromage et elle sont, comme l'exprimait Grimod de la Reynière, les vrais biscuits des ivrognes !

Quand elle est vieille, la noix devient âcre et indigeste : elle cause des aigreurs, des pesanteurs d'estomac, des coliques d'intestin. On ne doit user de la noix sèche qu'avec modération, et elle n'est permise qu'aux estomacs sans peur et sans reproche. Une très petite quantité de noix est, du reste, consommée à l'état de fruit, si l'on songe à l'énorme quantité qu'emploie l'industrie pour la fabrication des huiles alimentaires et d'éclairage. L'huile de noix de première expression est justement estimée en cuisine, et elle est assurément capable de donner de meilleures fritures que les huiles d'olives les plus remarquables. Malheureusement, l'huile de noix rancit très vite, surtout en été, et prend un goût des plus désagréables. Les noix servent, enfin, à la confection de nougats, de confitures : on les prépare également à l'eau de vie, etc.

Quelles sont, exactement, les propriétés hygiéniques de la noix? Les anciens, qui en faisaient grand cas, les mangeaient toujours au commencement du repas, comme apéritives. Les Romains avaient *«l'heure des noix»* comme nous avons l'heure de l'absinthe, et la comparaison n'est sûrement pas à notre avantage, si nous nous plaçons sur le terrain de l'hygiène. La noix avait, d'ailleurs (peut-être à cause de sa constitution intime), la noix avait, pour les anciens, une réputation religieuse et emblématique. On en distribuait dans les noces et on les employait pour dissiper les enchantements, comme antidote, etc.. Mithridate et Pline l'Ancien plaçaient la noix au premier rang des *alexipharmaques*, c'est-à-dire des médicaments mettant l'organisme à l'abri contre les poisons.

Moins enthousiaste, le médecin contemporain vous dira que la noix est un fruit assez nourrissant, peut-être vermifuge (comme le croyaient Hippocrate et Dioscoride), certainement indigeste et lourd à bien des estomacs: qu'elle amène assez souvent des embarras gastriques, avec soif intense, et parfois de la diarrhée catarrhale et des vertiges, comme phénomènes d'intolérance. Vraisemblablement, ces symptômes tiennent à ce que certains tempéraments (les *bilieux* notamment) sont absolument réfractaires à la digestion des huiles, et que la noix (ne l'oublions pas) en renferme 50 pour 100. Les estomacs robustes, ceux qui n'appartiennent pas à des sujets sédentaires peuvent manger des noix fraîches à leur satiété. Les autres doivent se souvenir de l'adage salernitain, qui leur crie, avec son exagération toute méridionale:

« *Unica nux prodest; nocet altera; tertia mors est!* »

La pellicule blanc-jaunâtre qui recouvre les cuisses de la noix possède des propriétés toniques, non à dédaigner, et qui sont dues au tannin qu'elle renferme. Malheureusement, elle contient aussi une certaine substance, âcre et résineuse, qui cause fréquemment chez les sujets herpétiques (ou chez ceux qui sont prédisposés aux inflammations buccales), des éruptions d'aphtes très douloureuses, siégeant principalement sur les bords de la langue. Ces aphtes cèdent, du reste, facilement, au simple attouchement avec un petit cristal de borax.

La noix conservée fraîche par le mouillage n'est point dépourvue de danger, si nous en croyons une récente décision du conseil de salubrité du département de la Seine : M. Planchon, chargé de l'étude de cette question, a constaté, en effet, que :

1o Le mouillage prolongé des noix amène le développement des moisissures qui cause la putréfaction de l'amande ;

2o Parmi ces moisissures se trouve un champignon bien connu, le « rhizopus nigricans, » espèce vénéneuse pouvant produire de graves accidents.

En conséquence, le conseil a déclaré qu'il y a lieu de s'opposer à la mise en vente des noix conservées par le mouillage. Empressons nous d'ajouter que la décision du conseil n'a eu aucun effet sérieux, et que la noix mouillée continue de se vendre comme par le passé. C'est donc au consommateur instruit et soucieux de sa santé, qu'il appartient de se tenir en garde contre cette denrée nuisible. Il en est de même, hélas! pour une foule d'autres sophistications alimentaires, en présence desquelles, l'administration restant inactive ou impuissante, il importe que nous fassions, enfin, la police nous-mêmes.

* * *

Le brou de noix est ce péricarpe, charnu et verdâtre, qui entoure la coque. Il paraît jouir de propriétés hygiéniques et médicamenteuses réelles : ce qui n'étonnera personne, si l'on songe que l'analyse chimique y a décélé la présence du tannin, de l'iode et du phosphate de chaux. La médecine emploie le brou de noix, en sirop ou en extrait, comme tonique amer, stomachique et altérant (il est probable qu'il possède également, à cause de sa composition, des propriétés *antiseptiques* réelles, capables peut-être de le remettre à la mode médicamenteuse du jour). Swediaur vantait beaucoup son action contre les accidents de la syphilis : le brou faisait, d'ailleurs, la base de la tisane antivénérienne et antidartreuse de Pollini, si célèbre au siècle qui vit naître M. Chevreul).

Dans notre siècle, les professeurs Négrier (d'Angers) et (trente ans après) Luton (de Reims) ont étudié, avec soin, les propriétés curatives des préparations de noyer. Négrier n'hésitait pas à en faire le véritable spécifique des affections scrofuleuses de la peau et des muqueuses (ophtalmies, écoulements d'oreille), et prétendait même en obtenir, à la longue, des résultats curatifs dans ces désespérantes lésions osseuses et articulaires de la scrofule confirmée. Luton est allé plus loin encore, puisqu'il considère l'extrait de brou de noix comme capable d'enrayer l'implacable phtisie, et dans sa forme la plus grave, la forme galopante !

Faisons la part de l'exagération, si vous le voulez, mais reconnaissons que le brou de noix a des propriétés toniques, précieuses contre le lymphatisme, et qu'il constitue un agent médicamenteux *auxiliaire* d'autant plus à conseiller, qu'il est sans danger, même à très hautes doses.

CHAPITRE XXII

LE MELON

C'EST le fruit social par excellence, puisque (si nous en croyons le prudhommesque Bernardin de Saint-Pierre), la nature, en le divisant par tranches séparées, l'a évidemment destiné à être mangé en famille! Or, la famille n'est-elle point la base de la Société?

Quoique il en soit, le *cucumis melo* des botanistes est un fruit délicieux. Son odeur suave et aromatique, assez analogue à celle du chloral, est, toutefois, insupportable pour certaines organisations particulières. Quant à sa saveur, elle est éminemment fraîche, sucrée et agréable. Malgré l'opinion contraire de bien des gourmets, nous ne croyons pas (soit dit en passant), que l'odorat puisse suffire à discerner un melon mûr et *à point*, d'un melon cru et indigeste. L'essence odorante peut être très développée dans le fruit, sans que sa pulpe ait acquis la maturité voulue. Et d'ailleurs, certaines espèces ne restent-elles pas dures et coriaces, tout en étant très parfumées?

Le melon, originaire (comme la plupart des fruits) de l'Asie et probablement des Indes-Orientales, était très connu et assez estimé des civilisations antiques. Les Romains le recommandaient contre l'hydropisie, les affections de la peau et surtout dans la constipation :

« ...*Duri solent solvere ventris onus* ».

Hermolaüs conseille cet aliment comme un calmant utile aux femmes qui tissent, et qui sont, dit-il, sujettes aux idées érotiques et aux amoureuses chaleurs. Remarquez que cette opinion est émise douze cents ans avant la *machine à coudre*, engin perfectionné de perdition, chargé des malédictions de tous les hygiénistes!

Le melon fut introduit en France par Charles VIII, au sortir des guerres d'Italie (c'est *Cantalupi*, petit village de l'*agro romano*, qui a fourni, dit-on, le premier, à notre pays ses graines si estimables). Mais ce ne fut que sous Louis XIV que l'on apprit à *forcer* la culture du melon, grâce aux travaux de l'illustre La Quintinie. Aujourd'hui, le ventre de Paris engloutit, annuellement, cinq millions de ces succulentes cucurbitacées.

Le melon présente, d'ailleurs, de très nombreuses variétés alimentaires, dont la culture est certainement moins compliquée qu'on ne le croit généralement. La variété la plus estimée est le *cantaloup*, aux côtes épaisses et verruqueuses, à la chair rouge et fondante. Puis, viennent : le *melon de Malte*, ovalaire et lisse extérieurement, à chair jaune et sucrée; enfin, le *maraîcher*, dont la surface, brodée, sillonnée de rides, cache une pulpe épaisse et souvent filandreuse.

Quant à la *pastèque*, dont les Arabes et les Espagnols font d'énormes abus, on l'appelle *melon d'eau*, non parce qu'il croît dans l'eau, mais bien parce que sa chair est presque liquide. Elle rend de grands services dans les pays chauds, si l'on en use modérément. En effet, quoique exposée au soleil, la pastèque conserve, même dans les plus fortes chaleurs, une fraîcheur exquise (due probablement à une évaporation superficielle constante qui y amène une réfrigération intérieure, comme cela se passe dans les *alcarazas*). Malgré les coliques et les dysenteries causées par la pastèque, Desgenettes n'hésite pas à dire, dans sa *Relation de la campagne d'Orient*, que ce fut elle qui nourrit et sauva véritablement l'armée de Bonaparte en Egypte...

Même dans nos pays, on peut dire que nul fruit ne calme, mieux que le melon, les ardeurs de cette soif estivale précédant les repas, et éteignant chez certains sujets toute velléité d'appétit. L'hygiène revendique donc le melon comme un agent alimentaire qui ranime les fonctions digestives et empêche l'ingestion exagérée de boissons aqueuses, si nuisible au début des repas. Voilà le bon côté de la médaille. Malheureusement, le melon n'est pas toujours d'une digestion très facile. « Rien de meilleur, disait le poète Malherbe, que les femmes et les melons. » Mais aussi, rien de plus difficile à apprécier d'après les apparences; rien de plus mauvais, parfois. On peut dire du melon et de la femme ce que le bossu de Phrygie disait de la langue. Aujourd'hui, comme au dernier siècle, il faut encore répéter le quatrain populaire :

Les amis de l'heure présente
Ont la qualité des melons :
Il en faut essayer cinquante
Avant d'en rencontrer un bon !

Quand même sa pulpe est douce et bien mûrie, le melon est un fruit émollient, humectant, rafraîchissant, laxatif. N'oublions pas qu'il appartient à la famille des cucurbitacées, célèbre par ses qualités purgatives. Le melon (comme l'a si bien dit F.-V. Raspail), c'est la coloquinte, étendue de beaucoup d'eau sucrée. Quoi d'étonnant que son usage exagéré cause des coliques venteuses et, sur certains tubes digestifs, des diarrhées cholériformes, des dysenteries parfois rebelles ?

Pendant le mémorable choléra de Marseille, n'a t-il pas été question, un moment, de frapper d'interdiction la vente de l'infortuné melon,

Ce pelé, ce galeux, d'où venait tout le mal ?

A vrai dire, le fruit en question est plus dangereux, parce qu'il est plus indigeste que la plupart des autres fruits. C'est pour cela qu'on ne le mange pas à la fin du repas. C'est pour cela qu'il ne convient bien qu'aux tempéraments bilieux et sanguins. C'est pour cela enfin qu'il est nécessaire de le bien mâcher et de réduire en bouillie, pour ainsi dire, avec les dents, les fibres de sa trame. Si l'on avale ses morceaux entiers, gloutonnement, ls se vengent en agissant comme corps étrangers sur l'intestin, qu'ils irritent au plus haut point. Cela est vrai surtout pour les melons d'arrière-saison, peu riches en sucre, et dont la chair âcre et résineuse n'est bonne qu'aux estomacs très robustes. C'est avec eux surtout que l'on meurt d'indigestion, comme le pape Paul II. Et (pour poursuivre la comparaison chère au réformateur de la poésie en France), nous dirons que les vieillards édentés doivent également s'abstenir de femmes et de melons.

En résumé, fruit aqueux et froid, le melon demande à être avalé lentement, bien mâché, assaisonné de poivre et de sel, accompagné et suivi de quelques gorgées de cognac ou de vin généreux. Le melon est diurétique, mais surtout relâchant. Les estomacs faibles, les gastralgiques, les anémiques et les convalescents doivent en manger avec prudence, s'ils veulent éviter les coliques, la diarrhée et l'irritation, parfois violente, que la pulpe savoureuse du *cucumis melo* détermine sur les parois du tube gastro-intestinal.

Le *potiron*, la *courge*, la *citrouille*, qui sont de la famille des cucurbitacées, ont également une réputation laxative qui n'est point usurpée. C'est pourquoi les ménagères bourgeoises ajoutent prudemment le riz à la soupe au potiron : *contraria contrariis !*... La soupe au potiron — sans riz — est le plat préféré des bilieux et des constipés : grâce à elle, leur ventre devient *ingenii largitor*, s'il est vrai (comme Rabelais l'affirme) que l'intestin soit vraiment le *père des beaux-arts !* (1)

Le *concombre*, aqueux et fadasse, est rafraîchissant et

(1) Les semences de courge constituent l'un des remèdes les plus efficaces contre le ver solitaire.

laxatif, mais fort peu nutritif et très indigeste pour la plupart des estomacs. C'est à tort qu'on a pu le recommander aux phtisiques : il leur convient aussi peu que possible, à tout point de vue. Toutefois, il passe pour anti-aphrodisiaque, quoique l'immonde empereur Tibère en ait fait (nous dit Pline) son plat favori. Sa variété sauvage ou *elaterium* est un purgatif drastique des plus violents.

CHAPITRE XXIII

LE RAISIN

C'EST de l'Arabie-Heureuse que la vigne paraît originaire : sa baie globuleuse y fut cultivée dès les premiers âges du monde. Les plus anciens monuments de l'esprit humain, l'architecture indoue et égyptienne, nous montrent les prêtres offrant aux divinités le froment et la grappe dans leurs solennels sacrifices. Ce fut là l'origine d'une foule de coutumes ethniques et de cérémonies religieuses : la communion des chrétiens, par exemple, a d'éclatantes analogies avec ce rituel primitif. Osiris, Bacchus et Noé sont, d'ailleurs, les trois grands vulgarisateurs de la vigne, dont Brâhma fut le premier planteur. Les Grecs et les Romains, très friands de raisins, s'occupaient beaucoup de leur conservation, sur la paille (*uvæ paleares*) dans des pots (*ollis*), à la fumée (*uvæ pensiles*) ; pour cela, ils les suspendaient au plafond :

« *Rectius Albanam fumo duraveris uvam* »
dit Horatius dans sa quatrième satire.

La vigne fut importée en France par les Phéniciens, et elle y prospéra, depuis cette époque qui se perd dans la nuit de l'histoire gauloise. Notre climat (l'empereur Julien le remarquait déjà) est, d'ailleurs, celui qui se prête le mieux en Europe à la maturation de la grappe savoureuse : aussi les sept huitièmes de la France ont-ils des cépages. Colbert avait donc raison lorsqu'il nommait la vigne *le plus beau fleuron de la couronne royale*, comparant cette richesse à la plus abondante mine d'or. C'est depuis le phylloxéra surtout que nous avons douloureusement ressenti ce que le mot de Colbert renermait de vérité.

Les raisins rentrent dans des variétés pour ainsi dire innombrables. Leur composition, comme leurs propriétés, diffèrent, d'ailleurs, notablement, selon que les cépages poussent dans des terrains ferrugineux, calcaires, basaltiques, volcaniques, etc. Les raisins noirs sont, en général, plus nourrissants et plus toniques que les raisins blancs, grâce à leur teneur plus forte en tannin. Les variétés aromatiques (raisins muscats) ont une certaine action échauffante qui en contre-indique l'usage pour les estomacs et intestins délicats. Les chasselas de Montauban et de Fontainebleau, dont la pellicule est mince et la pulpe sucrée et succulente, sont incontestablement les raisins dont la digestion est la plus facile et la plus rapide : à condition, toutefois, que leur maturité soit complète. Eminemment comestibles, les chasselas fournissent (on le sait), d'assez piètre vin : inversement, un fait analogue a lieu pour les pommes, et nous voyons la variété de ce fruit qui donne le meilleur cidre être à peu près absolument immangeable.

Quelle est donc la composition chimique du raisin, ce vin en herbe, ou plutôt en pilules? De l'eau, en proportion variable; du glucose (sucre de raisin), aliment respiratoire par excellence, substance hydrocarbonée très nutritive; l'acide tartrique et les tartrates lui confèrent son agréable goût acidule; le tannin, qui réside surtout dans les pépins et la peau, donne au raisin (surtout au raisin noir), avec son âpreté caractéristique, son pouvoir reconstituant et tonifiant sur l'organisme. Le grain de raisin renferme enfin : de l'albumine végétale, des matières grasses, des substances gommeuses (pectine, pectose), des matières colorantes, unies au tannin dans la pellicule; des sels de chaux, soude, fer, magnésie, potasse, alumine, surtout à l'état de carbonates et de phosphates (de fer, soude et potasse).

On conçoit qu'avec une composition si complexe, le raisin soit loin d'avoir une action indifférente sur la nutrition. Tout d'abord, l'action est évidemment variable, selon qu'on avale ou non la pellicule et les pépins. Ces parties, celluleuses et indigestes, agissent véritablement comme purgatives sur l'intestin, qu'elles excitent mécaniquement. Les tubes digestifs faibles fuiront cette excitation : ils mangeront le raisin en rejetant les pépins et la peau.

Depuis Pline et Galien jusqu'à nos confrères et maîtres contemporains, en passant par Stoll et par Hufeland, le raisin a été considéré, en médecine, comme un fruit pectoral, adoucissant, rafraîchissant, tempérant, fluidifiant, apéritif, diurétique, calmant, dépuratif, tonique et reconstituant...: Dors-tu content, Molière? Vous pouvez, à vrai dire, vous priver de cette énumération et penser simplement: « le raisin est l'un des fruits les plus hygiéniques ». Herpin (de Metz), frappé de la saisissante analogie chimique des laits de femme et de jument avec le jus du raisin, comparait ce dernier à un véritable *lait végétal*, et il en faisait ainsi l'aliment par excellence. Il est de fait que le raisin a une valeur nutritive très grande, et qu'il engraisse rapidement les animaux qui s'en nourrissent. La grive, gourmande et gloutonne, très friande de raisins, devient rapidement obèse, lorsqu'elle se gave de son fruit chéri. C'est ainsi que Lucullus aimait à l'engraisser dans ses volières, à la grande admiration du poète qui s'écriait : « *Nil melius turdo...!* »

Le raisin est, on peut le dire, un aliment médicamenteux. Riche en alcalis et en sels, il modifie la crase du sang et fluidifie les matériaux de cette *chair coulante*, qu'il épure et reconstitue. Il augmente l'appétit, facilite les sécrétions, détruit la constipation habituelle, tout en améliorant les diarrhées anciennes et les dysenteries des pays chauds (Zimmermann). Il calme les névroses, il régularise la circulation dans les maladies du cœur, la respiration dans les maladies de poitrine. Enfin il est, par excellence, un tonique et un antiscorbutique. Le médecin arabe Rhazès ajoutait: *un aphrosidiaque.* Pourquoi pas, si l'on considère combien le grain de raisin est riche en phosphore, en tannin et en fer?

Les effets du raisin sont surtout manifestes quand l'on

fait de ce fruit l'objet d'un régime exclusif. A Durckheim (Bavière), à Méran (Tyrol), à Vevey et à Saxon (Suisse), à Aigle (Savoie), à Celles (Ardèche) etc..., tous les ans, durant un ou deux mois (septembre-octobre), l'on peut faire la *cure de raisins*, *Traubenkur*, *cura dell'uva*, *ampélothérapie*... Ce n'est pas le lieu de développer ici les détails de cette cure, préconisée déjà par Dioscoride et Pline l'Ancien. Elle est très utile, et aisément acceptée par les sujets les plus difficiles. Elle convient aux vieillards, aux convalescents et surtout à ces jeunes enfants des villes, lymphatiques, sans appétit, sans vie, réfractaires à toutes les médications, même aux cures d'eaux minérales.

Nous le pensons et l'avons dit et répété bien des fois déjà : la cure de raisins devrait être étendue en France. Nos confrères la relèguent dans un injuste oubli, le même oubli où végètent malheureusement, chez nous, tous les agents physiques et diététiques, en honneur dans la médecine de nos voisins. Au delà du Rhin, il existe plus de trois cents stations, très fréquentées, où l'on soigne par le raisin les maladies du tube digestif, la goutte et la gravelle, les eczémas rebelles, la chlorose, le scorbut et la scrofule. On y entreprend le traitement des maladies de cœur non améliorées par les cures de lait, et celui des bronchites chroniques, lorsque les tuberculeux sont exempts de diarrhée. Mais le triomphe de la méthode ampélothérapique est dans les maladies du foie, les congestions de cet organe, les engorgements viscéraux, les jaunisses par obstruction catarrhale des canaux biliaires, les coliques hépatiques, etc... La cure de raisin guérit la flatulence, les digestions paresseuses, les hémorroïdes turgescentes; elle favorise étrangement la déplétion du système veineux abdominal et fait disparaître l'état d'hypocondrie, qui suit (vous le savez) les maladies du ventre comme l'ombre suit le corps. La cure de raisins doit être absolument combinée avec un exercice actif et énergique : sinon, elle mène droit à l'obésité... les sujets prédisposés, bien entendu.

* * *

Avec certaines espèces de raisins ne mûrissant jamais, on prépare un suc tonique assez agréable, très riche en acide tartrique, et connu en cuisine sous le nom de *verjus*. Le verjus est un condiment très sain, que l'hygiène recommande surtout aux marins, comme préventif du scorbut. Uni au vinaigre et au citron, il complète la triade des assaisonnements acides, et fait très bonne figure dans les recettes de certains cuisiniers avec lesquels, comme le disait Grimod, *on ne vieillit pas à table*.

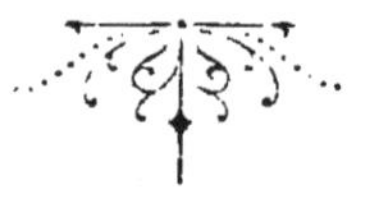

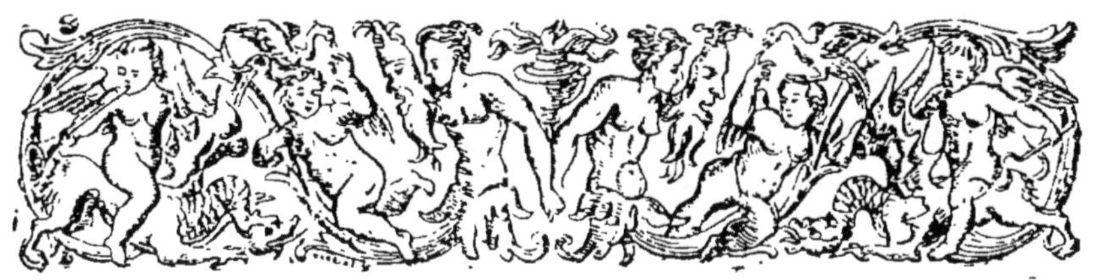

CHAPITRE XXIV

POIRE, POMME, COING ETC....

La *poire*, dont il existe des centaines de variétés différentes, est un fruit rafraîchissant et généralement bien digéré lorsqu'il est mûr : « Cuite en casserons par quartiers, avecques un peu de vin et de sucre, » elle est, selon notre immortel confrère Rabelais, « viande très salubre ès malades comme ès sains. » La poire fondante constitue le dessert savoureux par excellence : tendre et juteuse, d'odeur ambrée ou musquée, de saveur à la fois sucrée et aigrelette, elle est le complément universellement estimé d'un bon repas. Son emploi convient surtout aux jeunes gens : les estomacs peu robustes ne doivent point en user trop largement ; il faut, de plus, avoir soin de toujours bien la mâcher, et de l'insaliver en même temps qu'une petite quantité de mie de pain.

Nourrissante et laxative, la poire n'est bonne que lorsqu'elle est *à point* : imparfaitement mûre, elle contient un principe acide et astringent, mauvais à l'estomac; trop mûre, elle voit passer son goût, qui fait place à celui de moisi ou de fermentation. Un grand nombre d'espèces de poires ne sauraient, d'ailleurs, être mangées autrement que cuites ou en compotes.

La *pomme*, l'une des richesses du sol français, ne se mange crue que lorsqu'elle est tendre et très mûre : ce qui n'arrive guère que pour les espèces *reinette* et *calville*. Les autres espèces se mangent cuites. La pomme cuite au four est un aliment délicat et doux à l'estomac, tempérant et légèrement laxatif, une précieuse ressource pour les maigres budgets.

La pomme crue doit être mâchée avec le plus grand soin : sinon, elle donne facilement lieu à des aigreurs d'estomac, accompagnées de flatulences causées par la facilité de sa fermentation. Pour la fabrication du cidre, (dont nous traiterons en un paragraphe séparé) on n'utilise que les espèces sauvages et non comestibles des genres *pirus* et *malus*. La pomme d'api, si jolie à l'œil, n'est guère plus mangeable que la pomme à cidre : elle possède un goût acerbe et une indigestibilité notoire.

Les estomacs peu robustes, les convalescents et, *a fortiori*, les malades, ont, en résumé, à manger des fruits autrement bons pour eux que ne l'est la pomme : ils feront bien de ne consommer ce fruit que cuit.

Les *figues* fraîches, si estimées des anciens, sont des fruits nourrissants, émollients et laxatifs, qu'il faut toujours avoir soin de manger très mûrs. Alors seulement, par son mucilage léger à l'estomac,

« La figue du poumon adoucit l'âcreté,
Elle apaise, adoucit l'estomac irrité ».

En traitant bientôt des *mendiants*, nous aurons l'occasion de développer les propriétés des figues sèches.

Les *nèfles*, peu appréciés dans les villes, et dont notre spirituel confrère le Dr. H. Vigouroux a tenté, un jour, la réhabilitation (sans plus réussir, d'ailleurs, que Victor Hugo pour le crapaud); les nèfles possèdent un goût aromatique et éthéré, modérément agréable au palais, joint à des propriétés stomachiques et astringentes assez prononcées.

Le *coing*, également tonique et astringent, n'est guère mangeable que cuit et mêlé au sucre (compotes, marmelade, gelée, pâte etc.). La cuisson et le sucrage lui font perdre son goût acerbe, tout en développant son arôme particulièrement fin et suave, et en conservant en partie ses propriétés constipantes, parfois utilisées en pharmacie.

Voici, maintenant, d'après l'*Ecole de Salerne*, traduite au XVIIe siècle, quelles sont les principales vertus de quelques fruits usuels déjà étudiés:

« Afin qu'en l'ordre tu ne pèches,
Dedans le vin, mange la pêche;
Avec le raisin, mets la noix
Et n'en mange pas jusqu'à trois.
Le raisin cuit nuit à la rate,
Et sert au poulmon qu'il dilate,
Est utile au foye et aux reins
N'en mangeant ny peau ny pepins.
Qui a soif, la mûre il appète,
La mûre récrée la luette,
Et le gosier pareillement;
Si notre Eschole point ne ment,

Manger la figue est chose saine
A qui a mal à la poitraine;
Poitrine dire se devoit,
Mais faire rire on te vouloit.
Parlons encore de la figue:
Du ventre elle lâche la digue,
Crue ou cuite il n'importe pas,
Elle purge fort bien par bas;
Elle nourrit bien et engraisse,
Et guérit mainte bosse épaisse.
Glandes, écrouelles, tumeurs
S'en vont plus vite que fruits meurs,
Mettant dessus figue bouillie:
Même, et ce n'est point menterie,
Elle tire les os du corps,
S'ils s'ont rompus, et les met hors»(1).

(1) Allusion aux propriétés bien connues des cataplasmes, dont la figue bouillie peut, à la rigueur, fournir un échantillon.... assez médiocre.

CHAPITRE XXV

ORANGES ET CITRONS

'ORANGE, introduite, dit-on, en Europe par les Arabes, est la baie très estimée produite par le type des aurantiacées ou hespéridées, l'oranger. L'oranger fournit à la médecine ses feuilles et ses fleurs, toniques et sédatives; à l'aide des fleurs, se prépare l'eau distillée ou hydrolat de fleurs d'oranger, et l'essence ou *neroli*, fort usitée en parfumerie.

L'orange est originaire de Chine; mais, aujourd'hui, ce fruit est surtout européen. Les oranges les plus estimées pour leur succulence viennent de Malte, quoique les Anglais leur préfèrent celles des Açores. Les fruits des Baléares, de Majorque, de Sicile, d'Espagne (*Valence*), de Messine, Palerme, Reggio, Sorrente, enfin de Nice, Gênes, de la Provence et du département du Var, sont ensuite, et par ordre, les meilleurs. N'oublions point, toutefois, que l'Algérie (*Blidah*) et la Tunisie fournissent aujourd'hui certaines variétés d'oranges dignes de rivaliser avec les meilleures.

La consommation de ce fruit à Paris dépasse annuellement 7 millions de francs. Les Parisiens en font des beignets, compotes, gelées, confitures; des sirops, de la limonade (orangeade), des quartiers glacés, des liqueurs diverses, et même un vin. La meilleure manière et la plus saine consiste à manger l'orange sans apprêt; il faut la choisir pesante, avec zeste lisse et chair jaune-foncé ou rouge. La mandarine, cultivée en Sicile, est une orange très douce, délicate, juteuse et fine, mais qui n'a point, à beaucoup près, les qualités stomachiques, rafraîchissantes et antiscorbutiques de la grosse orange vulgaire.

L'orange est saine à manger surtout à jeun; après le repas, quand l'estomac est chargé, elle peut produire des troubles digestifs. L'orange est favorable aux faibles et aux délicats, aux femmes chlorotiques, aux sujets bilieux. Nous la permettons à presque tous les malades, et elle fait leur joie, parce qu'elle les nourrit par ses principes sucrés, tout en stimulant leur goût et apaisant leur soif par ses principes acidules. L'action organique de l'orange consiste surtout dans une exagération de sécrétion de la salive, du suc gastrique, de la bile, et en général de tous les liquides du tube digestif. Prise en excès, l'orange cause l'embarras gastrique, la diarrhée, et même la dysenterie, si l'on en croit les habitants des pays chauds, très disposés à accuser tout ce qui les entoure des méfaits pathogéniques souvent attribuables au climat seul.

Une variété d'orange, l'orange amère, est la base d'un sirop très employé en pharmacie comme tonique anodin et surtout pour masquer le goût des préparations nauséeuses. L'orange amère fait aussi la base du bon bitter, et surtout du curaçao sec hollandais, que nous considérons comme l'un des meilleurs élixirs digestifs. Elle fournit enfin à la parfumerie l'essence de Portugal, chère aux coiffeurs, et dont *l'hespéridine* est l'une des substances actives. C'est Nice qui est un des centres de l'industrie des oranges amères. Les ouvrières qui y sont occupées à la décortication du fruit sont sujettes à des migraines, à des vertiges allant jusqu'à la surdité; à des démangeaisons, à des crampes, qui ruinent leur sommeil; enfin à des caries dentaires, à des convulsions, de l'oppression, etc. Le tout constitue (on le voit) un véritable empoisonnement, facilement prévenu, d'ailleurs, par les soins d'une stricte propreté, et notamment par l'emploi de gants de travail.

Le citron est le fruit, d'une odeur suave, d'une couleur jaune pâle, d'une saveur franchement acide, que donne le *citrus medica* ou limonier. Le surnom de *pomme assyrienne*, indique aussi son origine asiatique. Une variété de citron fournit à la parfumerie l'essence de bergamote. L'essence de citron entre, d'ailleurs, dans la composition de l'eau de Cologne, de l'eau de mélisse des Carmes, de l'eau de Portugal, de l'eau de la reine de Hongrie, etc. En pharmacie, le fruit sert à préparer le sirop de limon, les pastilles citriques, l'alcoolature de citron, etc.

Le citron est le roi des condiments ou plutôt des assaisonnements culinaires; par son agréable suc, il relève la goût du poisson et des viandes fades. On conserve les citrons par le sel de cuisine, l'eau de mer, la saumure et même le sable. M. Garoste indique simplement de placer les fruits sur des planches de peuplier, et de les recouvrir d'une cloche de verre ou d'un bocal.

Le citron a été préconisé anciennement en médecine contre les venins et les vers. Aujourd'hui, il est descendu au rôle d'un simple rafraîchissant : la limonade, qui agit surtout par son acide citrique, convient principalement aux goutteux et aux tempéraments bilieux et échauffés (à la dose d'un verre matin et soir). Le citron combat très bien l'indigestion et l'état nauséeux, dans le mal de mer par exemple. Mais il a des applications bien plus importantes. Depuis 1795, par ordre du Parlement, tous les navires anglais portent une cargaison constante de *lime or lemon juice;* avec le jus de citron, ils ont guéri ou prévenu le scorbut, cette plaie des navigateurs. Depuis 1855, la France a suivi l'exemple des Anglais, et comme eux, n'a eu qu'à se louer de cet emploi hygiénique du citron [1].

Le citron est-il fébrifuge? A Nice, de temps immémorial, on mélange son jus à du café, pour couper la fièvre. C'est un usage emprunté probablement aux Kabyles, qui traitent ainsi leurs accès périodiques, suivant la médecine du Prophète. Cette pratique a, paraît-il, sa raison d'être, puisque, dernièrement, un éminent médecin de Rome, le docteur Maglieri, faisait connaître de remarquables guérisons, par la décoction de limons, de fièvres réfractaires au sulfate de quinine. La préparation consiste à couper un citron avec son zeste en

(1) Voir: *Maladies épidémiques*, page 153, « *le Scorbut* »

petits morceaux, et à le faire bouillir dans trois tasses d'eau jusqu'à réduction à une tasse.

Le jus de citron est, enfin, d'un excellent usage chirurgical, et nous l'employons souvent pour le pansement des ulcères sanieux, des plaies gangréneuses et de la pourriture d'hôpital. C'est assurément le meilleur topique contre la diphtérie et l'angine couenneuse : le jus de citron compte, du reste, dans ces graves affections, d'innombrables succès.

Le croiriez-vous, lecteurs ? avant de donner des oranges comme cadeaux, on offrait des citrons. Au XVIe siècle, il était de très bon goût d'avoir toujours des citrons à offrir aux dames. Celles-ci mordaient dans ces fruits pour se rendre les dents blanches et les lèvres vermeilles. Les dames du XIXe siècle grinceront des dents rien qu'en lisant cet aperçu des usages du passé. Une preuve de plus en faveur du nervosisme contemporain.

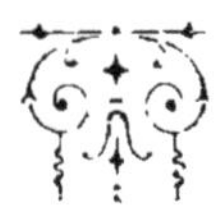

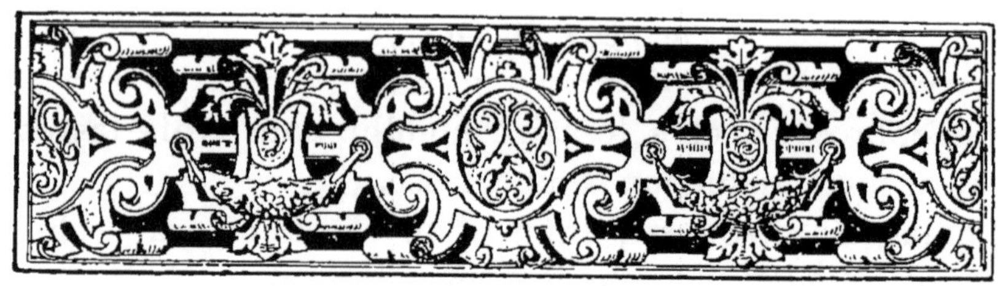

CHAPITRE XXVI

LES «MENDIANTS»

Outre les fruits que nous venons d'étudier nous voyons figurer, au dessert, sur de nombreuses tables, *quatre fruits secs :* figues, raisins, amandes et noisettes. Ce sont les *mendiants.* Parlons des mendiants.

Cette appellation emblématique leur vient probablement de ce que ces fruits de Carême composaient jadis le plus souvent le contenu des besaces des vagabonds. Le père André, prédicateur du dix-septième siècle, connu par ses burlesques sermons, a donné, à ce sujet, en prêchant devant Louis XIII, une étymologie fort piquante : « Chacun des fruits qui les composent, a, dit-il, pour patron, l'un des quatre ordres mendiants. Les *Franciscains-Capucinaux* représentent les raisins secs ; les *Récollets* sont les figues sèches ; les *Minimes* sont les amandes avariées, et les *Moines déchaux* les noisettes vides ». Le père André était un moine Augustin dont l'éloquence naïve et triviale affectionnait les comparaisons plaisantes. C'est lui qui compara un jour les quatre docteurs de l'Eglise aux quatre rois du jeu de cartes. Saint Augustin était le *roi de cœur* par sa grande charité; saint Ambroise le *roi de trèfle*, par les fleurs de son éloquence; saint Jérôme le *roi de pique*, par son style mordant, et saint Grégoire-le-Grand le *roi de carreau*, par son peu d'élévation!...

....Mais, revenons aux mendiants. Les fruits secs qui composent ce dessert sont connus depuis la plus haute antiquité. Les anciens Grecs s'en nourrissaient presque exclusivement. Quant aux Romains, ils les mangeaient en hors-d'œuvre, comme des apéritifs et des aliments facilitant la soif.

Les *figues sèches* constituent l'une des plus anciennes ressources alimentaires de l'humanité, et les procédés de dessication, de séparation à l'aide de feuilles de laurier, etc..... sont presque exactement les mêmes aujourd'hui, pour ces fruits, qu'aux époques reculées où vivaient Hésiode et Diodore de Sicile. La figue sèche se conserve, d'ailleurs, assez mal. A moins de méthodes de préparation perfectionnées, elle n'est généralement plus mangeable après quatre ou cinq mois. La petite figue, ronde, blanche et parfumée est ordinairement la meilleure. Elle est très sucrée et se prépare surtout à Marseille.

La figue sèche est agréable au goût, adoucissante, digestible, et d'un pouvoir alibile incontestable; elle est à classer parmi les aliments rafraîchissants, c'est-à-dire antagonistes de la constipation. Elle ne vaut rien pour les sujets disposés à l'engraissement. Riche en sucre et en matière mucilagineuse, la figue est donc un fruit alimentaire de premier ordre. Dans l'ancienne Grèce, elle formait la principale nourriture des athlètes, et la nourriture exclusive des philosophes pythagoriciens. Zénon lui attribuait une heureuse influence sur la conservation de la morale et sur la clarté sereine des disputes philosophiques.

Les *raisins secs* étaient également l'un des *palladiums* alimentaires des Républiques pauvres de l'antiquité. Les races grecque et latine échangèrent de bonne heure ces produits avec les peuples du Nord, qui ne connaissaient pas la vigne. Il y a plusieurs méthodes pour faire des raisins secs : mais il faut toujours opérer avec des grappes très mûres. Les principales espèces de raisins secs sont : Le *Malaga*, doux et musqué, le plus estimé à cause de sa facile digestibilité : le *raisin de caisse*, fabriqué en Provence : il est un peu acidule, et ses pellicules dures le rendent lourd à l'estomac. Le *raisin de Corinthe* (dont le grain est gros comme celui d'une petite groseille) est le plus anciennement connu de tous les raisins secs. Son goût astringent et acerbe le rend peu agréable à absorber en nature. On s'en sert beaucoup en pâtisserie pour la fabrication des *babas* et *plum-puddings*.

Dans la pâtisserie également, les *amandes* occupent une place d'honneur, et chacun sait que les dragées, les pralines, les nougats, le sirop d'orgeat, les massepains, macarons et autres friandises n'ont pas d'autre base que l'amande. En dehors de la pâtisserie, les amandes sèches n'ont point, d'ailleurs, un vif intérêt brômatologique. On en distingue deux espèces : les amandes douces, très nourrissantes, mais lourdes à digérer, renferment une huile particulière, de l'albumine végétale, et une petite quantité de principes sucrés et gommeux. Quant à l'amande amère, il ne faut la manger qu'en fort petite quantité : elle peut, en effet, causer des empoisonnements, grâce aux traces d'acide prussique qu'elle contient, et qui est un toxique des plus énergiques (1).

L'amande rancit avec le temps, et prend alors un goût nauséeux particulier; quand elle devient vieille, du reste, elle est dure à digérer, échauffante, venteuse, et mauvaise à l'intestin.

Il en est de même de la *noisette*, très facilement altérable, puisqu'elle est déjà en proie, sur l'arbre, à une foule de parasites. La noisette possède un arôme d'une finesse *sui generis* (dit *goût de noisette*), très apprécié des palais délicats. D'une grosseur variable, elle est très nutritive. Elle contient tellement de substances farineuses, qu'on a pu en faire du pain. Ces substances sont unies à une huile très fluide et très digestive, qui fait de la noisette un aliment léger et adoucissant.

(1) Lorsqu'elle est encore verte, l'amande possède, avec un goût fin et agréable, quoique un peu fade, des propriétés rafraîchissantes et diurétiques qui doivent la faire entrer dans le régime des pléthoriques et des goutteux. Elle contient, outre son mucilage huileux et amylacé, une certaine quantité de matière albuminoïde, isomère de la caséine végétale, et que l'on désigne sous le nom d'*amandine*.

Remarquons, toutefois, que la pellicule qui entoure l'amande et la noisette (surtout la noisette) s'effrite parfois dans la bouche en une poussière fine, âcre et astringente, qui irrite le gosier et provoque la toux.

CHAPITRE XXVII

FRUITS EXOTIQUES

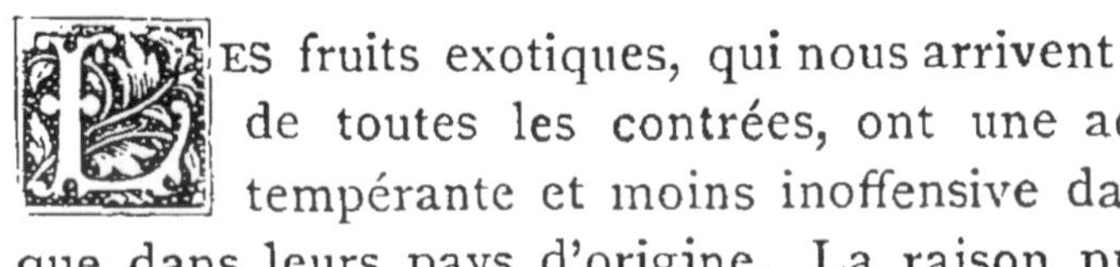

Les fruits exotiques, qui nous arrivent maintenant de toutes les contrées, ont une action moins tempérante et moins inoffensive dans nos pays que dans leurs pays d'origine. La raison principale de cette différence, est que, pour les conserver (à l'état naturel ou non) il faut les expédier incomplètement mûrs. Nous conseillons donc d'user, en général, avec modération des fruits exotiques.

L'*ananas*, dont les habitants des tropiques vantent l'arôme succulent et la douceur ambrosiaque, ainsi que la digestibilité et les qualités excitantes, l'ananas n'est guère mangeable chez nous, qu'à l'état de compote alcoolisée. Lorsqu'il est bien mûr, sa saveur rappelle, tout ensemble, le goût de la pêche, de la fraise, de la pomme et du coing : c'est un fruit que nous recommandons volontiers aux goutteux, aux graveleux et surtout aux dyspeptiques..

Les *dattes*, dont Tunis nous inonde littéralement depuis quelque temps, figurent, avec le jujube, la figue sèche et le raisin sec, au nombre des quatre *fruits pectoraux*. D'une saveur vineuse et très sucrée, le fruit du dattier est très nourrissant par la gomme et le mucilage glyco-féculent qu'il renferme. On s'explique très bien que les prêtres de Brâhma puissent en faire leur nourriture exclusive. Son principe mucilagineux le rend notoirement astringent, à la manière du coing.

La *pistache*, usitée en charcuterie et en confiserie, se mange rarement seule, dans nos pays, du moins. Elle restaure, adoucit, et elle augmente, paraît-il, le lait des nourrices.

Le bananier est cet arbre merveilleux qui, d'après Bernardin de Saint-Pierre, « donne à l'homme de quoi le nourrir, le loger, le meubler, l'habiller et l'ensevelir ». Certains auteurs orientaux soutiennent que c'est lui, le *musa sapientium*, l'arbre de la science du bien et du mal, dont l'accès fut défendu à Adam et Ève, d'après la mythologie sacrée. Quoi qu'il en soit, il est certain que les feuilles du bananier pouvaient, mieux que celles du pommier, cacher la nudité de nos premiers parents expulsés du paradis. La *banane* possède un goût moëlleux, à la fois acidule et douceâtre, et un parfum musqué spécial des plus agréables; nourrissante et tonique par l'amidon et le tannin qu'elle recèle en abondance, la banane bien mûre se digère assez bien, quoique un peu venteuse.

Le *coco* est cet énorme ruit de palmier dont l'amande creuse renferme un contenu laiteux, fort estimé dans son pays d'origine. A Paris, le coco nous arrive avec une saveur butyreuse; lourde à digérer, son amande est aussi désagréable au goût que dure à l'estomac.

Le *jujube*, connu surtout par la pâte qui porte son nom (*son nom*, seulement) est un fruit sucré, aigrelet, béchique et, en somme, assez indigeste. Le vieil Homère s'est évidemment nourri d'hyperbole, lorsqu'il prétend, au livre IX de *l'Odyssée*, que cette baie fadasse « est capable de faire oublier à l'étranger sa patrie. »

La *grenade*, « *malus punica* » des Romains (parce qu'ils tiraient ce fruit de Carthage), emprunte son nom à la substance *grenue* rouge qui la compose. Acidule, tonique et astringent, mais fort peu nutritif, son suc contient du tannin et de la mannite. Les propriétés de la grenade contre le tænia, (utilisées par les Indous de temps immémorial), résident principalement dans l'écorce de la racine. La meilleure grenade que nous mangions à Paris vient de Rosette (Egypte) : c'est, comme le dit Heckel, un fruit d'enfant et de malade, parce qu'il amuse en rafraîchissant légèrement.

Le *cédrat*, sorte de citron amer et stomachique, plus connu des parfumeurs que des gastronomes, ne se mange guère que sous la forme de fruit confit.

La *goyave*, drupe charnue et piriforme des Antilles, nous arrive sous la forme d'une compote pulpeuse, entrecoupée de semences dures. Son goût rappelle celui de la framboise. Riche en tannin, la goyave est astringente et assez désagréable en somme. Il en est de même de la *mangue*, ce fruit tonique si estimé des créoles, et qui se conserve en macération vineuse aromatisée de rhum.

Nous pourrions citer encore beaucoup d'autres fruits exotiques. Mais sachons nous borner et nous en tenir à ceux qui sont les plus connus dans la vieille Europe.

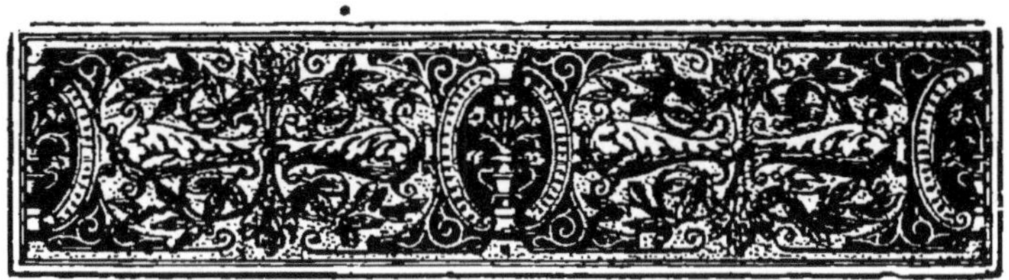

CHAPITRE XXVIII

MIEL, CONFITURES, COMPOTES....

Le miel est ce produit sucré étrange, élaboré par les abeilles, non (comme on le croyait jadis) par sécrétion, mais à la faveur d'une sorte de digestion particulière des sucs végétaux. Quoique le miel soit « *tout leur* — n'estant plus ne thym, ne marjolaine », ainsi que le disait Montaigne, — sa valeur est des plus variables, pourtant, selon les variétés des fleurs et des plantes butinées par l'intelligente hyménoptère. Le miel d'hiver est, pour cela, notablement inférieur à celui de la belle saison.

Connu de toute antiquité, et probablement découvert par des animaux (qui en sont très friands), le miel tenait, dans l'alimentation des Grecs et des Romains, toute la place que le sucre occupe aujourd'hui dans la nôtre. Il constituait la nourriture favorite des pythagoriciens, qui espéraient, par son emploi, se rapprocher davantage de la divinité. Sans placer aussi près du ciel le mont Hymette, l'hygiéniste contemporain a le devoir d'écrire que le miel ne mérite point le discrédit dans lequel il est actuellement tombé.

Aromatique et émollient, il constitue un aliment fortifiant et digestif, dont les propriétés pectorales et antiputrides conviennent admirablement aux poitrinaires. Nutriment respiratoire par excellence, il doit faire partie du régime des maigres : il semble également bon aux enfants et aux vieillards; principalement à cause de ses propriétés doucement laxatives, il s'adresse, d'ailleurs, à tous les tempéraments, sauf aux bilieux, ainsi que Galien le remarquait déjà. Par la fermentation, il donne de l'alcool d'excellente qualité : l'hydromel, ce vin de miel, paraît avoir précédé le vin de raisins. Les distillateurs de Zara font, avec l'alcool de miel, leur excellent marasquin, et ceux de Danzig leur eau-de vie, naguère si renommée sur les tables de nos pères.

Le miel peut être rendu vénéneux par l'action toxique de certaines plantes, l'aconit et la renoncule notamment. Les anciens auteurs, Strabon et Pline, entre autres, parlent de miels qui rendent fou, épileptique, somnolent, etc. Un jour de la retraite des Dix Mille, soudain le sol fut jonché de corps, comme à la suite d'une bataille. Xénophon reconnut que ses soldats s'étaient rassasiés d'un miel toxique. La plupart en furent quittes pour un narcotisme d'une journée ou deux; quelques-uns moururent.

Si, de nos jours, le miel empoisonné est assez rare, le miel falsifié par la fécule, la mélasse, le blanc d'Espagne, etc. (fraudes assez faciles à décéler, en général), est chose commune. Comme feu Chevallier, l'excellent M. Girard a dû souvent analyser de ces miels, à la confection desquels aucune abeille n'avait jamais collaboré !

Il en est ainsi des *confitures*. Le seul énoncé des falsifications dont elles peuvent être victimes, remplirait un chapitre au moins de ce volume. Ces préparations, plus ou moins liquides, qui contiennent les fruits entiers ou réduits en pulpe (marmelades, gelées) et cuits dans un sirop, constituent, aujourd'hui, une branche d'industrie alimentaire assez florissante, puisque Paris, à lui seul, consomme annuellement plus de deux millions de kilogrammes de confitures. Les formules ou recettes qui servent à les préparer sont innombrables : certains pays, la Hongrie et la Roumanie, entre autres, en possèdent des centaines de variétés différentes. En France, la confiture la plus populaire est le *raisiné*, sorte de mélange grossier de poires bouillies dans du vin doux, avec addition de miel, et souvent de betteraves et de carottes... C'est un plat très indigeste et fréquemment purgatif par les sels de tartre qu'il renferme en abondance.

Au contraire, les gelées et compotes de fruits frais, bien préparées, sont aussi hygiéniques qu'agréables au goût : elles forment l'aliment préféré des convalescents, dont elles rafraîchissent le tube digestif plus ou moins détérioré. Très utiles au sang par les principes sucrés et alcalins qu'elles renferment, les confitures sont le complément obligé d'un bon repas. Nous approuvons entièrement cet usage de la cuisine germanique qui entoure de compotes et de gelées de fruits les grosses pièces de rôtis, volailles et gibiers. L'usage alternatif de la compote calme, en effet, la fatigue gastro-intestinale, rehausse le sens du goût par l'excitation buccale que détermine sa saveur piquante, nettoie l'empâtement graisseux du palais; — en un mot, fait manger...

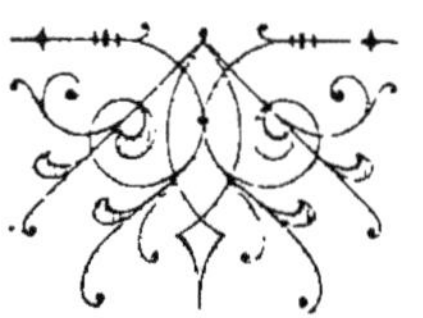

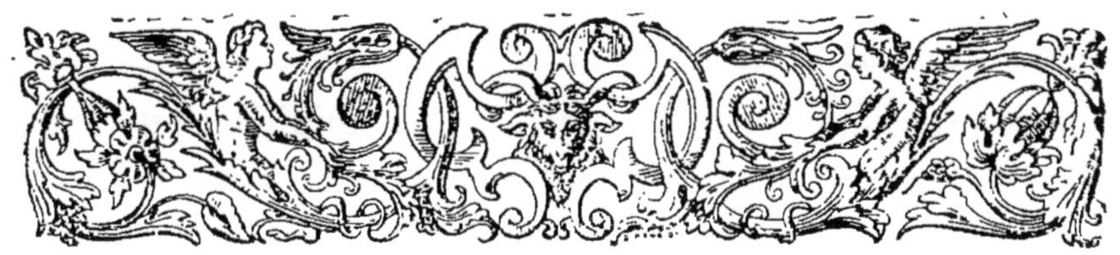

CHAPITRE XXIX

LE LAIT

« CHYLE végétal », comme l'appelle Mahé, préparation naturelle des herbages les plus succulents et les plus salutaires, le lait constitue un type parfait d'aliment. C'est une sorte d'émulsion animale, c'est-à-dire un liquide renfermant en suspension, et à l'état de division extrême, les globules du beurre. La richesse du lait en matières grasses est, d'ailleurs, très variable, ainsi que sa teneur en caséine, en sucre de lait et en sels. Selon la santé de l'animal, l'espèce à laquelle il appartient, le climat, les soins appropriés, etc., la composition, et, par conséquent, les qualités du lait, changent, parfois, du tout au tout.

Le lait de bonne qualité est le nutriment complet, le maître-aliment par excellence. Les jeunes organismes viennent y puiser les matériaux nécessaires à la constitution du muscle (caséine), à la fonction respiratoire (matières grasses et sucrées), à la solidification de la charpente osseuse (phosphates alcalins), à l'enrichissement du globule rouge du sang (chlorures et sels de potasse).

Le lait de vache est, de tous les laits, le plus usité. Mais le lait de chèvre et celui de brebis rendent également des services. Le lait de chienne a été appliqué avec succès (précisément à cause de sa richesse en phosphates) à la cure du rachitisme. Quant au lait d'ânesse, il jouit actuellement de la grande faveur des médecins, pour l'alimentation des nouveaux-nés privés de nourrices. Ses propriétés reconstituantes particulières sont, du reste, connues de longue date, témoin le quatrain suivant, attribué au roi François Ier :

Par sa bonté, par sa substance,
Le lait de mon ânesse a refait ma santé;
Et je dois plus, en cette circonstance,
Aux ânes qu'à la Faculté.

On a tenté de remettre dernièrement en honneur le lait de femme, riche en sucre et en beurre, spécialement pour le traitement des gastralgies et de l'affaiblissement général. Le commerce du lait de femme à la tasse a lieu, d'ailleurs, à Shang-Haï, et sur certains marchés d'Amérique. Les médecins de l'antiquité en recommandaient volontiers l'usage dans la phtisie. Tissot, le fameux auteur des *Avis au peuple sur sa santé*, voulait qu'il fût pris directement au mamelon. Ce vase étrange produisait parfois des résultats surprenants, comme dans l'aventure d'un prince italien, rapportée par Capivaccio. On avait donné à ce prince deux nourrices, dont le lait produisit sur lui de si bons effets toniques, qu'il les mit en état, au bout de quelques mois, de lui en fournir du nouveau.

Paris consomme, par jour, plus de 700,000 litres de lait de vache. Ce lait est la nourriture des enfants, des vieillards, des convalescents, des nourrices. Les médecins aiment aussi à prescrire aux malades cet aliment de transition, doux et léger par excellence, qui apporte le calme dans les voies digestives, et nourrit puissamment, sans fatiguer la digestion. Dans toutes les maladies du tube digestif (ulcère de l'estomac, maladies du foie, etc.), dans la goutte, l'herpétisme, la syphilis, etc., le régime du lait rend tous les jours les plus signalés services. Pour favoriser la sécrétion urinaire; pour enrayer la marche fatale de l'hydropisie, de l'albuminurie, du diabète; pour pallier et parfois arrêter les symptômes menaçants, dans les anévrismes et les maladies de cœur — rien n'est plus certain que la diète lactée. Dans les fièvres graves (variole, fièvre typhoïde), dans la manie aiguë, dans les diarrhées et dysenteries interminables des pays chauds, l'usage de l'alimentation par le lait est d'une efficacité parfois prodigieuse. On prévient, toutefois, le dégoût qui peut résulter de ce régime uniforme, en additionnant le lait d'eau ordinaire, ou bien de sel, d'eau de chaux, de bicarbonate de soude, de kirsch, de cannelle, etc., etc.

Le lait de bonne qualité possède une odeur aromatique légère et spéciale, une saveur agréable et sucrée; il ne tache pas le linge, et sa consistance n'est ni trop séreuse, ni trop visqueuse. La vache qui fournit un bon lait est forcément dans un parfait état de santé : le lait, en effet, qu'Ambroise Paré appelait du *sang blanchi*, offre une analogie frappante de composition avec le liquide sanguin : *tel sang, tel lait* (1). Les vaches doivent rester éloignées des villes, pourvues d'une nourriture variée, et laissées en liberté, même en hiver (sauf pendant les gelées), dans de grands pâturages ; leurs étables devront être chaudes, mais bien ventilées et bien propres.

Le lait fourni par les vaches des grandes villes est souvent malsain, sophistiqué qu'il est, *pour ainsi dire, avant la lettre*, par l'état maladif des animaux qui le sécrètent. Sans prétendre (comme on le fait aujourd'hui sans preuve encore certaine) que le lait des vacheries de Paris inocule ou transmette la phtisie, nous croyons que ce liquide est un des plus puissants affluents de la mortalité infantile, et qu'il doit rester suspect pour les hygiénistes. La mauvaise santé des vaches stabulées au milieu de l'atmosphère méphitique des grandes villes, est encore aggravée par la tendance que leurs propriétaires ont à suractiver, grâce aux artifices d'une nourriture spéciale, les fonctions de sécrétion du liquide lacté. Rien d'étonnant que ce liquide devienne alors aqueux et insuffisant comme aliment ! Il mènera l'enfant à l'inanition et à la diarrhée infantile, et fera ainsi, pour plus tard, le lit à

(1) Toute la digestibilité du lait repose sur les qualités eupeptiques de sa caséine, puisqu'elle se trouve coagulée par la pepsine dès son arrivée dans l'estomac : buvez du lait, vous digérez du fromage. C'est aussi pour cette raison que les abus du régime lacté finissent par entraîner la dilatation de l'estomac.

la phtisie, cet aboutissant fatal de toute détérioration physique : « Ce qui entre avec le maillot, dit un proverbe espagnol, ne s'en va qu'avec le suaire ».

Le lait fourni par les vaches *pommelières* (poitrinaires) et celui surtout qui provient de vaches atteintes de *fièvre aphteuse* (cocotte) sont des laits qui, ingérés crus, peuvent être dangereux. L'ébullition met, il est vrai, à l'abri de toute transmission morbide ; mais le lait bouilli n'est plus du lait : c'est un liquide *mort* (Buffon), indigeste, dont l'odeur et la saveur agréables ont disparu, et dont les propriétés éminemment digestives sont fortement perverties. Le lait cru est, au contraire, un liquide à moitié digéré, pour ainsi dire, et aussitôt assimilé qu'ingéré dans l'estomac. Quand le lait *purge*, ce n'est et ce ne peut être qu'à la faveur d'une indigestion.

Le lait additionné de bicarbonate de soude (addition que, par suite d'une tolérance coupable, l'administration ne poursuivait pas, à Paris) est des plus nuisibles à l'intestin, si fragile, de l'enfance ; il a causé (on doit le dire) de nombreux décès par diarrhée infantile, jusqu'au jour où le bon sens a eu enfin raison (octobre 1887) de nos hygiénistes officiels timorés.... (1)

Le meilleur lait est produit par les vaches nourries d'herbes vertes : le goût de ce lait est tout différent de celui qui est sécrété par les vaches nourries à l'étable. Toutefois, une nourriture abondante et variée, composée de foin, de légumes, de céréales, de feuilles d'arbres, betteraves, carottes, son, etc..., est capable de produire un

(1) Avec l'acide lactique, le bicarbonate de soude donne lieu à un lactate de soude purgatif!

lait d'excellente qualité. La ration alimentaire de la vache doit être suffisamment aqueuse, sous peine de donner un lait crémeux et peu abondant. Les plantes fortement odorantes (thym, lavande, camomille, absinthe, etc.), communiquent plus ou moins leur senteur à la sécrétion lactée. C'est pour cela que les médecins recommandent aux nourrices de s'abstenir d'ail, dans leur alimentation...

La vache doit manger à son appétit; mais il ne faut pas qu'elle engraisse; sans cela, la quantité journalière du lait diminue rapidement. On doit donc choisir les aliments surtout parmi les substances qui excitent la sécrétion mammaire. Celle-ci est à son maximum à l'époque où la vache met bas; à partir de cette époque, la quantité du lait diminue, à mesure que sa qualité, c'est-à-dire sa richesse nutritive, augmente. La race de la vache est très importante. Chacun sait la valeur laitière de la vache hollandaise; par exemple, une vache hollandaise peut donner 5,000 litres de lait par an (*en dix mois:* car une bonne vache donne du lait dix mois par année); une vache limousine donne 2,000 litres; une vache comtoise 2,500. Les caractères d'une bonne vache laitière sont: une robuste constitution, une poitrine amplement développée, un pis volumineux, recouvert d'une peau fine où rampent de grosses veines variqueuses.

L'animal trouve dans les plantes qui lui servent de nourriture les éléments des divers matériaux que renferme le lait; les matières azotées donnent la *caséine;* les fécules et les graisses donnent le sucre de lait et le beurre; enfin, les substances minérales que renferment les plantes et la ration de sel mêlée à la nourriture de la vache fournissent au lait ses matériaux salins, qui ne sont pas la partie alibile la moins importante de cet aliment complet. Car l'homme et surtout l'enfant pour son développement, ont (nous l'avons vu) un besoin indispensable des aliments minéraux: l'inanition minérale produit le rachitisme, l'anémie, la phtisie, la dégénérescence plus ou moins marquée des phénomènes nutritifs...

M. Ch. Girard, le savant chef du laboratoire municipal de Paris, posait, il y a trois ans, cette question grosse de tempêtes: « Les vaches peuvent-elles être nourries par les résidus industriels, tourteaux, pulpes, drêches? » Les tourteaux, résidus de l'extraction de l'huile des graines, sont riches en principes nutritifs, et surtout en matières grasses; mais ils sont souvent acides, et leur goût huileux se communique généralement au lait d'une manière désagréable. Aliment trop riche en graisse et trop pauvre en amidon, le tourteau ne doit entrer qu'en très petite quantité dans l'alimentation des vaches laitières. Passons à la drêche. Résidu peu nutritif de la fabrication de la bière, la drêche ne peut devenir pour la vache un aliment suffisant, que si elle est donnée au poids journalier de 90 kilogrammes 600 grammes, chose impossible et même absurde! De plus, une pareille nourriture contiendrait 589 grammes d'acide acétique, ce qui équivaudrait à arroser de 10 litres de vinaigre la ration quotidienne de la bête! Il n'est, d'ailleurs, que trop certain que les vaches nourries de drêches (dans les grandes villes) donnent un lait acide au sortir du pis, c'est-à-dire peu agréable, et que ce liquide tourne avec la plus déplorable facilité. Quant aux pulpes de betteraves, elles sont moins nutritives et plus acides encore que les drêches. M. Girard affirme donc avec raison que « pulpes et drêches doivent être proscrites indistinctement par tous les fermiers et nourrisseurs qui ont à cœur de fournir un lait sain et nutritif ». Une semblable nourriture est tout au plus bonne à l'engraissement des porcs : mais elle ne saurait jamais fournir qu'un lait de mauvaise qualité. De plus, elle agit chez les vaches comme cause prédisposante des maladies des poumons; en faisant de ces animaux de véritables *machines à lait* (selon la saisissante expression du docteur d'Ardenne), cette nourriture artificielle surmène leur nutrition organique et les mène droit à l'épuisement et à la phtisie. Après avoir prouvé cette assertion par de nombreuses analyses, et par la minutieuse comparaison des principes contenus dans les diverses substances qui servent à l'alimentation de la vache, notre savant chimiste a recueilli les opinions et appréciations diverses des propriétaires, des cultivateurs, des laitiers et des vétérinaires, tous intéressés et compétents dans la question. Ces opinions se réunissent pour condamner unanimement les procédés artificiels d'alimentation, dont on abuse dans les villes, au point de vue spécial de la nourriture des vaches laitières. De semblables procédés constituent vraiment une «*falsification avant la lettre*». Le mot n'est pas trop dur, puisqu'il s'agit de l'adultération préméditée d'un aliment indispensable; de la transformation d'un nutriment complet et sain par excellence en un produit insuffisant et antihygiénique!

Les falsifications de lait par addition de cassonade, de glycose, de gomme, de colle de poisson, de farines diverses, de jus de réglisse, soucis, carottes, safran, etc..., sont devenues rares aujourd'hui, à cause de la surveillance efficace de l'autorité et des laboratoires, et surtout à cause de la facilité avec laquelle ces fraudes enfantines peuvent être décelées. Il n'en est pas de même de l'écrémage et de l'addition d'eau, assez difficiles à reconnaître, on le comprend : car la composition de lait varie beaucoup selon son origine, — et notamment la teneur en eau et en beurre, qui sont les deux éléments de composition les plus variables.

Celui qui trouverait un procédé de conservation assez efficace pour alimenter Paris de bon lait venu du dehors et vendu au prix de celui des vacheries de la capitale, rendrait à la cause de l'alimentation, et partant, à la question sociale, un éminent service.

La conservation du lait, par le procédé Appert, est très coûteuse. Quant aux laits condensés, sucrés ou non, incontestablement ils peuvent être utiles; en temps de siège, par exemple. Ils constituent un aliment sain, mais dont la richesse nutritive est sujette à caution, surtout si ces préparations sont étendues de six à dix fois leur poids d'eau, comme le recommandent les prospectus. En fait de chimie, nulle, d'ailleurs, ne vaut celle de la nature.

Si nous pouvions remplacer par du lait venu du

dehors, tout le lait parisien, nous arracherions à la mort des milliers de nouveau-nés, pour qui le problème de l'alimentation est si mal résolu, que l'on a pu souvent dire, à juste titre : A Paris, l'allaitement au biberon n'est autre chose qu'un infanticide avec préméditation.

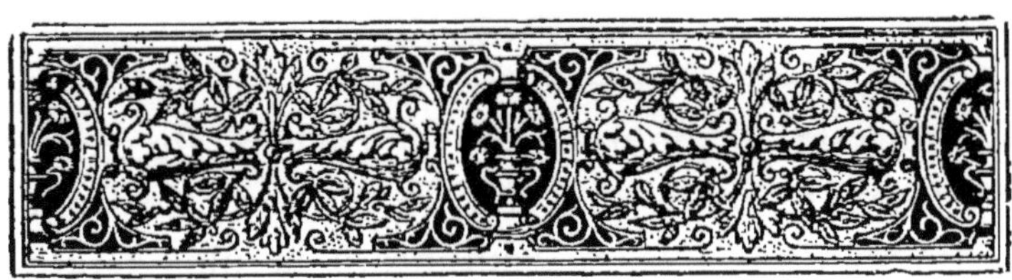

CHAPITRE XXX

LE BEURRE

La chambre des députés a (comme chacun sait) adopté l'an dernier un projet de loi, dû à l'initiative de plusieurs de ses membres, et tendant à la répression des fraudes dans la vente du beurre. Ce n'est pas une idée absolument neuve, puisque le 25 novembre 1396 (il y a plus de cinq siècles!) le prévôt de Paris défendait, sous peine des punitions corporelles les plus dures, les adultérations de cette denrée.

Le mot beurre, *butyrum*, vient, d'après Charles Toubin, du sanscrit *but*, « battre », et *ura* « lait ». Cette précieuse substance, en effet, consiste dans une agglomération des globules graisseux retirés du lait (où ils se trouvent à l'état d'émulsion) par les opérations du *barattage*. Le beurre de vache est le seul estimable: onctueux et gras, d'une odeur spéciale et délicate, d'une saveur franche, douce et agréable, qui rappelle celle de la noisette, le beurre, dont notre capitale consomme, annuellement, pour plus de 30 millions de francs, est un aliment dont l'usage remonte à la plus haute antiquité. Il est vrai que les Romains ne s'en servaient que comme remède externe (*unguentum*) : mais les Indous et les Hébreux s'en rassasiaient, et les peuples barbares du Nord paraissent en avoir fait, de tout temps, la base de leur alimentation. Le plus vieux poème de l'Islande nous rapporte que le barde Skidi rêva, une nuit, qu'il demandait en mariage Friggia, déesse des amours, et que le dieu Odin lui donnait, comme cadeau de noces, une caisse pleine de beurre.

Le beurre le plus estimé se fait dans nos provinces de Normandie et de Bretagne; mais nos montagnes de l'Est fournissent également une espèce blanche, très aimée des connaisseurs. La Flandre, la Hollande et l'Angleterre produisent des beurres mous exquis, parce que les populations agricoles de ces belles contrées éloignent avec soin de l'alimentation des vaches tout ce qui peut communiquer mauvais goût au lait. De plus, elles ont, au plus haut degré, le sentiment de la propreté minutieuse, indispensable pour toute industrie fermière quelle qu'elle soit.

Le beurre le plus délicat se fait avec la crême fine, celle qui se sépare spontanément du lait reposé. Quand le beurre est battu, il faut le *délaiter*, c'est-à-dire lui arracher les particules de sérum et de caséine, qui le font rancir et nuisent à son goût parfumé. Le meilleur délaitage se fait en coupant le beurre par lames très minces, et en le pétrissant longuement avec des rouleaux et des battes. Le mois de mai est le plus favorable à cette fabrication. Le beurre est, du reste, un produit du Nord : car la basse température à laquelle il fond en rend la confection et l'usage difficiles aux races méridionales, dont l'estomac a, d'ailleurs, peu d'appétence pour les corps gras.

Le beurre rancit très vite et devient amer et âcre (*beurre fort*), grâce au dégagement de l'acide butyrique, produit de sa fermentation putride. On conserve le beurre, soit en le fondant au bain-marie, soit en le salant avec 60 gr. de sel (finement pulvérisé et desséché au four), pour 1 kilogr. de la substance.

C'est un aliment très nourrissant et plus léger à digérer que les graisses animales, à cause des principes aromatiques qu'il renferme. Adoucissant et laxatif, il est, par le carbone abondant qui le constitue, un nutriment de la respiration et de la calorification animales. Avec le pain et le sel, il fournit un hors-d'œuvre imcomparable, une ressource alimentaire des plus saines. Colonne fondamentale de la cuisine, il est le condiment d'une foule de mets, qui n'existeraient que difficilement sans lui. Il communique à nos aliments une saveur et une digestibilité spéciales ; il facilite la cuisson et l'assimilation des soupes, des viandes, du poisson, des légumes, etc... Plus il est frais, mieux il est toléré par le tube digestif : c'est l'aliment par excellence des sujets faibles, débilités et amaigris, des phtisiques, des diabétiques, des nerveux et des sujets atteints de maladies consomptives. L'illustre Trousseau aimait à prescrire le beurre frais additionné de chlorure, brômure et iodure de sodium, en tartines destinées à remplacer l'huile de foie de morue, si fréquemment mal tolérée par les scrofuleux et les phtisiques.

Le beurre est contre-indiqué dans l'obésité, la diarrhée, les calculs biliaires, et dans certaines dyspepsies liées à des altérations du foie. Il convient peu aux bilieux et aux sujets sédentaires, chez lesquels il provoque des digestions laborieuses avec rapports acides.

Le beurre est en proie à de très-nombreuses falsifications. L'addition de corps étrangers (fécules, farines, fromages blancs, craie, plâtre, etc..) est aisée à reconnaître, soit par le microscope, soit par le procédé de l'éprouvette graduée: on chauffe au bain-marie cette éprouvette; et, les corps étrangers gagnant le fond, on peut mesurer exactement la place qu'ils occupent.

Depuis plusieurs années, la margarine, extraite par Mège-Mouriès de la graisse fraîche de bœuf, a pris la place du beurre dans les ménages pauvres, les petits restaurants, les approvisionnements de la guerre et de la marine. C'est une substance peu altérable, qui n'a rien d'insalubre, et qui, lorsqu'elle est de premier choix, peut même être regardée comme supérieure à beaucoup de beurres mal fabriqués. Malheureusement, la margarine elle-même,

Par un juste retour des choses d'ici-bas,

n'a point tardé à être falsifiée avec des suifs et des stéarines de tout genre, des huiles végétales inférieures (de palme ou d'arachides), etc. Ces additions criminelles constituent des mélanges malpropres, n'ayant de nom dans aucune langue, et ne relevant que de la police correctionnelle.

On a bien essayé d'introduire, dans ces derniers temps, principalement en pâtisserie, l'emploi de la vaseline, qui, non seulement ne rancit pas, mais encore empêche les fermentations des denrées alimentaires. Mais cette gelée minérale, produit de la distillation du pétrole brut, ne possède aucune propriété nutritive, et n'est peut-être pas sans action offensive sur les tubes digestifs, si détériorés déjà, de nos contemporains. Aussi a-t-on bien fait de la proscrire sans appel.

A la chambre des lords d'Angleterre, un bill tendant à obliger les marchands à mettre sur la margarine une étiquette ainsi conçue: *margarine, not butter* (margarine et non pas beurre), fut adopté tout récemment. Ce *bill* est, pour nous la meilleure réponse aux audaces croissantes des aimables industriels qui voudraient transformer nos estomacs en autant d'arches de Noé. Une loi interdisant de vendre sous le nom de *beurre* tout ce qui n'est pas du *beurre pur*, c'est bien. Ce qui manque encore, chez nous, c'est la sévérité dans les sanctions pénales appliquées aux fraudeurs. Consultez la législation anglaise: elle est bien plus pratique. En France, il y a affluence de témoignages platoniques, d'objurgations théoriques contre les adultérations, — de la part des académies, des comités et conseils d'hygiène, voire même du laboratoire municipal. Mais, en pratique, il y a toujours immobilité stagnante du Parquet, qui craint, dit-il, d'attenter à la liberté du commerce! Cette liberté a, certes, sa valeur, mais il nous semble que l'intégrité de nos tubes digestifs a aussi la sienne...

CHAPITRE XXXI

LE FROMAGE

Le fromage est un aliment riche, un albuminoïde de premier ordre. On peut le définir : une préparation, ordinairement moulée, (étymologie : de *forma*, forme), faite avec la caséine et la substance grasse du lait des animaux. C'est un produit universellement répandu et essentiellement variable. Chaque contrée presque a son fromage, comme elle a sa flore et sa faune. Connu des Hébreux, aimé des Grecs et des Romains, cet aliment, aussi ancien que le lait lui-même, est l'un des plus usités dans nos pays. Paris en consomme, annuellement, plus de 6 millions de kilogrammes; et pendant que, chaque année, la France exporte environ 2 millions de kilog. de fromages, elle en reçoit de l'étranger plus du triple.

Dans cette industrie comme dans bien d'autres. l'Amérique nous réserve pour un avenir prochain, la surprise de la plus terrible concurrence. A. Husson poussait dernièrement, à ce sujet, un cri d'alarme. Le lait, en Amérique, est abondant et peu cher; aussi voyons nous la Californie, par exemple, fournir aux marchés des États-Unis des parmesans, limbourgs, gorgonzolas, stiltons, etc., meilleurs assurément, que ceux qui sont importés d'Europe, et des fromages de Hollande absolument analogues (chose étonnante) à ceux que l'on peut manger à Amsterdam. Que sera-ce, quand l'Amérique du Sud verra prospérer définitivement son industrie agricole?

Au point de vue de l'hygiène, nous diviserons les fromages en trois catégories: les frais, les salés et les fermentés. Les fromages odorants, en général, ont les avantages d'un aliment qui se conserve: plus digestifs, plus excitants, ils semblent jouer le rôle d'assaisonnements plutôt que le rôle vraiment alimentaire. Au contraire, rien de plus nutritif, mais aussi rien de plus lourd, que les fromages dits *à la pie*. Quant aux vieux fromages, fermentés, avancés, rances, et dont le goût est à la fois salé, piquant et aromatique, ils sont fort utiles aux gros mangeurs, et très appréciés des gourmets, auxquels ils permettent de déguster les vieux vins. Notre grand chimiste Fourcroy, qui attribue à Aristée l'invention du fromage, dit que les gourmets devraient une statue à ce héros des Géorgiques: « Sa découverte ne leur évite-t-il pas, s'écrie-t-il, une indigestion par repas? » Fourcroy, comme tous les grands penseurs, devait être dyspeptique : le mauvais estomac suit le savant comme l'ombre suit le corps.

Le type du fromage frais est le fromage à la crème appelé *petit suisse*, probablement par suite d'un jeu de mots, parce qu'il se prépare en grand à *Neufchâtel* (Seine-Inférieure). Très altérable, il se digère aisément, surtout pendant la saison chaude : mais il faut l'assaisonner de sucre ou de sel. Les fromages salés se préparent tantôt par cuisson, et alors ils sont durs, compactes, comme le Gruyère, le Hollande, le Chester; tantôt, comme le Brie, le Camembert, le Port-Salut, le Münster, le Marolles, ils ne sont soumis à aucune cuisson. Quant à la troisième classe de fromages, les *fermentés*, ils doivent leur goût spécial à des acides gras odorants (Pont-Lévêque, Livarot, Cantal), ou bien à des fermentations alcalescentes, qui leur donnent un goût aromatique et âcre : tels sont le Stilton, le Septmoncels et surtout le Roquefort. Le Roquefort doit ses propriétés particulières à un champignon nommé *penicillium*, et dont on sème artificiellement les spores. Il est chaud et irritant pour la bouche, irritant aussi pour le tube digestif. C'est à lui surtout que s'applique le vieux proverbe : « Chiche main, bon fromage », et le précepte salernitain :

« *Caseus ille bonus quem dat avara manus* ».

Le Roquefort se fabrique, depuis la plus haute antiquité, dans l'Aveyron, l'Hérault et le Tarn ; on dit qu'il doit surtout sa valeur aux caves de ces pays. Ce qu'il y a de certain, c'est qu'Antonin-le-Pieux, 161 ans après J.-C., mourut d'indigestion pour avoir mangé un fromage de Montpellier dans son entier : il ignorait probablement le précepte d'Hippocrate, recommandant d'user avec modération de cet aliment robuste, mais échauffant. Et Hippocrate ne parlait que des fromages *très doux* de l'ancienne Grèce. Il ne connaissait rien d'analogue à nos Sassenage et à nos Roquefort, et ne se doutait pas que des savants (du Nouveau-Monde, il est vrai) découvriraient, de nos jours, dans les fromages fermentés, une sorte de ptomaïne toxique, nommée par eux *tyroxicon* et fertile en accidents assez graves! *In medio stat virtus*: fuyons les fromages comme les opinions trop avancés. C'est, d'ailleurs, dans la catégorie des fromages *salés* que nous rencontrons les types les plus digestibles. C'est surtout pour le Gruyère, le Brie et le Port-Salut qu'ont été faits le surnom de *biscuit des ivrognes*, et la phrase bien connue de Brillat-Savarin, assurant que, sans fromage, un dessert est une belle à laquelle il manque un œil. Les fromages frais et les fermentés, au contraire, donnent lieu, si l'on en use indiscrètement, à des coliques, à des gaz, à des irritations de l'estomac et de l'intestin. Quant aux fromages exclusivement de chèvre, comme le Mont-Dore, le Saint-Marcellin, ils sont ordinairement légers à digérer, et font apprécier les vins les plus ordinaires: mais leur abus cause fréquemment des aigreurs et des indigestions.

Au point de vue économique général, le fromage, aliment précieux, nutriment riche, rend les plus grands services aux classes laborieuses. Sa production mérite les encouragements de tous les gouvernements, même des gouvernements monarchiques, malgré le mot si profondément vrai de J. de Müller: « Partout où l'on fait le fromage, fleurit la liberté. »

Fromage et pain
Repas de vilain

disait un proverbe du seizième siècle. Telle est, en effet par excellence, encore aujourd'hui, la nourriture du paysan français et l'habituel assaisonnement de son dur labeur. On peut même dire que le jour où chaque ouvrier des villes et des campagnes pourra ajouter à son morceau de pain un morceau de fromage, ce jour-là, la question sociale sera bien près d'être résolue. On devrait aussi chercher à introduire, d'une manière régulière et sérieuse, cet aliment de haut goût dans la nourriture militaire. La reforme serait aisée; et comme un morceau de fromage rehausserait agréablement l'insipide monotonie alimentaire du soldat! (1)

(1) Voir notre *Appendice.*

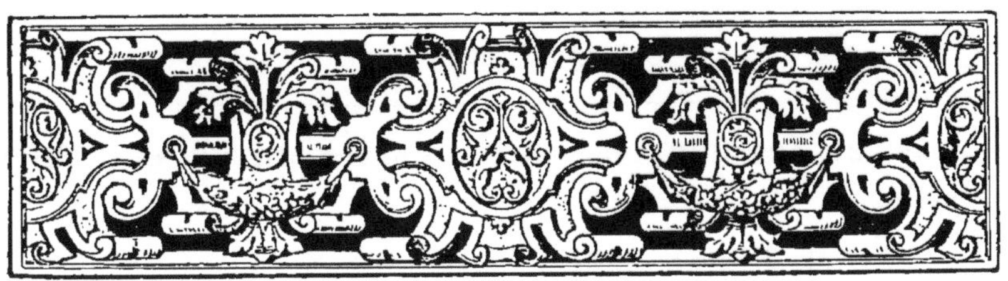

CHAPITRE XXXII

LES ŒUFS

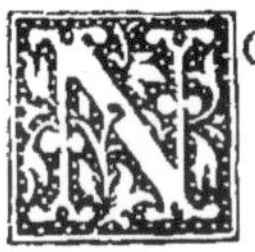OUS parlerons seulement de l'œuf de poule, pris comme type alimentaire; quoique tous les œufs de volailles puissent être utilisés, ils n'en sont, en effet, que des *succédanés*, pour employer un terme médical.

La France consomme, annuellement, plus de 8 milliards d'œufs de poule, et chaque ventre parisien en engloutit, pour sa part, 180 : chiffre respectable, n'est-ce pas? Si l'on songe que nous en exportons un certain nombre à l'étranger (120 millions par an en Grande-Bretagne seulement), on peut songer à l'importance commerciale de cette denrée pour notre pays. Aux Halles, le commerce des œufs se chiffre annuellement à 20 millions de francs environ. La plupart de ces œufs sont fournis par le nord et l'ouest de la France. Les gros œufs de poule sont normands, les petits sont picards et les moyens flamands, — en général, bien entendu.

L'œuf est un aliment aussi vieux que le monde. Si les Romains faisaient surtout cas des œufs de paon, c'était à cause de leur cherté excessive : car leur goût est, en somme, assez médiocre. De nos jours (probablement pour les mêmes raisons) ce sont les œufs de vanneau qui sont en honneur auprès de nos modernes Lucullus.

Un œuf de poule pèse en moyenne 60 grammes : 6 grammes pour la coquille, 18 pour le jaune et 36 pour le blanc. La coquille n'a pas d'utilité alimentaire, mais elle abrite assez efficacement l'œuf contre les altérations, et absolument contre la fraude [1]. Le *blanc* est une solution aqueuse d'albumine (4 parties pour 32 d'eau). Outre cette précieuse substance azotée (rudiment de toute nutrition organique, et, par conséquent, absolument assimilable), le blanc renferme des sels de magnésie, fer, chaux, chlorures et phosphates. Le *jaune* est une matière grasse, composée de margarine, d'oléine et de cholestérine, et colorée par un pigment analogue à la matière colorante du sang : riche en fer, soufre et phosphore, c'est le jaune qui est spécialement destiné à nourrir l'embryon contenu dans l'œuf.

Un œuf frais est celui qui est pondu depuis deux jours en été, six en hiver. Son goût est d'autant meil-

(1) Les histoires de fabrication d'*œufs artificiels* à Chicago ne nous paraissent point sérieuses : ces œufs sont, croyons-nous, périodiquement pondus par des *canards* américains.

leur que la poule est mieux soignée, mieux nourrie. Comparez l'œuf qui provient d'une poule nourrie d'insectes et de larves, avec celui que pond une poule gorgée d'orge et de riz!... Avec le temps, l'œuf se dessèche, son eau s'évapore, son poids spécifique s'allège. De plus, le jaune se décompose, se putréfie, émettant cette odeur infecte de l'hydrogène sulfuré, si flatteuse, paraît-il, aux gourmets du Céleste-Empire. Un œuf vieux est donc déprimé intérieurement à ses extrémités, et son jaune descend inférieurement, ce que l'on reconnaît aisément par le *mirage* à la flamme d'une bougie.

Comme les poules ne pondent pas à toutes les époques de l'année, il est d'un grand intérêt de savoir conserver les œufs. Parmi les méthodes employées dans ce but, il faut rejeter celles qui communiquent au produit un goût désagréable. La coquille étant essentiellement perméable, l'œuf prend aisément le goût du sel ou de la chaux, quand on veut le conserver par les solutions salées ou calciques. Mettez un œuf dans un bocal de truffes, et vous pourrez bientôt faire une *omelette truffée sans truffes !* Les poudres de cendre, de son ou de sciure sont insuffisantes pour mettre l'œuf à l'abri de l'air. Pour boucher les pores de la coquille, on doit employer des vernis insipides, collodions, solution de gomme arabique, ou mieux frictionner l'œuf avec une couche épaisse d'huile de lin ou d'œillette. En Ecosse, on conserve assez longtemps les œufs, après les avoir *ébouillantés* comme si l'on voulait les servir à la coque.

Mais ce qui importe avant tout, pour la conservation, c'est un milieu frais. Placés dans une température douce, les œufs subissent un commencement de fécondation : ils deviennent *couvis*. Or, les œufs dits couvis sont parfois capables d'occasionner de graves symptômes d'empoisonnement, ainsi que le docteur Mignot en rapportait naguère un exemple à la Société des sciences médicales de Gannat.

L'œuf est, sans contredit, l'aliment naturel le plus sain, le plus réparateur, le plus digestible. Très nourrissant sous le plus petit volume, il constitue un nutriment complet, où se trouvent réunis tous les éléments qui composent le sang. De plus, il est un aliment émimemment sédatif pour les tubes digestifs fatigués. Moins l'œuf est cuit, plus il se digère aisément. Les œufs à la coque, les œufs brouillés peu cuits, les omelettes molles constituent donc la base du régime hygiénique des femmes, des enfants, des faibles, des épuisés, des convalescents et des vieillards. Nourriture intermédiaire en quelque sorte, ou de transition, elle laisse peu de résidus excrémentitiels : c'est pour cela qu'elle est échauffante et constipante, lorsqu'on en fait abus. Par sa facilité d'absorption, elle convient surtout aux gens sédentaires; par le soufre et le phosphore, elle constitue (on peut le dire) l'aliment par excellence du cerveau et du système nerveux. L'œuf régénère ainsi les forces de l'homme abattu par les fatigues et les excès cérébraux ou physiques. Son pouvoir alimentaire est très comparable à celui de la chair des jeunes animaux : ne renferme-t-il pas les bases de la vie, n'est-il pas une sorte *de viande à l'état naissant*, une chair « à l'état chrysalidal », selon l'expression de Bonnejoy? Cela nous explique pourquoi son rôle est si grand sur nos tables: non seulement il se prépare *de plus de cinq cents manières*, mais il est la base de tout assaisonnement alimentaire moderne, « et joue, en cuisine, le rôle d'un aimable conciliateur, » dit avec justesse l'illustre gastronome Grimod de la Reynière.

L'œuf est bon contre les dérangements d'entrailles, l'entérite et la sensibilité gastro-intestinale: toutefois, certains estomacs ne peuvent ni le souffrir ni le digérer. En général, il convient mal aux bilieux: probablement à cause de la cholestérine que renferme son jaune (et qui est également la base des calculs biliaires), l'œuf a la propriété *évidente* d'aggraver les douleurs et les crises hépatiques. On doit également l'exclure du régime des albuminuriques, si l'on veut ne pas accentuer encore le détraquement du filtre rénal.

Le jaune d'œuf, délayé dans l'eau chaude sucrée et aromatisée d'eau de fleurs d'oranger, donne le *lait de poule*, dont les propriétés adoucissantes ont été suffisamment popularisées par Béranger, pour qu'il nous soit permis de les passer sous silence. Le blanc d'œuf battu dans l'eau donne *l'eau albumineuse*, si usitée en médecine dans les diarrhées et dysenteries; si puissante comme antidote des sels de plomb, de cuivre, et surtout des sels de mercure (empoisonnement par le sublimé corrosif). Enfin, nous employons fréquemment, et avec succès, le blanc d'œuf, appliqué en pansements contre les brûlures (1).

(1) Dernièrement a eu lieu, à Londres, une exposition d'œufs conservés. Elle a donné des résultats utiles à signaler. Le premier prix a été remporté par un lot conservé dans du son très fin, le petit bout de l'œuf placé en bas. Deux qui ont été brisés étaient bons et le blanc était entièrement exempt d'odeur et de goût.

Le second prix a été gagné par des œufs enduits de cire et d'huile et conservés dans du sel; le troisième, par ceux enduits de suif et renfermés dans de la chaux fusée et parfaitement à l'abri de l'air.

Il y en avait aussi de conservés à l'aide du froid ou dans des préparations de salpêtre, de sel et d'eau, de chaux éteinte, etc.

Aucun procédé liquide n'a eu de succès dans cette exposition. Cela se conçoit, étant donnée surtout la porosité ordinaire de la coquille, perméable au passage des liquides.

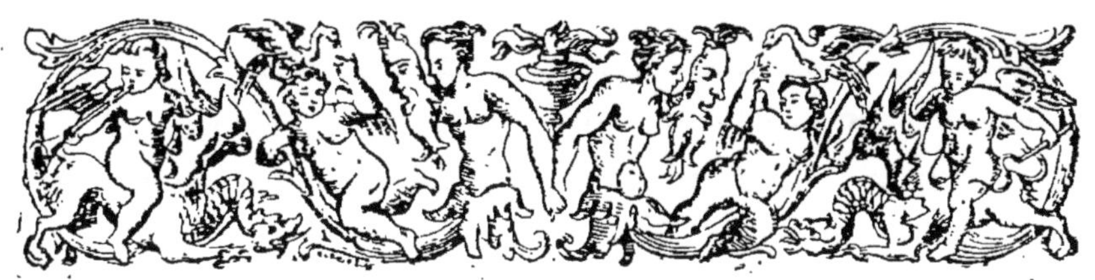

CHAPITRE XXXIII

LA SOUPE. — LE BOUILLON

A soupe constitue une des formes alimentaires aussi vieilles que le monde. Dans les Ayur-Védas, nous voyons les Indous se nourrir de bouillies de riz et de miel; dans l'Ecriture Sainte, Esaü vend son droit d'aînesse pour une purée de lentilles, etc... On donne habituellement, aujourd'hui, le nom de *soupe* aux diverses décoctions de viandes, de légumes, etc., *lorsqu'on y fait tremper du pain*. On réserve aux soupes sans pain le nom de *potages*.

La soupe est, encore aujourd'hui, la nourriture par excellence de l'enfant, du soldat et du paysan. Sa composition est extrêmement variable, puisque Jules Gouffé ne donne pas moins de quatre cents recettes pour la préparer. On peut diviser les soupes et les potages en *gras* et *maigres*, selon que la viande a, ou non, servi à la préparer. On fait, d'ailleurs, des bouillons avec toutes les viandes, volailles, tortues, poissons, etc..., de même que l'on emploie tous les légumes à la confection des soupes maigres. On nomme *purées* certains potages épais, faits avec les substances alimentaires écrasées ou pilées. Elles sont généralement très nourrissantes, mais peu digestibles : il nous suffira de citer les purées de gibier et de volailles, les diverses formules de bisques, les purées de pois, de haricots, de choux-fleurs, asperges, etc... On donne généralement le nom de *crêmes* aux potages, adoucissants et digestifs, préparés avec du lait et des substances féculentes : riz, salep, tapioca, gruau, etc. La *ptisane* du Père de la Médecine, le *kousskouss* des Arabes, les *gaudes* des Francs-Comtois, sont des crèmes d'orge, de blé, de maïs...

Un bon potage est vraiment, selon le mot de Brillat-Savarin, « la consolation de l'estomac besoigneux. » Cette sorte d'antichambre du dîner est, d'ailleurs, l'une des gloires de la cuisine française [1]. La *panade*, douce et émolliente, la *soupe à l'oignon*, tonique et restaurante pour les estomacs fatigués, et surtout la lourde et imposante *soupe aux choux*, peuvent être justement considérées comme des mets nationaux par excellence. Les soupes maigres, soupes au lait, soupes aux légumes, potages aux haricots, pois, lentilles, poireaux, carottes, navets, pommes de terre, etc., additionnés de beurre fin ou d'un jaune d'œuf, sont des aliments de premier ordre, où le pain trempé se digère, même en assez grande

(1) C'est un grand tort de servir le potage au repas méridien. Rappelons-nous donc une bonne fois que le déjeûner est le plus mortel ennemi du dîner!

quantité. Ces soupes sont des agents d'engraissement, qui exigent, pour être bien assimilés, un tube digestif robuste et sans reproche. Les soupes à l'oseille ou aux herbes, le potage aux laitues, additionné de crème, sont des aliments rafraîchissants et nutritifs, comme le sont toutes les soupes au lait ou au fromage. Le potage Parmentier, les soupes au gruau et à la farine sont également bien digérés. Ces aliments, ainsi que la classique bouillie de nos pères, constituent la meilleure transition entre la période de sevrage et celle que Fonssagrives appelle la période d'*omnivorité*. La soupe (dont on peut varier presque *indéfiniment* la préparation) est la base la plus solide de l'alimentation normale de la deuxième enfance, c'est-à-dire que, jusqu'à cinq ou six ans, l'enfant doit engloutir, tous les jours, au moins trois soupes sérieuses. Cet aliment a chez lui, entre autres avantages, celui de remplir l'estomac et de calmer ainsi, par une action toute mécanique, la voracité native de l'enfance, cause de presque toutes les maladies qui assiègent cet âge de la vie. La soupe est le seul procédé alimentaire capable d'empêcher l'enfant d'abuser de la viande et des aliments azotés trop forts pour ses organes digestifs délicats et mal appropriés à sa tendre organisation.

Le *bouillon* est une décoction, longuement préparée, de viande et de légumes, poireaux, céleri, panais, carottes, raves, et assaisonnée de sel, poivre, girofle, oignon brûlé. C'est une boisson aromatique et excitante, d'un fumet agréable, très pauvre en substances alimentaires organiques, riche au contraire en sels minéraux. Dans le bouillon, les principes, éminemment nutritifs, de la viande, ont été annihilés et rendus inassimilables par une longue coction, qui leur a fait perdre toutes les propriétés des nutriments organiques. Le bouillon n'est donc pas, à proprement parler, un aliment. Il ne renferme guère, en effet, comme substances assimilables, que très peu de graisse, quelques sels, et une certaine quantité de gélatine, dont le pouvoir alibile est très restreint (peut-être illusoire) mais qui joue, en revanche, à coup sûr, un rôle *peptogène* évident, c'est-à-dire un rôle excitant de l'estomac.

On conçoit, maintenant, pourquoi le bouillon est capable d'exciter un convalescent, mais ne saurait relever ses forces. C'est qu'il renferme en lui une puissance de stimulation et rien de plus. Cette puissance est due surtout à la *créatine*, qui a, à peu près, la même composition chimique que la *caféine*, et qui passe, sans être aucunement absorbée (telle qu'elle a été ingérée) dans la secrétion urinaire! L'abus de la créatine est dangereux : c'est elle qui, dans les expériences de Kemmerich sur des chiens, tue les animaux soumis à l'usage exclusif du bouillon, plus vite que ne le fait l'inanition elle-même.

Le bouillon est riche en sels de potasse, et même, d'après Grandeau, ce serait à ces sels qu'il faudrait rapporter son pouvoir excitant. L'*osmazôme*, ou extrait de viande, est constitué, en somme, par la créatine, l'acide inosique (ce produit de la désassimilation des muscles), et des sels minéraux, lactates, phosphates, chlorures de potassium, sodium, calcium, etc. C'est à l'acide inosique que le bouillon doit sa bonne odeur :

Jetés sur des charbons ardents, les inosates sentent le rôti.

Le bouillon restaure immédiatement après son ingestion, à la façon du thé, du café, de la coca, du mâté : ce n'est point là le fait d'un aliment. Il est rationnel de l'administrer froid, comme apéritif et stimulant de l'estomac, une heure avant le repas ; il constitue alors une tisane agréable à certains palais et utile à divers estomacs torpides. Mais, au point de vue alimentaire méfiez vous-en. « Ce n'est qu'une fleur parfumée, une madone de Raphaël, une symphonie de Beethoven », pour employer les poétiques appellations d'un physiologiste d'outre-Rhin. L'abus du bouillon est très nuisible ; il entraîne l'amaigrissement, le dégoût des aliments, la constipation, la faiblesse, l'albuminurie, le diabète (Bouchardat).

Quant aux effets de l'abus des soupes, ils ont été étudiés récemment par le docteur G. Ballet sur le paysan limousin, qui ingurgite journellement d'énormes écuellées de soupe aux légumes, où trempent des kilogrammes de pain. Ce sont des dyspepsies sérieuses, avec dilatation parfois considérable de l'estomac, et s'accompagnant bientôt d'un état d'alanguissement marqué et d'anémie réelle. On conçoit facilement que la soupe, introduite en quantité comme aliment *exclusif* dans l'estomac, y séjourne très longtemps. Elle épuise bientôt la contractilité de l'organe et met à néant l'action chimique de l'estomac sur la digestion et sur l'absorption alimentaire. De là, la *dyspepsie des maçons* et des gros mangeurs de soupe.

CHAPITRE XXXIV

L'ALIMENTATION CARNÉE, — LES VIANDES.

Le service d'inspection de la boucherie à Paris est, sans contredit, l'un des plus importants pour l'hygiène et la santé publiques. Il exige de la part des inspecteurs, une science profonde, un grand flair, une pratique consommée.

Le ventre de Paris engloutit, chaque année, 266,800 bœufs, 216,300 veaux, 1,722,000 moutons et 257,500 porcs, d'après les dernières statistiques. Les arrivages du marché parisien constituent le septième du total des animaux produits ou importés en France. Ce n'est pas trop d'un personnel de quarante-sept inspecteurs, répartis aux quatre abattoirs, aux halles, marchés, portes et gares, pour s'assurer de la salubrité des viandes, surveiller les bouchers et charcutiers, et empêcher enfin l'introduction frauduleuse des viandes dites *à la main*. En 1884, il a été saisi à Paris 631,629 kilogrammes de viandes; et ce chiffre énorme de saisies représente plus de 12,000 opérations diverses! Vous voyez que l'inspection des viandes n'est point précisément une de ces sinécures administratives que l'Europe envie à notre France bureaucratique!

Le *Manuel de l'inspecteur des viandes*, rédigé sous l'habile direction de M. Villain, nous fournit un scientifique exposé de tous les caractères différentiels des viandes de boucherie, ainsi que les signes objectifs qui permettent la division de la viande par qualités. Il s'occupe des *issues*, provenant des animaux sacrifiés : peaux, poils, têtes, cornes frontales et unguéales, sang, dégresse, pieds, contenu des organes digestifs, etc., etc., que l'industrie des cuirs, la literie, la brosserie, les usines de noir animal, l'article de Paris, les fabriques d'albumine, de margarine, de savon, de colle-forte et d'engrais utilisent journellement. Rien ne se perd dans l'industrie : c'est ainsi que la peau des fœtus de vaches et des veaux mort-nés sert à faire, paraît-il, d'excellents souliers pour enfants...

L'inspecteur des viandes s'occupe également des abats ou *cinquième quartier*, comprenant: les têtes de veaux et de porcs, les cervelles, langues, poumons (mou), cœurs, foies, rates, reins (rognons), pancréas (fagoue), ris, fraises, vessies, estomacs, intestins, mésentères, épiploons (crépines), mamelles (têtines), pieds des veaux, moutons et porcs. Ces abats sont, du reste, fréquemment saisis, pour cause d'avaries ou de maladies parasitaires et autres.

Les viandes fournissant le plus grand nombre de saisies, sont celles d'animaux ayant succombé à des inflammations *(viandes fiévreuses)*, à la phtisie tuberculeuse, au charbon, aux accidents de la parturition, à l'asphyxie et au météorisme, au surmenage ou fièvre de fatigue. Les animaux étiques (viandes maigres), les hydropiques, les moutons atteints de cachexie aqueuse (pourriture), sont également, sauf exceptions rares, retirés de la circulation. On surveille avec attention les viandes qui renferment les germes parasitaires de la trichine, du tænia, etc., les moutons atteints de clavelée et les animaux de boucherie suspects d'avoir été mordus par un chien enragé.

Les animaux trop jeunes (veaux et chevreaux de moins de six semaines) sont mauvais pour l'alimentation publique et doivent en être rejetés. De même, les viandes altérées par dégénérescence musculaire ou par les influences atmosphériques, les mouches, etc.; enfin, les viandes d'animaux médicamentés. La vente de la viande de cheval est réglementée par une ordonnance de police de 1866. Mais cette consommation n'a point pris encore une bien grande extension. Ce sont les fabriques de saucissons communs et celles des *peptones*, qui absorbent actuellement la plus grande partie des chevaux abattus. Toutefois, la viande de cheval est nourrissante et agréable. Elle a rendu, à nos époques maudites de guerre et de disette, les plus grands services, depuis la bataille d'Essling, à la suite de laquelle notre illustre Larrey faisait faire, dans des cuirasses, *la soupe au cheval*, pour les 6,000 blessés enfermés dans l'île Lobau, — assaisonnant, lui-même, la dite soupe avec de la poudre à canon!

Le *chameau*, dont la viande se mange uniquement en Orient, a un goût analogue à celui du cheval, et n'est point, non plus, à dédaigner. Les chairs du mulet et de l'âne sont plus fines peut-être : très estimées des anciens, elles sont (bien à tort) peu usitées dans l'alimentation contemporaine. La maigreur, la mélanose, la morve, les accidents graves avec vastes contusions et fractures, sont les principales causes de saisies, pour les viandes de solipèdes. L'hippophagie doit être encouragée par tous les bons esprits : elle livre à la consommation une viande succulente, autrefois perdue ; elle obvie aux prétentions toujours croissantes des bouchers ; elle supprime les chevaux infirmes et améliore ainsi l'espèce chevaline, en éliminant les mauvais chevaux. L'hippophagie est une ressource indispensable pour le pauvre et, pour les mauvais jours, une mine alimentaire précieuse à exploiter.

La viande de porc, qui était la nourriture animale exclusive de nos pères les Gaulois et les Francs, est la seule viande vraiment bonne des pieds jusqu'à la tête. (Voir le classique sonnet de notre maître Ch. Monselet). C'est également elle qui, salée et conservée, imprégnée de condiments variables, constitue une branche industrielle à part, la *charcuterie*. Nous ne saurions entrer ici dans les infinis détails des produits de la charcuterie, de leur fabrication, de leur surveillance. L'inspecteur des viandes doit s'occuper de tout cela. Il doit veiller enfin sur les volailles, gibiers, poissons de mer et d'eau douce, crustacés, mollusques, grenouilles, tortues, etc.

Le *bœuf*, jeune et gras, fournit une viande excellente,

ainsi que la vache non épuisée par la parturition et la lactation répétées. Très nourrissante à cause de sa richesse en fibrine, la viande de bœuf est, à coup sûr, l'aliment le plus riche en principes plastiques et réparateurs. L'ordre de digestibilité, pour le bœuf comme pour toutes les viandes en général, est le suivant : bœuf rôti, grillé, braisé, étuvé, fricassé, frit, en ragoût, en hâchis, et enfin bouilli. Cet ordre est aussi à peu près le même pour le degré de pouvoir nutritif.

Antique symbole de bienfaisance, de puissance et de fécondité, le bovidé, (auquel l'Egypte élevait des autels, et qu'adoraient, sous les noms d'Apis, d'Isis, d'Io, de Nanda etc..., les civilisations disparues) (1) nous est presque aussi utile, après sa mort, que durant sa vie si laborieuse. La viande de bœuf est celle qui est le plus complètement chylifiée et qui laisse dans l'intestin le moins de résidus : ce qui explique pleinement l'aphorisme hippocratique : « *carnes bubulæ alvum sistunt.* » C'est l'aliment substantiel, l'aliment de force par excellence, celui qui lutte le mieux contre la misère physiologique, qui remédie le plus sûrement à l'appauvrissement du liquide sanguin. Le principe savoureux de ses muscles constitue vraiment la quintessence alimentaire, le nutriment le plus capable de faire, à son tour, *de la chair*. Les parties les plus succulentes du bœuf sont : le filet, le contrefilet, l'entre-côte et l'aloyau : elles sont justement estimées en cuisine.

(1) La cérémonie du bœuf gras, tombée depuis peu en désuétude, était un reste de ce culte traditionnel populaire pour l'animal bienfaisant par excellence.

Le *veau*, plus riche en gélatine, mais fournissant un rôti très digestible, ne doit pas se manger moins de six semaines ou deux mois après sa naissance. C'est le type de la viande blanche ou albumineuse : moins nourrissante que la viande rouge, et laxative par sa gélatine, qui ne fait que traverser le tube digestif elle convient aux estomacs irritables des sujets faibles, délicats, irritables, sédentaires. C'est la viande favorite des femmes et des enfants, et celle qui convient le mieux, en général, à leurs organismes particuliers, auxquels nuirait une alimentation carnée trop forte. Plus encore que pour le bœuf, le rôtissage est pour le veau, le plus parfait des procédés culinaires : il doit être poussé jusqu'à la cuisson complète.

Le *mouton* possède des fibres musculaires charnues riches en principes aromatiques, digestibles et restaurantes : il doit être âgé de cinq ans au moins pour avoir toutes ces qualités. La richesse de sa graisse en stéarine la rend assez indigeste pour être rejetée du régime des dyspeptiques.

Le *porc* est, au contraire, estimé surtout pour sa graisse, éminemment assimilable. Le rôle du lard dans l'alimentation humaine est prodigieux : le campagnard n'a longtemps connu que la classique soupe au lard, en fait de régime carné. L'ouvrier des villes se nourrit plus souvent de jambon que de bifteck. (1)

A propos de la *charcuterie*, remarquons, avec M. Villain, que souvent les condiments masquent l'odeur

(1) Le jambon de Bayonne fumé et salé avec le sel de Salies (Béarn), joui d'une réputation méritée qui date des festins baconiques du moyen-âge. Il rend aux estomacs fatigués les plus signalés services.

nauséabonde et la fraîcheur douteuse de ces préparations si populaires. C'est ainsi que certaines saucisses avariées, riches en microbes et en alcaloïdes animaux (ptomaïnes) ont causé de graves accidents d'empoisonnement, récemment étudiés en Allemagne sous le nom de *botulisme*.

La viande et le boudin des porcs non châtrés, ou nourris avec des tourteaux oléagineux, exhale une odeur repoussante de bouc ou d'huile rance, et possède une saveur amère, et nauséeuse, qui obligent à les rejeter de l'alimentation.

* * *

Le *chien*, dont les Orientaux raffollent, est susceptible d'acquérir un goût agréable, quand on lui retire son alimentation carnée. On l'a bien vu, pendant le siège de Paris, où ces animaux, nourris seulement de débris végétaux, finissaient par contracter absolument les qualités brômatologiques des herbivores (Bouchardat). La même remarque s'applique au *chat* et au *rat*, dont les Parisiens de 1870 ont fait une ample consommation, et dont les gargottes suburbaines utilisent si communément la viande, sous les appellations les plus fantaisistes.

Le *lapin*, rongeur domestiqué du genre lièvre, possède une chair blanchâtre et fade, d'assez lourde digestion. Lorsqu'il vit en liberté (lapin de garenne) ces propriétés brômatologiques changent complètement et s'identifient presque avec celles du lièvre, que nous décrirons bientôt. La chair de la *chèvre* ressemble assez à celle du mouton; mais elle est moins savoureuse et bien plus dure à digérer.

* * *

L'hygiène recommande de bien faire cuire la viande, si l'on veut éviter les transmissions parasitaires (*tænias*, peut-être *tuberculose*) dont la chair des animaux peut être le véhicule. Le tænia, très rare dans l'armée, où l'on ne mange guère que de la viande bouillie est, au contraire, devenu d'une fréquence extrême dans les villes, où s'est répandue l'habitude anti-hygiénique de mal faire cuire la viande. Nous insisterons plus loin à propos de la trichinose, sur ce point capital d'hygiène alimentaire, que nous voudrions voir admis par tous.

CHAPITRE XXXV

LES ABATS. — LES VOLAILLES

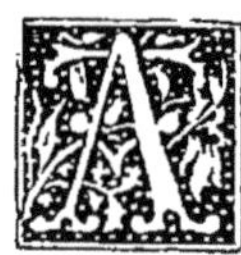

côté de la viande proprement dite, il nous faut dire aussi quelques mots des *abats* au point de vue alimentaire.

Les *rognons*, riches en fibrine, ne sont vraiment savoureux et hygiéniques, que lorsqu'ils proviennent des jeunes herbivores.

Le *sang* n'est guère consommé que mêlé de graisses et de condiments, sous le vocable bizarre de *boudin*. Le boudin est un aliment qui reste de longues heures dans l'estomac, et qu'il faut absolument interdire à tous ceux qui souffrent, plus ou moins, de cet organe. Il est particulièrement nuisible aux sujets atteints de coliques hépatiques: c'est là un fait d'observation. Le sang de veau ou de mouton, ingéré chaud dans les abattoirs, est parfois utile aux anémiques, aux phtisiques, aux convalescents. Mais il faut, pour cela, que leur estomac soit capable de le digérer, et c'est précisément ce qui rend aléatoire cette hémato-dipsomanie, renouvelée des anciens Romains.

Le *foie* contient, outre les principes carnés, des matériaux propres à assurer la formation du sucre. C'est un aliment lourd, interdit aux dyspeptiques et aux diabétiques. (1)

Les *tripes* (gras-double, andouilles etc.) constituent un aliment graisseux et gélatineux très nourrissant, mais qui exige, pour sa complète digestion, l'estomac des héros de Rabelais. La *fraise* de veau (estomac des jeunes veaux) est beaucoup plus assimilable, grâce à la pepsine qu'elle renferme. Nous la conseillons avec avantage à ces tubes digestifs qui sont le théâtre d'opérations chimiques défectueuses, alors qu'à ces mêmes tubes digestifs nous défendons expressément les tripes.

La *cervelle*, riche en graisse phosphorée (*protagon*) ainsi qu'en albumine et en cholestérine, est un aliment léger, fait pour les estomacs délicats et les convalescents.

La *tête de veau*, abondante en gélatine et en tissu adipeux, ne se digère qu'à grand renfort de sauce vinaigrée. Les *pieds* de veaux et le *museau* de bœuf, moins graisseux, sont de digestion plus facile en général. Cela tient surtout à ce qu'ils sont soumis, de même que les pieds de mouton, à une coction lente et prolongée, et relevés par une sauce au vinaigre.

(1) On ne doit manger que le foie des jeunes animaux. Il a besoin d'être très cuit, parce qu'il peut renfermer des parasites. Son usage est naturellement mauvais pour les sujets dont la fonction biliaire ou la fonction glycogénique sont altérées.

Le *ris de veau*, pauvre en graisse, abonde en albumine gélatineuse, qui le rend, à coup sûr, moins digestible que sa réputation. Il est, en effet, plutôt un aliment d'estomac robuste qu'un aliment de malade, ainsi qu'on le croit généralement.

La *moëlle osseuse* fournit ses riches éléments gras au bouillon de bœuf, et relève la saveur de certains légumes fadasses (le cardon, par exemple). On doit en manger en petite quantité, parce qu'elle constitue une graisse assez stable (pommades en parfumerie) et conséquemment assez malaisée à émulsionner par les sucs digestifs auxquels est dévolu ce rôle.

La *langue* des moutons et des veaux est un organe musculaire délicat et fort digestible. Le *cœur* est, au contraire, un muscle extrêmement dur à digérer.

* * *

Les *volailles*, oiseaux domestiques des basses-cours possèdent, lorsqu'elles sont jeunes, une chair tendre et savoureuse, riche en sucs nutritifs. Le poulet et le dindonneau sont les types de cette « viande de malade », si appréciée des gens bien portants. L'oie, le canard et la pintade sont plus durs à l'estomac et ne conviennent guère qu'aux sujets actifs, qui digèrent avec leurs jambes. La chair du pigeon est aussi très nutritive; mais sa fadeur spéciale en fait un aliment assez lourd et dont on se dégoûte rapidement. Les vieilles volailles, dont la chair amaigrie ne se persille plus de graisse savoureuse, ont les fibres musculaires trop cohérentes, pour être de facile digestion. La physiologie expérimentale démontre, d'ailleurs, pleinement, que la chair des animaux ne se digère bien qu'à la condition d'être suffisamment mélangée de particules graisseuses. De plus la volaille, comme toutes les viandes blanches, a absolument besoin d'être très cuite :

«Veau mal cuit et poulets crus
Font cimetières bossus»,

affirme un vieux proverbe du XVe siècle.

L'*oie*, artificiellement engraissée, finit par subir une hypertrophie graisseuse du foie, appréciée déjà des Romains, qui la provoquaient à l'aide du régime des figues et du repos corporel absolu. De nos jours, le maïs et le lait caillé, ingurgités de force à ces malheureux palmipèdes, immobilisés dans un carcan et placés dans une cave, produisent cet empâtement graisseux du foie, si estimé des gourmets, — et si aimé des médecins... pour les clients qu'il leur procure.

La terrine de foie gras est l'un des aliments les plus lourds que nous puissions décrire. Elle cause fréquemment des indigestions par les fermentations anomales que détermine dans nos tubes digestifs cet aliment de haut goût, compact et obstruant par excellence. Il faut manger du foie gras en très petite quantité, et comme hors-d'œuvre, au lieu de le servir, ainsi que le réclame sa Majesté la Mode, presque à la fin du repas, à ce moment où l'estomac, dont le travail digestif s'inaugure, aurait besoin de la plus grande tranquillité.

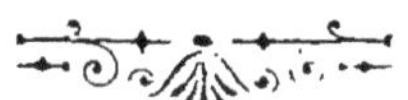

CHAPITRE XXXVI

LA CONSERVATION DES VIANDES

Voici succinctement les principales méthodes employées jusqu'à ce jour pour la conservation des viandes : la *dessiccation*, qui prive la chair des animaux de leurs sucs les plus nutritifs et les plus agréables, sans assurer pour autant un aliment de bonne qualité et de saine assimilation : — la *salaison*, dont l'usage prolongé est fertile en maladies de tout genre — l'emploi de l'esprit-de-vin, de la glycérine, du sucre, du miel, de la térébenthine, de la créosote, etc..., tous passibles de graves reproches d'imperfection ou de nocuité variable — le *procédé Appert*, où les viandes sont cuites d'avance, et qui est un procédé fort coûteux, d'ailleurs; enfin, divers autres modes de conservation moins employés...

Le système de conservation par le froid a fait l'objet de nombreuses expériences. Le procédé le plus parfait est, à coup sûr, celui de Giffard par lequel on peut importer des viandes « ayant tout l'aspect, toute la saveur et toute la fraîcheur des viandes ordinaires de boucherie ». Cette proposition est incontestable, et notre estomac a souvenance d'avoir mangé du filet ayant quatorze mois et demi de conservation par le procédé Giffard, et qui fut pourtant déclaré *trop frais* par M. Bouley, le regretté vétérinaire, dont la compétence en pareille matière était irrécusable. La méthode du « froid rationnel » ou froid de la nature (on sait que la machine Paul Giffard produit un froid intense uniquement par la détente de l'air) est d'ailleurs en pleine voie de prospérité, et la « Giffard patent freezing Company » a plusieurs navires faisant commerce avec l'Amérique.

Les premiers essais pratiques de conservation par le froid ont été faits, en France, par un homme aussi savant que modeste, M. Charles Tellier. Chacun se rappelle l'histoire du fameux *Frigorifique*, dont le côté scientifique a été irréprochable, tandis que la question financière (à laquelle M. Tellier est resté étranger) a abouti, après une série d'opérations malheureuses, à une véritable catastrophe. Le grand avantage des appareils Tellier, dans la conservation par le froid, c'est de donner un froid sec et un courant d'air constant qui enlève à la viande son humidité extérieure et la dessèche à sa surface, tout en suspendant à l'intérieur la vitalité des ferments organiques et en maintenant la viande elle-même « dans une sorte de léthargie. »

Le procédé de M. Potel nous paraît réunir les conditions économiques et alimentaires les meilleures. Il consiste, nous dit son auteur, à recouvrir les viandes crues d'un mélange de glycérine, gélatine, tannin et amidon; ce mélange est liquide à cinquante-cinq degrés; il durcit par le refroidissement. Il suffit ensuite d'arracher l'enveloppe hermétique qu'il constitue, pour voir, même après soixante jours, apparaître la viande dans un état de fraîcheur et de conservation parfait. Nous avons assisté à deux expériences de M. Potel, l'une devant la Société d'hygiène, l'autre, plus pratique, au banquet mensuel de la Réunion amicale de la presse scientifique. Les deux expériences ont été décisives.

Les procédés conservateurs, si nombreux, selon les méthodes chimiques par salaisons, saumure, soufrage, antiseptiques divers, diminuent toujours, plus ou moins, la valeur de la viande, dont elles altèrent le goût et le pouvoir nutritif: ils ne s'appliquent guère qu'aux viandes naturellement dures, qui ne peuvent que gagner au marinage. Dans la viande fumée, c'est la *créosote* qui joue le rôle conservateur, et c'est même de cette propriété qu'elle tire son nom (de *kréas*, *sôzô*, je sauve la chair) Le *boucanage* réunit la dessication à l'action antiputride de la fumée. Le procédé Appert altère beaucoup trop la fibre musculaire, par la température élévée qu'il nécessite: il rend la viande filandreuse et peu agréable. De plus, il est fort coûteux.

En résumé, la conservation des viandes est un problème sociologique, dont la solution ou les solutions méritent, au plus haut point, l'ingénieuse attention des inventeurs. Au point de vue économique, il est certainement l'un de ceux qui touchent de plus près au bien-être de tous. De quoi s'agit-il, en effet? Il s'agit de fournir aux classes aisées et aux classes pauvres des viandes fraîches; il faut que tous les Français puissent manger de la viande, ce qui est impossible avec la production faible de notre pays (900 millions de kilogrammes à peine).

Or, en faisant manger de la viande aux Français, on augmentera notre richesse nationale et notre production agricole, industrielle et commerciale. Lisez, à ce propos, les observations nombreuses du genre de celles-ci, que rapporte Jules Béclard dans son traité classique de physiologie: « Les ouvriers employés aux forges du Tarn ont été longtemps nourris avec des denrées végétales. On observait alors que chaque ouvrier perdait en moyenne, pour cause de fatigue et de maladie, quinze journées de travail par an. En 1833, M. Talabot, député de la Haute-Vienne, prit la direction des forges. La viande devint la partie la plus importante du régime des forgerons. Leur santé s'est tellement améliorée depuis, qu'ils ne perdent en moyenne que trois journées de travail par an. La nourriture animale a fait gagner douze journées de travail par homme! » (1)

(1) Nous avons assez longuement insisté, au § 2, sur cette importante question.

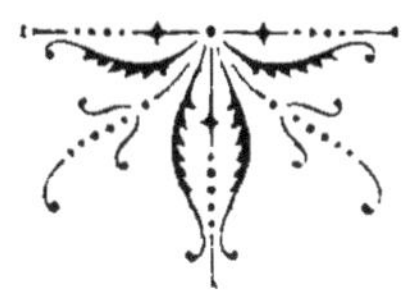

CHAPITRE XXXVII

LA TRICHINE

Cette grave maladie parasitaire se révèle, chez l'homme, par trois ordres de symptômes: *cholériformes* (irritation de l'estomac et de l'intestin), *rhumatismaux* (douleurs des membres, œdème de la face) et *nerveux* (ressemblant, à s'y méprendre, à la fièvre typhoïde). Nos lecteurs savent, pour la plupart, que la trichine, constatée, pour la première fois, il y a une trentaine d'années, est une affection parasitaire existant probablement de toute antiquité, mais qui n'a pris droit de domicile dans la science que depuis les modernes découvertes micrographiques.

Le porc est, avec le rat, l'animal qui se trichinise le plus facilement, surtout dans le Nouveau-Monde: car le porc trichinisé est une exception en France, et, à Paris, une rareté. Il est vrai de dire, à ce propos, avec M. Davaine, « qu'il y a plus de danger à Paris, en se promenant dans les rues, de recevoir une cheminée sur la tête, que de contracter la trichinose en consommant de la viande de porc d'origine française. »

Une viande trichinée apparaît à l'œil nu émaillée de petits points blanchâtres ; à la loupe, ou mieux avec un microscope de faible grossissement (cent diamètres environ), on aperçoit de petites vésicules ovalaires, allongées dans le sens des fibres musculaires et renfermant dans leur intérieur un petit ver tordu en spirale. Un kilogramme de viande peut renfermer cinq millions de petites vésicules de ce genre, qui contiennent elles-mêmes au moins une trichine chacune. Les kystes ont une assez grande résistance vitale : le froid, la putréfaction, la chaleur (à moins de 80 degrés) ne les tuent point. La viande est ingérée ; elle arrive dans l'intestin de l'homme, où, l'enveloppe de la vésicule une fois digérée par les sucs digestifs, le petit ver est mis en liberté et se trouve dans le milieu favorable à son développement complet. Les trichines *adultes* sont de sexe différent : elles s'accouplent dans l'intestin, et chaque accouplement peut produire 42 millions de très-petits vers, munis de crochets, qui perforent l'intestin et vont de nouveau s'enkyster dans la chair musculaire de leur hôte : il leur faut environ une vingtaine de jours pour arriver de nouveau à l'état vésiculaire. Pendant ce temps, les *parents* sont expulsés de l'intestin, où ils ne peuvent plus vivre après leur accouplement.

On conçoit les dangers d'un parasite qui pullule avec une si effrayante rapidité. L'homme qui a ingéré de la trichine est en proie d'abord à de vives douleurs de l'estomac et à de violentes coliques intestinales; souvent il a de la diarrhée; sa face se boursoufle; bientôt il est en proie à des douleurs musculaires atroces, accompagnées de contractures articulaires, de sueurs profuses, etc. La mort vient terminer ce funèbre tableau; le sujet succombe ordinairement à une broncho-pneumonie double, accompagnée d'accidents typhoïdes intenses; parfois c'est l'albuminurie qui termine la scène.

On conçoit, d'après cet exposé symptomatique, que l'on ait souvent confondu la trichinose avec les inflammations intestinales, les empoisonnements, le choléra, la fièvre typhoïde, le rhumatisme, etc. — Cependant, les traitements préconisés tour à tour, sont impuissants à amener la guérison : glycérine, calomel, iodure de potassium, benzine, picrate de potasse, parasiticides de tous genres, ont été essayés sans succès. On connaît toutefois quelques cas de guérison spontanée; mais on conçoit combien il est difficile d'atteindre, par une médication quelconque, un parasite vivipare à l'état de chrysalide, qui attend patiemment dans les muscles, protégé par une enveloppe solide, les conditions de milieu favorable à son développement. Aussi, le traitement de la trichine chez l'homme se borne-t-il à lutter contre l'intensité des symptômes, apaiser les douleurs, atténuer les complications, réparer et tonifier les forces organiques, etc.

En 1880, le chiffre d'importation des jambons américains atteignait 39 millions de kilogrammes; ces viandes venaient améliorer puissamment le triste ordinaire du pauvre, sans occasionner aucun accident avéré sur lequel pussent s'échafauder des mesures prohibitives! Pendant ce temps, la Belgique importait 34 millions de kilogrammes de viandes de porc américaines; l'Angleterre et la Suisse cherchaient aussi dans ces salaisons si bon marché (50 centimes le kilo) la plus féconde ressource pour l'alimentation des ouvriers, sans que l'on eût à constater, dans ces pays, aucune épidémie ressemblant, de près ou de loin, à la trichinose...

Cependant apparaît, brusquement, le décret Tirard, qui lésait si profondément (comme le déclara à l'Académie, Jules Guérin) nos intérêts commerciaux, sociaux et économiques. Malgré ce décret, les viandes de porc des Etats-Unis ne cessent point d'entrer chez nous par Liverpool, par Anvers, et *surtout par l'Allemagne:* néanmoins, pas plus de trichinose qu'auparavant! Et l'Allemagne, malgré son armée de 15,000 fonctionnaires qui inspectent les viandes, microscope en mains, et grèvent annuellement, de 40 millions au moins, ses pauvres ressources budgétaires, — l'Allemagne continue toujours à être trichinisée de plus belle. Une épidémie épouvantable se développa à Emersleben (Saxe) : dans cette épidémie, le porc américain ne pouvait être incriminé. M. Virchow (l'illustre savant qui a *inventé* la trichine!) déclare à ce propos, *qu'il n'y avait jamais eu, à sa connaissance, un seul cas de trichine causé par les lards et jambons de provenance américaine!*

La cuisson joue un rôle énorme de prévention : là gît le véritable problème d'hygiène et de police sanitaire. Tous les Saxons malades ou morts dans la dernière épidémie, avaient mangé du porc cru; ceux qui avaient mangé leurs viandes, cuites même pendant cinq minutes seulement, n'avaient couru aucun danger. Tels sont les termes absolus et précis du rapport officiel de Virchow.

La terreur des trichines prit naissance en 1881, en France, à la suite d'une petite épidémie qui atteignit dix-sept personnes, à Crespy-en-Valois. Ces personnes avaient mangé un porc *tué dans le pays*. Une seule d'entre elles succomba : il n'est rien moins que certain, d'ailleurs, que ce fût à la trichinose. Voilà les faits sur lesquels vinrent s'échafauder les mesures excessives qui lésèrent si profondément, selon l'expression du regretté Jules Guérin, nos intérêts commerciaux, sociaux et économiques ! Les Belges ne furent pas aussi *radicaux*. Ils ont fait peut-être preuve, au contraire, d'un optimisme un peu exagéré, puisque l'Académie de médecine de Bruxelles n'a prescrit aucune mesure à prendre. Quant aux Anglais, leur esprit pratique n'a pas laissé passer l'occasion de blâmer l'excessive sévérité de notre gouvernement. « Il serait imprudent pour l'Angleterre, s'est écrié M. Mundella, de s'engager dans cette *voie mauvaise*, qui porte tant de préjudice aux classes pauvres ! »

Les viandes trichinisées ne sauraient jamais être bien dangereuses chez nous, parce qu'en France on n'aime pas le jambon cru (qui n'est guère fait que pour des estomacs allemands), et l'on a l'excellente habitude de faire bouillir plusieurs heures les salaisons américaines. Or, la chaleur tue les trichines, lorsqu'elle atteint quatre-vingts degrés. Il suffit donc de livrer à l'ébullition prolongée la viande trichinée, coupée en morceaux peu épais, pour être à l'abri de tout accident ; pour plus de sûreté, on additionne d'un demi-verre de vinaigre le liquide servant à la cuisson; car l'acide acétique a la précieuse propriété de tuer les trichines, comme le fait d'ailleurs, (mais seulement à la surface), la salaison.

La salaison tue en effet les trichines, comme l'a démontré absolument M. Colin (d'Alfort), (un grand savant celui-là, et qui ne se borne pas à des expériences de laboratoire, non contrôlées par la clinique!) Une salaison bien faite rend la trichine inerte. Quant à la garantie absolue, elle est dans la cuisson. Pour être sûr qu'il y ait innocuité complète, il faut que la température atteigne 70 degrés: un jambon de taille moyenne doit cuire six heures dans l'eau bouillante, pour que le centre de la viande réalise ces conditions. En livrant à une ébullition de vingt-cinq à trente minutes, la viande trichinisée coupée en morceaux peu épais, on peut ingérer cette viande *sans inconvénient aucun.*

Ce qui met la France à l'abri des épidémies parasitaires, ce sont précisément ces excellentes habitudes culinaires. En France, personne n'aime le jambon cru, même dans les communes les plus sauvages. En Allemagne, les mœurs sont plus primitives : la viande de porc n'est ni salée ni cuite. Elle est simplement hachée, puis dévorée en tartines. Étonnez-vous, après cela, de voir la trichinose tuer, en Saxe, des centaines d'individus! Le contraire serait étonnant. La vraie formule d'hygiène pratique n'est donc pas dans la prohibition, qui ne ressortit qu'à des questions d'ordre politique et économique. La vraie formule est celle-ci : « Faites bien cuire votre viande, et moquez-vous de la trichine ! »

Voici la conclusion générale de ce chapitre un peu long : « *En aucun cas, les mesures contre la trichine ne doivent être prohibitives* ».

L'hygiène ne saurait, d'ailleurs, entrer sans danger, dans cette voie de répression et de réglementation à outrance ! Il est bien certain, d'une part, que les Américains n'ont point hésité longtemps à comprendre que leurs viandes seront attentivement surveillées par les gouvernements, et qu'il est de leur intérêt de ne pas préparer de viande trichinée. D'autre part, la République peut très bien avoir, pour l'examen des viandes aux frontières, un nombre suffisant d'inspecteurs armés de miscroscopes, comme cela se passe, d'ailleurs, en Angleterre et en Allemagne. Les viandes trichinées seront ainsi saisies, et vendues par le Trésor, pour la fabrication de graisses inférieures. Quant à celles qu'on tenterait d'introduire frauduleusement, elles exposeraient leurs introducteurs aux peines édictées par le Code pénal pour la vente des viandes avariées (1).

(1) Au moment où nous écrivons ces lignes (Décembre 1887) on nous signale de graves épidémies de trichinose en Thuringe et à Hambourg. Des centaines de victimes auraient été constatées.

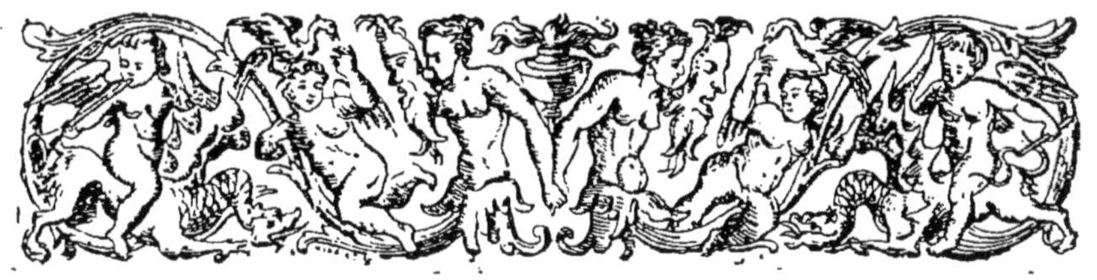

CHAPITRE XXXVIII

LE GIBIER

Brillat-Savarin a défini le gibier : « Les animaux bons à manger, qui vivent, dans les bois et les campagnes, en l'état de liberté naturelle ». Cet état de liberté donne (on le conçoit) à la chair des animaux des caractères alimentaires tout particuliers. Il est évident que la vie en plein air, avec ses inquiétudes, son agitation, ses nécessités, ses irrégularités, l'exercice forcé, la recherche, souvent pénible, de la nourriture, les dures exigences de la lutte pour l'existence, et cette incessante exposition de l'être sauvage à toutes les vicissitudes atmosphériques et météoriques ; — il est évident, disons-nous, que toutes ces conditions créent, pour le gibier, des modalités de nutrition spéciales. Rien d'étonnant alors que sa chair soit plus ferme, plus chaude, plus sèche, plus dure, moins persillée de graisse, que la chair des animaux domestiques; rien d'étonnant qu'elle constitue un nutriment de haut goût, de fumet varié et de digestion parfois difficile, surtout pour les sujets sédentaires, puisqu'il est vrai que l'on digère avec les jambes, au moins autant qu'avec l'estomac!

Les caractères énumérés plus haut nous expliquent également pourquoi le gibier a souvent besoin, pour être mangeable, d'être faisandé, c'est-à-dire ramolli par un commencement de putréfaction; pourquoi le *marinage* et les artifices variés de l'assaisonnement doivent présider à sa préparation culinaire; pourquoi enfin l'hygiène commande impérieusement l'usage modéré du gibier comme nourriture. Il exerce, en effet, sur les fonctions digestives une vive stimulation, que tolèrent seuls les estomacs robustes. Un faisandage savant, une préparation appropriée, et surtout la précaution contre l'abus font de la plupart de ces viandes, noires et fortement fibrineuses, des aliments très riches et généralement très assimilables, principalement pendant la saison froide. D'une façon générale, on peut dire que le gibier est plus nourrissant que la viande de boucherie et plus indigeste, parce que sa chair renferme encore tout le sang, dont l'animal domestique a été privé par la saignée.

Paris engloutit des quantités colossales de gibier, dans la production desquelles la France n'entre guère pour plus d'un vingtième. L'Allemagne nous inonde littéralement de son gibier à poil; la Russie nous envoie ses perdrix; la Corse et les lacs italiens leurs grives et leurs bécasses; la Hollande et l'Ecosse leurs canards et leurs gibiers d'eau, etc. Certaines personnes se croient obligées de manger le gibier lorsqu'il est complètement pourri. C'est une habitude très malsaine : on n'irrite pas en vain le tube digestif par ces détritus putrides et toxiques de viande avancée. Toutefois, cette perversion du goût est tellement répandue, que M. Villain, notre savant inspecteur des viandes, recommande de ne saisir que très rarement le gibier sur nos marchés. Le public appréciant très diversement les qualités de ces viandes, les employés de l'inspection ne devront, dit-il, intervenir « que dans le cas de réclamations des acheteurs! »

Nous tracerons brièvement ici l'esquisse brômatologique des produits de la chasse. Le sanglier, le chevreuil et le lièvre sont les principaux représentants du gibier à poil. Le sanglier, cette souche sauvage du porc, n'est guère que dans sa jeunesse (marcassin) un aliment riche, agréable et sain. Sa viande exhale, au moment du rut, une abominable odeur que l'on retrouve plus ou moins, à l'époque amoureuse, dans toutes les espèces animales. Le sanglier adulte est sec, coriace et peu mangeable : il a besoin, pour être présenté sur nos tables, d'une longue cuisson et de condiments relevés.

Le chevreuil présente les qualités alimentaires les plus variables, selon ses habitudes d'existence et les localités où il réside. Jusqu'à l'âge de 18 mois environ (faon), il est vraiment exquis et de digestion facile, surtout son filet et ses côtelettes. A partir de l'âge de deux ans, on est forcé, pour rendre sa viande acceptable, de la soumettre à un marinage prolongé : et dans cet état, le goût de chevreuil n'existe plus guère! Aussi nos lecteurs ne s'étonneront-ils pas de la confidence suivante, que nous voulons leur faire à l'oreille : — La plupart des filets de chevreuil des restaurants sont des filets de *cheval* marinés (le fait nous a été certifié par notre regretté maître Henry Bouley).

La viande des animaux longtemps forcés est mauvaise au goût et en même temps fort malsaine. Le surmenage, en effet, fait souvent mourir l'animal avant que le fusil ne parte. Epuisé de fatigue, il tombe, et il se produit alors dans son organisme des troubles si profonds, que sa chair noircit et se fonce en couleur (c'est le *lièvre charbonnier* dont parlent les paysans); le muscle, désorganisé par les phénomènes chimiques de la contraction exagérée, se putréfie avec rapidité et exhale bientôt une odeur d'urine très prononcée. Ces faits sont bien connus, puisque l'on n'abat jamais les animaux de boucherie qu'après les avoir laissés se reposer: excellente habitude, car les animaux surmenés donnent une viande mauvaise. L'homme n'est pas à l'abri de la mort par fatigue: c'est ainsi que mourut le Spartiate quittant Léonidas et ses compagnons pour courir à Laçédémone; à peine eut-il narré l'héroïque défense des Thermopyles, qu'il s'affaissa pour ne plus se relever.

Poursuivons notre étude du gibier à poil. Le lièvre jeune fournit une viande savoureuse:

Inter quadrupedes gloria prima lepus

dit le gourmet Martial. Répandu sur toute la surface du globe, il présente des qualités diverses selon les pays. Il est surtout excellent dans les collines et les montagnes, où sa chair se parfume de plantes aromatiques. Le levraut des vignes possède un râble épais et succulent, très apprécié des gastronomes. Les lièvres allemands sont, en général, très inférieurs comme qualité ; on les reconnaît à leur pelage fauve et à leurs très grandes pattes. Le jeune lièvre a des oreilles très fragiles et qui se déchirent aisément : il présente, en dehors de l'articulation du carpe, une sorte de lentille cartilagineuse, qui disparaît avec l'âge. Avec l'âge également, le lièvre blanchit, surtout dans les pays froids. Sa chair est échauffante, coriace et *bilieuse*, si l'on peut dire. Elle est nuisible dans les climats chauds et c'est pour cela probablement que le lièvre a été sévèrement proscrit, comme animal impur, par Moïse, et plus tard par Mahomet. Il ne faut pas croire que la chair du lièvre gagne en haut goût à mesure que l'animal vieillit ; au contraire, elle se rapproche plutôt, par sa fadeur, de la chair du lapin de garenne.

Les représentants du gibier à plumes se mangent surtout à l'automne. L'homme les laisse chanter au printemps non par poésie ni par respect pour leurs amours, mais parce que leur goût est déplorable à cette époque. On sait que l'œuvre de chair est peu favorable, en général, à *celle* des animaux (pour employer une phrase tintamarresque).

Les oiseaux carnivores, surtout à long bec, sont moins délicats au palais et plus lourds à l'estomac que ne le sont, d'ordinaire, les oiseaux végétariens. L'alouette (mauviette), le rouge-gorge, le chardonneret et le bec-figue sont des morceaux fort recherchés, quoique Grimod de la Reynière les surnomme méchamment « de petits faisceaux de cure-dents » (ce qui semblerait prouver, entre nous, que ce grand homme a usurpé sa réputation de *gourmet*, et qu'il n'était qu'un *gourmand* vulgaire).

La caille et l'ortolan, qui ont une grande tendance à l'engraissement, et cela malgré une ardeur amoureuse devenue *proverbiale* (pour la caille, au moins), constituent des mets délicieux et très nourrissants, surtout à la fin de l'été, lorsqu'ils sont bien gras. Le vanneau, la gélinotte et la perdrix sont aussi des plats savoureux, lorsque l'animal est jeune. Le perdreau trahit son jeune âge par les plumes pointues de son aile. La vieille perdrix donne aux convalescents un succulent bouillon. La chair du faisan (comme celle de la perdrix) a besoin d'être *faite*, et relevée par les soins d'un cuisinier habile : si non, elle est peu agréable.

Les grives, turdiens sauvages omnivores, très friands de fruits, gloutons par excellence, s'engraissent et se *saoûlent* d'olives, de genièvre, de jusquiame, de figues et de raisins. Devenues obèses, elles méritent l'enthousiasme du poète qui s'écriait :

Nil melius turdo !

en présence des gras oiseaux que Lucullus engraissait lui-même dans ses volières.

Paris mange, annuellement, plus de cent mille grives, et Marseille près du double, à cause du voisinage de la Corse. La grive est vraiment exquise et digestible même pour l'estomac délicat du convalescent. Il en est de même du merle qui, gras et délicieux durant vendémiaire, fait mentir tous les jours le fameux *proverbe* dont il est le héros.

La bécasse fournit une chair noire et ferme, très estimée pendant les derniers mois d'hiver. Le faisandage lui donne un inappréciable fumet, qui met les gourmets en joie. La bécasse ne vaut rien pour les bilieux ni pour les sujets sédentaires : *celui-là seul qui la tire devrait la manger*, car il faut un estomac de chasseur pour la bien digérer.

En passant, nous crierons méfiance aux trop confiants amateurs, qui trouveront, dans les restaurants où l'on mange du cheval pour du chevreuil et du chat pour du lièvre, d'excellents salmis de bécasses faits avec des *corbeaux !* Étonnez-vous, après cela, d'entendre dire : « la bécasse, j'en ai mangé ; ce n'est pas un plat bien fameux !.... »

La bécasse se mange ordinairement trop faisandée. L'hygiéniste ne peut s'empêcher de protester contre les gourmets qui ingurgitent cet oiseau à l'état de détritus décomposés. Vous n'avez plus le droit, après cela, Parisiens mes frères, de *blaguer* les Chinois friands d'œufs pourris, ni les Zulus, amateurs de charognes !

L'oie sauvage, « faisan des cordonniers » (Monselet), a un goût aromatique et est assez dure à digérer. Comme la dinde sauvage, *elle demande*, — pour parler le cruel langage de la *Cuisinière bourgeoise*, — elle demande à être mangée jeune. Le pigeon sauvage est moins fade que le pigeon domestique ; mais sa viande, noire, est peu agréable et souvent indigeste. Il en est de même de la mésange et de l'étourneau, et nous supplions les chasseurs de laisser plutôt ces oiseaux à leur mission insectivore, dont se réjouit l'agriculture.

Quant aux oiseaux sauvages qui vivent auprès de l'eau, canards sauvages, sarcelles, macreuses, poules d'eau, etc., etc., leur chair, noire et spongieuse, présente souvent une odeur musquée et une saveur huileuse qui rappellent le poisson dont ils vivent et les marécages où ils s'ébattent. Les Romains, *ces finauds de la gueule*, connaissaient bien le peu de digestibilité du canard sauvage, dont ils ne mangeaient que la poitrine, le cou et la cervelle, ainsi qu'en témoigne l'épigramme bien connue de Martial:

Tota quidem ponatur anas; sed pectore tantum
Et cervice sapit: cætera redde coquo!

Il est bon d'ajouter, pourtant, que le fumet de ces oiseaux de carême varie beaucoup, selon la préparation culinaire. Accommodées par un chef consciencieux, et convenablement arrosées par de vieux crûs, ces viandes sont encore très acceptables, même pour les convives les plus difficiles. Demandez plutôt à ceux qui pratiquent, avec une dévotion sévère, la diète quadragésimale annuellement ordonnée par l'Eglise!...

CHAPITRE XXXIX

LE POISSON

Le poisson, dont certains peuples font leur alimentation presque exclusive, comprend d'innombrables espèces : ce qui rend éminemment variables (on le conçoit) ses propriétés hygiéniques. Les chiffres atteints par certaines pêcheries (de morues et de harengs notamment) sont véritablement fabuleux. On sait que Lacépède n'a pas craint de comparer à l'or lui-même l'influence économique et sociale... du hareng!... Un Parisien, toutefois, ne mange guère, en moyenne, annuellement, qu'une douzaine de kilogrammes de poissons. Paris, sous le rapport ichthyophagique, est donc bien au-dessous de la Rome antique, celle dont la « gueule », au dire de Juvénal, *avait épuisé les mers :*

Et jam defecit nostrum mare, dùm gula sævit!

Alors, dans les demeures patriciennes, les viviers d'eau douce et même les réservoirs d'eau salée abondaient en poissons rares et précieux, que les Romains excellaient à apprivoiser, les habituant même à accourir, à l'appel de leur nom, chercher leur nourriture raffinée. Pour peindre toute l'estime que ces peuples avaient vouée à l'ichtyologie, rappelez-vous l'histoire du monstrueux turbot de Domitien, sur l'assaisonnement duquel le Sénat lui-même dut, un jour, délibérer!

Les poissons se divisent naturellement en deux classes, ceux de mer et ceux d'eau douce. Les poissons de mer sont les plus nourrissants. On doit rechercher de préférence ceux qui ont été pris loin des rivages, dans la haute mer. Quant aux poissons d'eau douce, ils sont d'autant plus sains et agréables que leur milieu est composé d'eau plus pure et plus courante. Galien condamne avec raison l'usage des poissons pêchés au-dessous des grandes villes, ou dans des eaux marécageuses

Le poisson mâle est recherché à cause de sa laitance, aliment oléo-phosphoré de haut goût. Mais la chair du poisson femelle est, à coup sûr, plus délicate. Le poisson est, en somme, un aliment riche, albuminoïde et gélatineux, salubre aux convalescents et aux vieillards. Agréable transition entre l'aliment végétal et la viande, il flatte l'appétit, il se digère bien dans la saison chaude et sous les climats brûlants. Enfin, il varie agréablement le régime de l'habitant des villes, et repose, au moment du carême, la nutrition fatiguée par la forte nourriture de l'hiver. Le poisson est moins nourrissant, à coup sûr, mais plus digestif que la viande, ce qui veut dire qu'il reste moins longtemps dans l'estomac. Nous exceptons, bien entendu, de cette règle, certains poissons huileux et gras, anguilles, tanches, et autres habitants des étangs et des lacs.

Le poisson exige, plus absolument encore que la viande, une fraîcheur absolue, indispensable condition de son goût supérieur. Au lieu de le laisser mourir lentement, tous les pêcheurs devraient imiter la pratique néerlandaise, qui consiste à tuer l'animal, dès qu'ils sort de son élément liquide, en introduisant sous sa queue un instrument bien aiguisé. C'est à cause de cette pratique, très probablement, que le poisson mangé en Hollande est d'un goût si parfait.

Le poisson se mange bouilli, cuit dans son jus ou dans du vin, rôti ou grillé, frit à l'huile ou au beurre, etc., selon le goût de l'estomac, et surtout selon l'espèce employée. Mais en général sa chair insipide a besoin d'être relevée par d'habiles assaisonnements, et, comme le dit un proverbe de France : « C'est, bien souvent, la sauce qui fait passer le poisson. » Quant aux poissons salés, marinés, saurés ou fumés, ils sont ordinairement d'une digestion difficile. Ils exigent, pour dissocier leurs fibres compactes, le concours d'un estomac robuste et éprouvé. L'abus des conserves de poissons provoque, d'ailleurs, des irritations graves de la peau et de l'appareil digestif.

Plus encore que la viande, le poisson exige également une cuisson complète. Il renferme en effet, fréquemment, les larves du tænia (truites des grands lacs) et même de la trichine (brochets, tanches). Les œufs de brochets et de barbeaux ont souvent occasionné des accidents, ainsi que certaines espèces, redoutablement toxiques, des zones équatoriales. Dans nos pays, il faut prendre garde aux poissons pêchés à l'aide de la coque du Levant, poison des plus violents : cette pêche est, d'ailleurs, sévèrement punie par les lois. Disons enfin (pour être complet) qu'il ne faut jamais laisser un enfant manger, *seul*, du poisson non épluché, à cause des accidents graves journellement causés par les arêtes.

Le poisson prend place parmi les aliments cérébraux, intellectuels, pour deux raisons : d'abord, parce qu'il a un pouvoir alibile moyen, qui s'adapte bien à l'estomac délicat des sujets sédentaires ; ensuite, parce qu'il renferme une sorte de graisse phosphorée, très voisine de la *cérébrine* ou *neurine*, principe immédiat que la chimie a découvert dans le tissu nerveux. C'est au phosphore également que le poisson doit ses propriétés aphrodisiaques si populaires. Ecoutez Montesquieu (*Esprit des lois*) : « Les fondateurs d'ordres religieux, qui voulurent asservir à la loi impraticable de chasteté leurs malheureuses victimes avaient totalement manqué leur but, en leur prescrivant l'usage habituel du poisson. » En effet, si vous voulez en croire Brillat-Savarin, l'usage de la diète ichtyophagique quadragésimale a fini par donner aux Carmes une réputation semblable à celle d'Hercule chez les filles de Danaüs, ou du maréchal de Saxe auprès d'Adrienne Lecouvreur !...

Mais, revenons à la digestibilité du poisson. Une vieille remarque, absolument vraie, a été faite au sujet des poissons sans écailles : ces poissons sont très indigestes. Ils étaient, pour cette raison, interdits aux Hébreux par la médecine du Thalmud. Au point de vue digestif, on peut diviser les poissons en trois grandes classes : ceux à chair blanche et tendre (merlan, turbot, sole), faciles à digérer, mais peu nourrissants; ceux à chair teintée et ferme (saumon, rouget), bien plus alimentaires, mais bien moins digestibles; enfin, les poissons à chair grasse et compacte (anguille, lamproie, tanche), qui sont très lourds à l'estomac et occasionnent de fréquentes indigestions.

Parmi les poissons d'eau douce les plus connus, nous citerons: l'esturgeon des grands fleuves, dont les œufs sont si estimés des gourmets, sous le nom de *caviar;* l'alose, sorte d'énorme hareng qui remonte l'embouchure des fleuves à certaines époques; le *white-bait*, hareng microscopique que l'on ne trouve que dans la Tamise; la carpe, le barbeau, la brême, les divers cyprins, la perche, le brochet, l'ombre, la truite, et enfin les poissons limoneux, anguille, goujon, lamproie, loche, lotte, tanche, etc. Parmi les poissons de mer, signalons: le léger et tendre merlan, cette « nourriture de postillon »; l'exquis hareng; l'utile morue (dont la variété rouge, nuisible et altérée, est actuellement traquée par nos inspecteurs alimentaires); le délicat anchois, la sardine; l'éperlan, le dauphin, la raie; le thon, dont la chair ressemble à s'y méprendre, à celle du veau, mais est bien plus dure à digérer; le maquereau, poisson agréable et nourrissant, de facile digestion lorsqu'il n'est point trop gras; la sole, la limande et le turbot, ces aliments de malades; enfin le rouget, jadis si vanté des Romains, qu'ils le payaient 100 francs la livre, et le recherchaient plus encore peut-être que le congre et la murêne, cette reine incontestée du *triclinium* antique !...

Les œufs de poissons (*caviar*, *poutargue*) et de crustacés (homard) possèdent une valeur nutritive considérable, démontrée par les analyses de Payen. Mais leur action irritante sur la peau commande de n'user qu'avec modération de cet aliment de haut goût, d'une grande richesse en phosphore, et nuisible aux nerveux et aux herpétiques lorsqu'ils en usent trop largement. Voici, l'opinion de Louis Agassiz sur la diète ichthyophagique. « Le poisson, dit-il, est un aliment qui rafraîchit l'organisme, surtout après une fatigue intellectuelle ; ce n'est pas que son usage puisse faire d'un idiot un savant ou un homme d'esprit, mais le régime ichthyophagique ne peut qu'être très favorable au développement de la cervelle ».

« *Ohne Phosphor, kein Gedanke* », a dit L. Büchner : sans phosphore, point de pensée. Le poisson est donc, pour les travailleurs intellectuels, un aliment précieux. C'est ce qui fait écrire méchamment, par l'humoriste Marc Twain, à un jeune auteur, son contemporain : « Agassiz recommande, en effet, le poisson, aux hommes d'État, ainsi qu'aux gens de lettres. Si j'en dois juger par le spécimen littéraire que vous me soumettez, je pense qu'un couple de baleines, chaque matin, à déjeûner, vous suffira, pour le présent.... »

Un mot encore, pour terminer cette courte étude de l'alimentation par le poisson :

Nous regrettons de ne pas être de l'avis de M. E. Gillain, inspecteur de la Halle aux poissons de Paris, qui prétend cet aliment meilleur le lendemain que le jour de la pêche. Si certaines grosses espèces sont peut-être un peu coriaces à manger, lorsqu'elles sont trop fraîches, il n'en est pas de même pour la plupart des poissons. Tous les gourmets préfèrent une sole mangée à Dieppe au même poisson mangé à Paris. Nous connaissons même des personnes qui ne digèrent le poisson de mer qu'à la mer. Mais ne discutons pas des goûts... : si non, le lecteur nous citera d'autres amateurs, qui ne mangent la raie que lorsqu'elle a subi une fermentation ammoniacale des plus complètes etc... *«Et tradidit mundum disputationibus!»* D'ailleurs, l'empire de la saveur n'a-t-il point, lui surtout, ses aveugles et ses sourds, ainsi que l'affirmait notre immortel Brillat-Savarin?

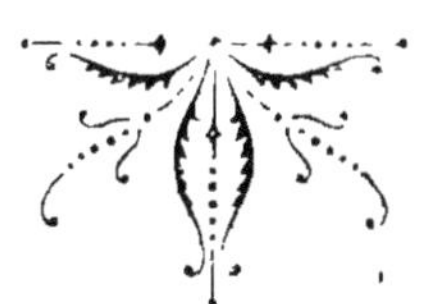

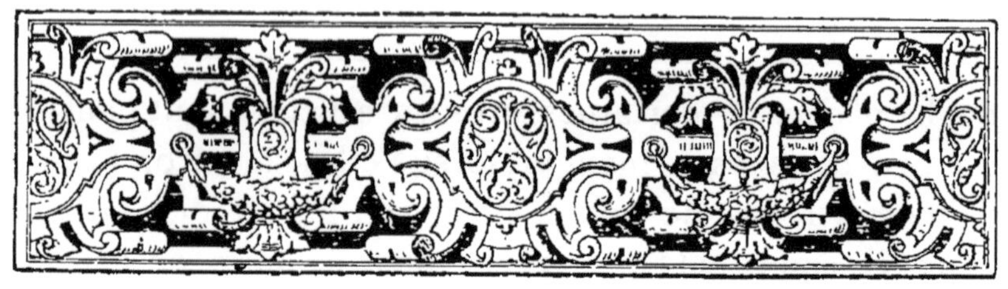

CHAPITRE XL

LA QUESTION DES MORUES ROUGES

Une circulaire ministérielle, en date du 31 Décembre 1885, interdit brusquement la vente de la morue rouge sur toute l'étendue du territoire de la République. Cet *ukase* souleva, de toutes parts, de si graves récriminations, que la circulaire dut être rapportée moins d'une année après. Elle lésait de trop graves intérêts. Songez donc que les navires transportent annuellement, en France, *douze cent mille quintaux* de morues pêchées, d'avril à septembre, en Islande et à Terre-Neuve! En 1885, la seule ville de Bordeaux en a reçu pour 14 millions de francs, et elle a exporté en Espagne et en Italie 150,000 quintaux de cet aliment. Ces chiffres indiquent éloquemment toute l'étendue du préjudice causé au commerce par une malencontreuse circulaire...

Malencontreuse, elle l'était, en effet, et au premier

chef. Les faits d'accidents survenus par le fait de la morue rouge sont extrêmement rares, et ne dépendent pas du tout de cette coloration, qui est due à un cryptogame particulier, capable de naître sur les morues les plus saines. Le docteur Mauriac (de Bordeaux) a recherché avec le plus grand soin tous les faits d'intoxications par la morue, dont il a été fait mention jusqu'à ce jour dans la littérature scientifique : ils sont au nombre de 7 ce qui est vraiment peu de chose, eu égard à l'énorme consommation qui est faite partout de ce précieux poisson! Les accidents se sont manifestés, avec une remarquable préférence, sur des corps de troupes ou à bord des bâtiments de la flotte, où la conservation et la préparation des aliments laissent (on le sait) tant à désirer.

Toujours, les morues ingérées répandaient une odeur infecte et offraient les signes non équivoques de la putréfaction. Quant au *rouge* de la morue, il est absolument indemne, dans tous ces cas, de pouvoir nocif; l'on peut en manger sans le moindre trouble digestif, ainsi que l'ont parfaitement reconnu les docteurs Dumas (de Cette), Carles, Bérenger-Féraud, et ainsi que le prouvent les expériences du savant vétérinaire Mégnin. Les morues que l'on consomme aux Antilles et à la Réunion sont presque toujours rouges et il n'en résulte pourtant aucun inconvénient pour la santé des populations qui s'en nourrissent et préfèrent même à la morue blanche cette variété dite *saumonée*.

Il n'existe donc (le fait est patent) aucun rapport entre le rouge de la morue et sa décomposition; il n'est même pas prouvé que le champignon parasite hâte, en aucune façon, la putréfaction du poisson. Le rouge de la morue vient de la chaleur humide et de la méthode de salaison. Les morues dites *douces de sel* s'altèrent plus facilement que les autres, tout en étant d'ailleurs (cela est incontestable) moins fréquemment *rouges*. En somme, les précautions hygiéniques pour la conservation de la morue peuvent se résumer ainsi, d'après M. Carles : lavage minutieux, afin d'enlever toute souillure par les intestins; emploi du sel gemme, qui est exempt de germes et de sels de magnésie déliquescents; lavages et désinfection *par l'acide sulfureux* des navires, du matériel des sècheries, etc., et rinçage final du poisson à l'eau pure...

A quoi peuvent être dus, maintenant, les accidents causés par la morue? Ils sont, à n'en pas douter, le fait de ces alcaloïdes cadavériques toxiques, autour desquels on fait aujourd'hui tant de bruit, et qui ont été étudiées en 1880 par Selmi (de Bologne) sous le nom de *ptomaïnes*. Les ptomaïnes sont, en effet, très abondantes dans le poisson avarié ou pourri, dans les moules, les huîtres, les œufs de barbue, les viandes de volaille, les escargots, fromages, conserves, saucisses, etc. ayant subi un commencement de putréfaction. Il est plus que probable que les accidents qui succèdent à l'ingestion de la morue corrompue sont dus à ces ptomaïnes. Il n'y a donc aucune raison de proscrire la morue *rouge*. A quoi arrive-t-on, du reste, avec cette manie de prohibition, qui semble actuellement faire tourner toutes les têtes dans les sphères gouvernementales? On arrive, comme le dit fort bien notre savant maître, le docteur de Pietra Santa, « à l'anéantissement progressif des plus belles industries françaises, aux grands profit et bénéfice des nations voisines! »

L'interdiction de la morue rouge ne pouvait être longtemps maintenue, parce qu'elle se justifiait aussi peu que celle des viandes de porc américaines, et frappait également au cœur les classes populaires, dont l'alimentation est si difficile. Toutefois les morues rouges n'ont pas causé (à beaucoup près) une panique comparable à la grave épidémie de TRICHINOPHOBIE de 1881 dont nous avons conté, plus haut, la pathétique histoire. Il sera bon en tout cas, de recommander (comme on l'a fait pour la viande de porc), de faire subir toujours à la morue une cuisson complète.

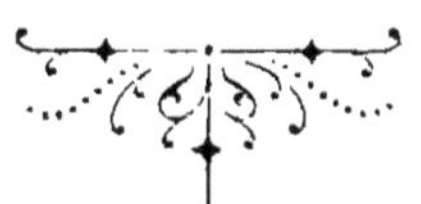

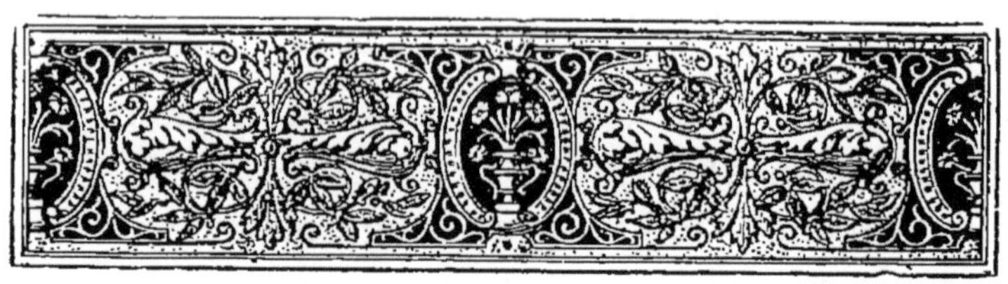

CHAPITRE XLI

LES MOLLUSQUES — L'HUÎTRE — LA MOULE

De tout temps, l'homme et l'huître ont fraternisé, s'il est vrai que la fraternité consiste à se manger les uns les autres! Les *Kjœkkenmœddings* des côtes du Danemark et de la Norwège sont des agglomérations de coquilles, qui nous montrent comme les reliefs des repas préhistoriques de nos ancêtres, les hommes primitifs. Darwin affirme, d'ailleurs, que le singe, (cet ancêtre encore plus vénérable du Parisien contemporain) déguste l'huître avec autant de plaisir que peut le faire l'habitué le plus endurci de nos cabarets fameux.

Donc il est avéré, depuis les recherches des géologues, que les races anciennes qui habitèrent les côtes de la mer du Nord puisèrent dans le succulent acéphale l'un des éléments primordiaux de leur subsistance, et peut-être la principale condition de leur prolificité.

Dans les civilisations anciennes, l'huître était connue et estimée. Les Grecs la mangeaient avant les repas pour stimuler leur appétit. Les Romains avaient en grand honneur l'*ostræa edulis* et se livraient, avec une science profonde, à la culture et à l'engraissement de ce mollusque si fécond. Les parcs de Baïes et du lac Lucrin fournissaient, en grande quantité, des huîtres estimées, que les Romains, au dire d'Horace, de Pline et de Macrobe, mangeaient avec du poivre, du vinaigre et du vin. Vitellius, qui s'y connaissait, les appelait *nobilium cibus*, la nourriture des grands; pendant ce temps, la race de Moïse les proscrivait comme impurs.

Ici, la sagesse hébraïque s'est trouvée certainement en défaut. L'huître est un aliment sain, léger, délicat, à la fois d'un grand pouvoir nutritif et d'une digestibilité aisée : ses inconvénients sont peu fréquents et rarement sérieux. Chez le convalescent, elle jouit de la précieuse propriété de réveiller l'appétit et d'exalter les forces digestives. Elle empêche le dégoût des aliments qui envahit si communément l'habitant des villes. Elle stimule doucement l'estomac paresseux du vieillard. Boerhave vantait les huîtres dans la phtisie, et Baster affirmait qu'elles sont sédatives, c'est-à-dire calmantes pour le système nerveux, et recommandables, par conséquent, dans les névroses à forme excitative et dans l'insomnie.

Il est toutefois exagéré d'écrire, avec le docteur J. Arnould, un maître en hygiène : « L'huître est un aliment de gourmet ou de malade. » Si cela était rigoureusement vrai, pensez-vous que le ventre de Paris dévorerait annu ellement plus de 300 millions de ces bivalves (150 par habitant)? Pensez-vous que Londres en consommerait plus d'un milliard? Verrions-nous l'ostréiculture et le parquage fournir des branches aussi florissantes de l'industrie et du commerce contemporains?

Les chiffres que nous avons cités ne sont rien à côté de ceux que nous fourniraient les mercuriales des halles et marchés en Amérique, où l'huître est énorme, et aussi peu chère qu'elle est grasse.

La vraie raison de ce succès alimentaire de l'huître, c'est qu'elle est un aliment riche, sain et savoureux. Riche par son albumine et ses sels, chlorures, iodures et brômures, phosphate de fer en particulier, l'huître est éminemment hygiénique, parce que, *pris en quantité modérée*, cet aliment se digère aisément, grâce aux sucs biliaires puissamment digestifs dont est pénétré l'énorme foie de l'animal. L'eau de mer que l'huître contient et qui est comme son véritable milieu intérieur, est, en outre, très favorable aux fonctions digestives : c'est une réelle eau minérale chlorurée, excitante et laxative pour le tube gastro-intestinal. Enfin, l'huître est un aliment incontestablement savoureux. Sa saveur toute spéciale et si chère aux gourmets, lui a valu le surnom de *truffe de la mer* : elle réside plutôt dans le *coussinet* que dans le pourtour du *manteau*, et que, surtout, dans les *branchies*, ordinairement fades et indigestes.

Les petites huîtres sont, en général, les meilleures. Celles de Zélande, d'Ostende, de Marennes et d'Arcachon sont les plus estimées des connaisseurs, ainsi que la petite Cancale. Quant aux portugaises, elles sont riches en iode et en brôme : mais leur goût est singulièrement désagréable. Les essais de croisement de ces dernières huîtres ont été désastreux, et la « portugaise améliorée » ne saurait, tout au plus, passer que pour une sophistication très inférieure de la Marenne. On sait, d'ailleurs, que, pour rendre les huîtres vertes, il suffit de les parquer quelque temps dans des fosses bordées de mousses vertes.

Le génie des falsificateurs s'est arrêté à l'escargot artificiel, fait avec le mou de bœuf, il ne nous a pas encore gratifiés de l'huître artificielle. Mais, rassurez-vous. D'ingénieuses écaillères ont transvasé des portugaises dans des écailles d'Ostende, et soudé les valves étrangères avec un ciment silicaté! La fraude a été récemment dévoilée par M. Devillard.

L'huître (et c'est là encore un de ses grands avantages comme aliment) n'a besoin ni de cuisson, ni d'apprêt, ni même d'assaisonnement culinaire quelconque. Elle doit se manger crue, arrosée d'un vin blanc généreux : quelques gouttes de citron ont l'avantage de tuer les vers et autres animalcules parasites de l'huître. Nos confrères du Nouveau-Monde aiment à prescrire aux anémiques et aux débiles le *bouillon d'huîtres*. Nous avouons humblement ignorer ses propriétés. Mais nous savons certainement que le mollusque bouilli, rôti ou frit, est indigeste.

L'huître se mange surtout à l'automne. M. Prudhomme l'appelle volontiers « l'hirondelle de l'hiver », parce que sa vente est messagère de la saison rigoureuse. L'huître est fort médiocre et cause parfois des accidents durant les mois d'été, *à l'époque de ses amours*, d'ailleurs peu intéressantes, l'huître étant hermaphrodite.

Mais, dans les *entre-deux* saisonniers (comme disait Sydenham parlant de novembre et d'avril) la chair de l'huître est délicieuse, bien meilleure que pendant les rigueurs de l'hiver. C'est surtout fin automne, qu'on peut s'écrier avec Albert Morel, un élève de Monselet :

Tout embaumée encor d'algues et de goëmons,
Paris te sollicite et Cancale t'envoie,
O toi qui fais aimer, ô toi que nous aimons ?

***

La *moule*, très riche en principes albuminoïdes et minéraux, est peut-être plus nourrissante encore que l'huître. Sa chair jaune et ferme est souvent délicieuse, mais toujours lourde et indigeste. La moule n'est faite que pour les estomacs robustes. Horace nous apprend que les Romains laissaient les *mytili* aux tubes digestifs des prolétaires. Les classes dirigeantes sont aujourd'hui moins difficiles, et la moule figure sur les meilleurs tables bourgeoises. Ces mollusques sont, d'ailleurs, répandus sur toutes nos côtes, surtout aux embouchures des fleuves ; mais la moule est mauvaise lorsqu'elle est cueillie dans un milieu où l'eau douce se mêle à l'eau de mer. Elle s'améliore, d'ailleurs, singulièrement par la culture...

Parfois, chez un sujet bien portant, deux ou trois heures après l'ingestion de moules, surviennent des frissons, du mal de tête, des nausées, accompagnés de soif, d'oppression anxieuse, de faiblesse pouvant aller jusqu'à la syncope et même au coma ; puis, il se produit des vomissements et des coliques, une angoisse extrême, souvent du délire; la face se tuméfie et la peau se couvre de plaques rouges, saillantes, déchiquetées, disséminées, qui sont le siège d'une chaleur mordicante et d'un prurit très incommode. Tous ces symptômes (hâtons-nous de le dire) sont plus effrayants que graves. A quoi attribuer l'urticaire produit par les moules, et les signes d'empoisonnement qui accompagnent cette éruption? Successivement on a incriminé un petit *crabe* vénéneux, la toxicité de la *crasse de mer*, du *frai des astéries* ou étoiles de mer; on a prétendu que les moules s'attachant aux parois en cuivre des navires étaient causes d'un empoisonnement cuprique.

Aucune de ces explications n'est vraie. Mais ce qui est certain, c'est qu'on ne saurait toujours admettre, pour expliquer les accidents, une prédisposition particulière de l'organisme. Cette prédisposition existe souvent, il est vrai; mais il n'est pas moins vrai qu'il existe des moules toxiques, et toxiques pour tout le monde. C'est principalement de mai à septembre que les médecins signalent l'empoisonnement par les moules. On devra donc s'abstenir d'en manger pendant cette période, où l'hygiène proscrit aussi les huîtres. Quant au traitement des accidents, il consiste en vomitif, purgatif, eau vinaigrée, lait, boissons aromatiques chaudes, café au rhum potion ou sirop à l'éther, lotions de la peau avec l'eau alcoolisée.

Terminons par un conseil que tous nos lecteurs connaissent, mais que tous ne suivent pas. Lorsqu'on veut manger des mollusques, crus ou cuits, ils doivent toujours être vivants au moment où l'on en fait usage: c'est-à-dire que leurs valves protectrices doivent toujours opposer à l'instrument qui les pénêtre la résistance de la vie.

En dehors de l'huître et de la moule, un grand nombre d'autres mollusques et bivalves sont, plus ou moins, usités dans l'alimentation humaine. Citons seulement, parmi les coquillages marins: les mulettes et les clovisses, assez indigestes, les bucardes, les pélerines etc..., coriaces et peu agréables.

Parmi les mollusques terrestres, un seul mérite ici une description, qui fera l'objet du suivant paragraphe: *l'escargot.*

CHAPITRE XLII

L'ESCARGOT

« ESCARGOT » vient, d'après Charles Toubin, du bas latin « *cargatus* », chargé (*proprement:* l'animal qui porte sa coquille)... C'est un mollusque terrestre, gastéropode, hermaphrodite, qui joue, depuis longtemps, son rôle dans l'alimentation humaine. C'est ainsi que les Romains estimaient fort les escargots: Varron et Pline l'Ancien nous ont laissé, dans leurs ouvrages, les recettes usitées de leur temps, pour les engraisser, en des réservoirs spéciaux, à l'aide de la farine de froment bouillie dans du vin. — A Rome, ces mollusques étaient le plat obligatoire de tout festin funèbre. Personne n'a dit pourquoi: nous pensons que, l'escargot se plaisant beaucoup dans les cimetières, était considéré par les anciens comme le compagnon et l'ami des morts.

La variété de beaucoup la plus estimable pour l'alimentation est « l'*helix pomatia* » ou *escargot de vigne*, surtout celui dont la coquille est roussâtre, et que l'on rencontre en abondance dans les vignobles de Bourgogne, Champagne, Franche-Comté et Lorraine. L'escargot diffère, d'ailleurs, du tout au tout, selon la qualité des végétaux dont il fait sa pâture habituelle. C'est pour cela que l'on choisit de préférence celui qui habite les hauteurs, où le sol est indemne de matières organiques putrides, et la végétation notoirement plus savoureuse et aromatique. C'est surtout à la fin de l'hiver que l'on fait des râfles d'escargots, alors qu'ils viennent d'être soumis, durant les mois rigoureux, à une diète presque absolue. Il est, d'ailleurs, très important de parquer ces animaux quelques jours, afin de les faire dégorger, et de peur qu'ils n'aient avalé quelque herbe suspecte. Faute de cette précaution, on constate, assez souvent, des observations d'empoisonnements graves causés par ces mollusques nourris de belladone, de ciguë, de jusquiame ou de datura stramonium : l'hélice vigneronne possède, en effet, un goût étrange pour les solanées vireuses, et fait de ces plantes, si redoutables pour l'organisme humain, son régal favori.

La chair gluante et visqueuse de l'escargot devient, par la cuisson, coriace et compacte, assez insipide et fort lourde à digérer : mais c'est assurément un nutriment azoté des plus riches, dont notre illustre chimiste Payen a fort bien mis en lumière l'importante valeur comestible, et qui constitue, en certaines régions, une ressource alimentaire précieuse pour les pauvres. Les pauvres ont, heureusement, l'estomac robuste : ils digèrent fort bien cet aliment grossier, si pesant aux estomacs dyspeptiques des classes dirigeantes, qui sont rarement classes *digérantes !*...

L'escargot a besoin d'assaisonnements : bien apprêté avec du beurre frais, du jambon, des anchois, du poivre, de l'ail, du thym et autres herbes aromatiques, il constitue un aliment de haut goût, qui coûte, en somme, assez cher, et qui est capable de figurer sur les tables les mieux servies. Dans le Midi, on assaisonne plus simplement l'*helix pomatia* avec cette sorte de pommade à l'ail, si chérie des Marseillais sous le nom d'*ayoli.* Dans le Midi également, les bouillon, sirop, mucilage et pâte d'escargots jouissent d'une énorme réputation populaire, comme médicaments de la phtisie et des maladies de poitrine. C'est probablement à la faveur de sa viscosité proverbiale et en vertu de l'impérissable doctrine des *signatures,* que notre inoffensif gastéropode a usurpé cette renommée, si universalisée chez les Méridionaux que l'on a vu le Dr Chrestien, l'une des illustrations de la Faculté de médecine de Montpellier, gorger d'escargots *vivants* les malheureux phtisiques : répugnante médication, que nous ne saurions considérer que comme le plus nauséeux succédané de la médication vomitive !

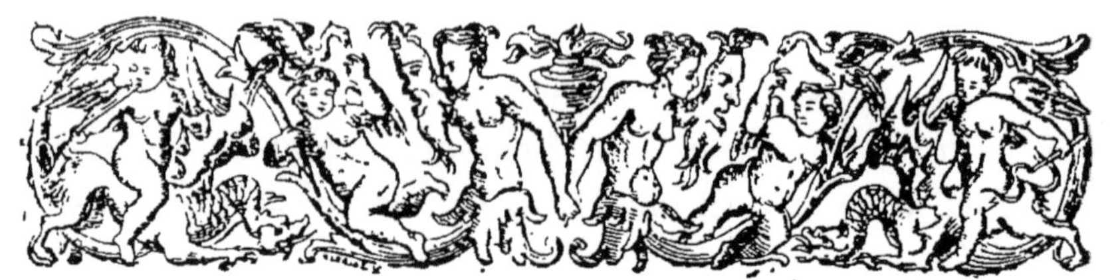

CHAPITRE XLIII

LES BATRACIENS — LA GRENOUILLE

Si les anciens peuples civilisés estimaient les escargots, ils ignoraient, en revanche, les propriétés alibiles de la grenouille : Galien, l'auteur ancien qui nous a laissé le livre d'hygiène alimentaire le plus complet, n'en fait aucunement mention. Et cependant, de nos jours, c'est assurément l'Italie qui fait la plus grande consommation de ce batracien : les Anglais, qui regardent comme une bête immonde la « *rana esculenta* », devraient bien réserver pour les Italiens le sobriquet de « *jack frog* », qu'ils nous attribuent, si volontiers, dans leurs caricatures. La consommation des grenouilles est, en effet, colossale au delà des Alpes, surtout pendant le carême et la semaine sainte...

Il est vrai que cet amphibie ovipare carnivore pullule dans tous les marais européens : on le comprendra aisément, si l'on songe qu'une femelle de ces animaux pond jusqu'à 1,200 œufs. La grenouille verte est la plus estimée, de beaucoup : on la mange surtout à l'automne, où elle est plus grasse comme chair, et comme goût, plus délicate. Longtemps on a attribué à ce batracien des propriétés délétères ; et si nous en croyons un curieux passage de Bernard Palissy, on n'en mangeait point en France avant la fin du seizième siècle. Aujourd'hui, nos marchés débitent, en toute saison, la grenouille, dont nous utilisons seulement le train de derrière, tandis que nos bons voisins les Allemands n'en rejettent que la peau et les intestins...

La *rana esculenta* possède une chair blanche, tendre et glutineuse, d'un goût très fin, et d'une digestibilité parfaite : on l'a souvent comparée à celle du veau ; mais elle renferme moins de gélatine et se rapproche plutôt du blanc de poulet comme propriétés alibiles. Trop fraîche, elle est dure et même filandreuse. Les procédés culinaires appliqués à la grenouille sont : la sauce poulette, la friture, après enrobage dans la pâte à beignet, etc... On la mange également sautée au beurre, avec des fines herbes, et c'est même ainsi qu'elle est, croyons-nous, le plus digestible. Le bouillon de grenouilles constitue une tisane rafraîchissante, bonne à l'estomac des convalescents et des malades atteints de fièvres graves...

En somme, la grenouille n'occupe peut-être pas, dans la brômatologie hygiénique, toute la place que lui méritent ses excellentes qualités ; elle bénéficie encore (tant mieux pour elle !) d'un préjugé assez répandu, dérivant, comme disent les dramaturges, d'une *fatale ressemblance.* Grimod de la Reynière écrivait à ce sujet, il y a cent ans: « Eh bien! oui, elle ressemble au crapaud: mais un vrai gourmand a-t-il de ces fausses délicatesses? » L'éminent gastronome dont Ch. Monselet a, le premier, épousseté la mémoire, n'ignorait probablement pas qu'à la Dominique on mange les crapauds, en Perse, les sauterelles, et en Egypte, les crocodiles, malgré leur désagréable odeur musquée... Il savait peut-être aussi que les Chinois raffolent des chrysalides de vers à soie, pendant qu'au Brésil on mange les lézards, et à Surinam les reptiles du genre *iguane:*

Tellement à tout prendre, en ce monde où nous sommes,
Le bon et le mauvais viennent du goût des hommes!

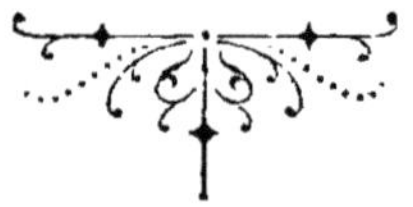

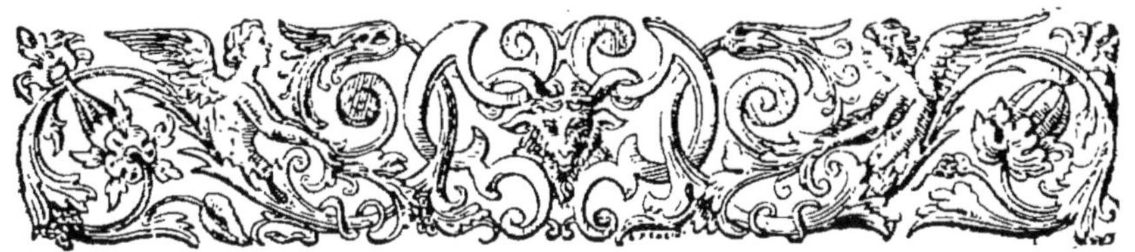

CHAPITRE XLIV

LES CRUSTACÉS

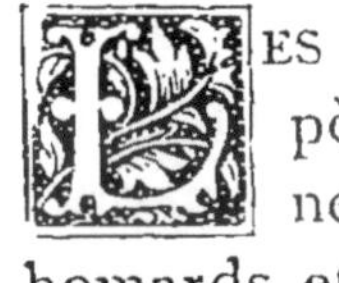ES naturalistes décrivent plus de cinq mille espèces de crustacés; mais l'hygiène alimentaire ne revendique guère que les écrevisses, les homards et les langoustes, les crabes, les crevettes...

L'écrevisse,

> Ce succulent témoin de nos soupers joyeux,

se mange entière, cuite au court-bouillon ou à la bordelaise, et sert également à la préparation de purées diverses, coulis, omelettes aux queues d'écrevisses, et surtout du délicieux potage-bisque, dont Alexandre Dumas père a transmis à la postérité la plus délicate formule.

Dès la plus haute antiquité, l'écrevisse a joui de la meilleure réputation en hygiène. Hippocrate en préconisait surtout l'emploi contre la phtisie, et les modernes ont adopté ce jugement du Père de la médecine, puisque tous les animaux *entiers* font partie intégrante du régime conseillé aux poitrinaires, aux débiles et à tous ceux qui désirent engraisser. Dioscoride croyait si bien aux vertus de ces décapodes, qu'il en conseillait l'usage contre les morsures des serpents venimeux et des chiens enragés : opinion que n'a malheureusement point corroborée l'expérience.

Dans la belle saison, le ventre de Paris engloutit journellement plus de 150,000 écrevisses. Certains estomacs, appartenant surtout au demi-monde, digèrent à merveille cet aliment cher et savoureux : les écrevisses de la Meuse, aux pattes roses, sont réputées les meilleures. Leur chair, fade et compacte, a pourtant besoin d'être relevée avec force épices et condiments, et c'est surtout dans la sauce que résident les propriétés excitantes et aphrodisiaques proverbiales de ce crustacé. Il y a bien longtemps que notre vieux Charron comparait les questions politiques aux écrevisses, « où il y a davantage, disait-il, à éplucher qu'à manger ». Que dirait, de nos jours, ce profond et subtil philosophe? Il chercherait, à coup sûr, comme point de comparaison, un aliment moins substantiel encore.

L'écrevisse se digère infiniment mieux chaude que froide, à l'inverse d'une foule d'autres aliments. L'abus de ce mets de haut goût détermine, surtout chez les arthritiques, des troubles digestifs, de l'insomnie, de l'urticaire. On voit, sous son influence, se réveiller, parfois, des accès de goutte, des éruptions eczémateuses assoupies: chez les asthmatiques, nous avons vu également les éternuements et l'oppression succéder à l'usage des écrevisses. Mais, lorsqu'on n'en mange qu'avec modération et exceptionnellement, elles constituent un aliment fortifiant, incisif, tonique et stomachique, capable d'augmenter l'appétit et de solliciter les sécrétions du tube digestif, si utiles au bon fonctionnement de la mécanique humaine.

Il y a plusieurs années que la presse retentit de ce cri d'alarme: L'écrevisse se meurt, l'écrevisse est morte! Il est vrai que par ces temps de doctrines parasitaires, on a cru reconnaître que l'écrevisse était en proie à une sorte de trichinose, et que sa mort était causée par un ver rongeur. Mais, il résulte d'un concours institué l'an dernier par l'impératrice Augusta, l'Allemagne surtout ayant souffert de la mort des écrevisses, (qui constituent une partie de sa richesse agricole) que le dépeuplement des rivières, malgré tous les soins de la pisciculture la plus éclairée, s'accentuera de plus en plus, à mesure que les eaux industrielles viendront vicier le milieu vital des habitants de l'onde. Observation qui vient encore confirmer le théorème économique de l'antagonisme de l'agriculture et de l'industrie!...

Il existe une espèce marine d'*astacus*, qui figure surtout dans la bouillabaisse des Marseillais. L'écrevisse de mer est bien plus dure à digérer, et plus dangereuse pour la peau des eczémateux, que l'*astacus fluviatilis* même avec tous ses assaisonnements incendiaires.

Le homard et la langouste étaient également très recherchés chez les anciens. Les Romains les mangeaient flanqués d'asperges de Ravenne, et ne les estimaient que lorsqu'ils avaient été cuits vivants et *pleins*, au sortir du vivier. De nos jours, la langouste est plus en honneur (à Paris, du moins) que le homard. Les femelles sont préférables aux mâles. La chair de la langouste est blanche, finement rosée; celle du homard a des reflets bleuâtres. On distingue le mâle de la femelle par une ventouse caudale, qui sert à le fixer pendant son accouplement.

La chair de ces crustacés est lourde, mais de facile digestion (quoique on en dise), à condition d'être bien mâchée et mangée en petite quantité. Ce sont des aliments de la saison froide : d'abord parce que l'estomac est plus puissant en hiver; ensuite parce que la chaleur les altère promptement. Même lorsque l'animal est vivant (et il a la vie dure), sa chair *souffre* d'une température élevée et subit évidemment, sous cette influence, un commencement d'altération. C'est dans cet état que le homard et la langouste peuvent provoquer des coliques et des indigestions, surtout chez les vieillards et les sujets sédentaires. Quant aux conserves de homards, l'hygiène ne saurait les conseiller, même aux estomacs les plus robustes : il est rare, en effet, qu'elles soient préparées honnêtement.

Notre grand chimiste Payen a montré, par ses analyses, l'énorme richesse nutritive de ces crustacés, si puissamment azotés surtout dans leurs parties charnues (queues, pinces) : c'est il n'en faut pas douter, à cause de cette composition, essentiellement albuminoïde, qu'ils subissent avec une si grande facilité la fermentation ammoniacale. Mais nous le répétons, mangés à l'état frais, le homard et la langouste sont des aliments reconstituants et analeptiques. Ils ont besoin toutefois, d'être accommodés avec une sauce relevée. En vérité, nous le disons aux cuisiniers, qui n'ont pas volontiers cette habitude : ce qu'il y a de plus *lourd* dans la langouste, c'est votre sauce mayonnaise...

Les crevettes ou salicoques, qui se plaisent dans l'eau de mer bien pure, possèdent une chair dense et serrée très indigeste lorsqu'elle est mangée en certaine quantité. Les crevettes roses, qui nous arrivent de Cherbourg, sont plus dures à digérer et bien moins parfumées, du reste, que les crevettes grises. Mais, comme la mercuriale des marchés les cote à un prix double, d'ingénieux industriels ont, à plusieurs reprises, entrepris la peinture des crevettes grises : les plus graves accidents dus au minium ou au vermillon, ont appelé l'attention (en 1874 et en 1878), sur ces ignobles sophistications, qui, heureusement, ont cessé de se reproduire. En dehors de ces attentats voulus à la santé publique, les annales de l'hygiène rapportent plusieurs épidémies d'intoxication par les crevettes avariées. C'est ainsi qu'à Amiens en 1827, plus de 350 familles furent victimes de leur goût pour ces crustacés. De semblables observations ont été faites à Nantes (1874), à Copenhague (1876), et ailleurs accidentellement.

La crevette ne saurait être tolérée par l'hygiène que comme un hors-d'œuvre, un aliment stimulant et apéritif. Cuite dans l'eau de mer, et mangée fraîche en petite quantité, la crevette est vraiment capable de donner un coup de fouet à l'appétit défaillant des jeunes filles et des anémiques, et peut contribuer ainsi à relever leur nutrition déchue. Mais, méfions-nous de l'abus: la plupart des herpétiques qui nous reviennent de la mer, avec une recrudescence de leurs éruptions, doivent à l'usage immodéré des poissons, et surtout des crevettes, l'exaspération de leurs maux.

Le *crabe* est une nourriture peu estimée, et peu estimable, ajouterons-nous. Ses fibres serrées résistent, en effet, à l'action du suc gastrique. Toutefois le tourteau, ce homard du pauvre, n'est pas désagréable à l'estomac du prolétaire parisien. Certains crabes sont vénéneux : aux Antilles, une espèce terrestre a la réputation de causer de mortels accidents. La chaleur altère promptement, d'ailleur, la chair de tous les crustacés.

* * *

Finissons cette courte esquisse brômatologique en disant quelques mots de la *tortue de mer.* Ce n'est point un crustacé, mais elle se rapproche des aliments précédents au point de vue de l'hygiène. Sa chair, tendre et finement grasse, renferme une gélatine délicate et fort digestible, adoucissante et restaurante. C'est un aliment exquis, et sans trop nous avancer, nous croyons pouvoir affirmer que le *« green turtle soup »* est peut-être la seule bonne chose de toute la cuisine anglaise. C'est un aliment de malade et de convalescent, qui tonifie et remonte les tubes digestifs les plus affaissés. Il serait donc à désirer que la tortue de mer fût plus répandue sur nos tables, parce qu'elle est vraiment nutritive et saine. En organisant la protection de ces amphibies que nous payons si cher, on arriverait facilement au but. Car les chéloniens fourmillent littéralement sur les bords de notre Méditerranée. Or, chaque femelle pond annuellement 300 œufs. Il s'agirait de faire respecter cette intéressante progéniture et l'on favoriserait ainsi la diffusion d'un aliment utile.

CHAPITRE XLV

NOS BOISSONS — L'EAU

THALÈS considérait, à bon droit, l'eau comme l'aliment primordial. C'est elle, en effet, qui donne à tous les fluides organiques leur base physico-chimique, à tous nos tissus la substance, la forme, la souplesse. Enfin, c'est grâce à l'eau que s'opèrent, dans notre économie tous les mouvements de nutrition qui constituent la vie elle-même. Le corps humain renferme $^2/_3$ d'eau. Plus il est jeune, plus il est aqueux. Le dessèchement des tissus est la préface de la mort. « Nous ne sommes qu'un amas d'eau, a dit Bordeu, une espèce de brouillard épais, enfermé dans quelques vessies ».

Michel Lévy a magistralement résumé les avantages de l'eau pure en boisson. Elle humecte les muqueuses des premières voies, excite la salivation, amortit la soif, délaie le sang et le rend moins stimulant; calme les nerfs, assure les sécrétions, divise et chylifie les aliments solides. Voilà un rôle étendu!

L'eau froide est agréable à boire. Elle excite doucement les parois de l'estomac, sans amener ensuite leur atonie ou leur relâchement. Cette boisson est la seule qui convienne à tous les climats, à toutes les constitutions, et surtout aux bilieux et aux nerveux. Le buveur d'eau possède, au plus haut point, l'équilibre et l'harmonie physiques, la force et la fraîcheur de l'esprit, et enfin la puissance virile, qui s'affaiblit, peu à peu, chez les buveurs de vin. « Les abstêmes, dit Haller, conservent longtemps l'appétit, l'intégrité des sens et de la mémoire : ils fournissent de nombreux exemples de longévité ».

L'eau est le breuvage le plus favorable à ceux qui souffrent d'irritations du tube digestif, d'inappétence, de constipation, de troubles dans les fonctions de la peau et de l'appareil urinaire, « ce grand égout collecteur de l'économie ». Dans les infections mercurielles, plombique, paludéenne, syphilitique etc..., l'eau pure prise en boisson facilite la dépuration et l'élimination de l'agent toxique. Le corps humain perd en effet, journellement plus de 5 litres d'eau, par les divers émonctoires (urines, peau, poumons etc...)

L'homme boit plus de trois fois davantage d'eau qu'il ne prend d'aliments solides. Ceux-ci, d'ailleurs, ne sauraient profiter à l'organisme sans celle-là, en vertu de l'axiôme : *corpora non agunt nisi soluta.* On voit des individus résister, pendant un temps fort long, à l'inanition, à l'autophagie, pourvu qu'on leur laisse boire de l'eau à discrétion [1]. L'eau est le milieu nutritrif par excellence, l'agent d'équilibration de l'assimilation, le pondérateur des échanges organiques qui constituent la vie et qui entretiennent l'intégrité de la santé dans nos divers organes. Au delà de 2 gr. de sels par litre, l'eau est dite *minérale*. Mais il est beaucoup d'eaux minérales susceptibles d'être bues habituellement, sans inconvénient d'aucune sorte: le groupe des eaux de table, si important dans notre pays, remplit certains *désiderata* utiles aux habitants des villes, chez lesquels il combat l'anémie et la dyspepsie, inséparables du séjour urbain.

Du reste, il faut, pour réaliser ce rôle hygiénique, boire une eau absolument pure, non contaminée. Une foule de parasites nuisibles à l'homme, les ankylostomes, distomes, filaires, tænias etc... peuvent provenir de l'eau de boisson. Celle-ci doit donc être toujours expertisée au moyen de la chimie et de l'analyse micrographique, qui, seules, peuvent décider de la valeur potable d'une eau de consommation. Le génie des anciens avait bien pressenti l'extrême importance de cette question hygiénique et sociale de premier ordre, et nous sommes encore aujourd'hui frappés d'étonnement, en contemplant les reliques des aqueducs Romains et l'admirable distribution des eaux potables dans la cité antique.

Nous ne saurions, n'est-ce pas? rester plus longtemps

(1) Voir: *Stefano Merlatti*, histoire d'un jeûne célèbre, rapportée par les Drs. E. Monin et Ph. Maréchal 1887. (Marpon et Flammarion édit.)

inférieurs à ces civilisations disparues. Le flambeau de la science à la main, il nous faut rejeter, bien loin de l'alimentation, ces eaux corrompues et nuisibles, causes de tant de méfaits connus et inconnus.

Notre capitale n'a, depuis longtemps, rien à envier aux autres grandes villes, sous le rapport des services publics de lavage et d'arrosement. Il n'en est pas de même (il faut le dire hautement) pour les eaux potables, qui n'offrent pas encore toutes les garanties requises par l'hygiène et par le progrès. Rappelons en quelques mots, les caractères d'une eau véritablement alimentaire. Elle doit être limpide, transparente, incolore, inodore, fraîche (ne pas dépasser 15° centigr.), agréable au goût et bien aérée ; elle doit tenir en dissolution une certaine quantité d'acide carbonique ; ne pas renfermer de matières organiques ni d'ammoniaque ; elle ne doit pas avoir plus de 5 décigrammes par litre de sels minéraux [1] ; elle ne doit, enfin, renfermer ni algues, ni infusoires, ni bactéries.

La souillure des eaux livrées à l'alimentation publique est une cause active de production et de propagation des maladies infectieuses, principalement du choléra, de la dysenterie et de la fièvre typhoïde. La récente enquête du Dr Brouardel sur l'épidémie de Pierrefonds a, de nouveau, attiré sur ces dangers l'attention des hygiénistes. A Pierrefonds, le voisinage des puits et des fosses assurait, dans un certain quartier, le mélange

(1) L'eau distillée est impropre à l'alimentation : Chossat donne à boire à un pigeon normalement nourri de l'eau distillée au lieu d'eau ordinaire : l'animal meurt d'inanition minérale.

permanent des matières excrémentitielles avec l'eau servant à l'alimentation. Cette eau est devenue ainsi le véhicule d'une grave affection typhique. En août et septembre 1886, vingt-trois Parisiens habitaient, à Pierrefonds, trois maisons contiguës, sises rue du Bourg. Vingt d'entre eux, dit M. Brouardel, eurent la fièvre typhoïde. Quatre, appartenant à une famille universitaire bien connue, succombèrent : trois jeunes filles de quinze, vingt et vingt-trois ans, et leur domestique, âgée de vingt ans ! Huit de celles qui ont guéri ont été gravement malades, huit furent plus légèrement atteintes. Parmi les trois membres des familles qui échappèrent à l'épidémie, l'un ne passa que vingt-quatre heures à Pierrefonds ; les deux autres, ayant remarqué le mauvais goût de l'eau d'alimentation, n'en burent qu'un seul jour et firent ensuite usage d'eaux minérales...

Cette observation, rapportée en détail à l'Académie des sciences, renferme en elle-même les plus graves enseignements. Elle nous montre l'absolue nécessité de surveiller les eaux potables, véritables poisons, lorsqu'elles renferment en elles des germes capables de pulluler dans l'organisme et de donner ainsi naissance aux maladies les plus terribles.

* * *

A Paris, il est nécessaire (ainsi que l'a démontré Léon Colin, avec sa grande compétence) de proscrire de l'alimentation les eaux de l'Ourcq et de la Seine, qui n'ont pas les qualités que requiert des eaux potables la science contemporaine. Paris reçoit, en moyenne, par jour, 128,000 mètres cubes d'eaux de source, soit 50 litres par tête d'habitant. Cette quantité serait suffisante, s'il n'y avait pas à défalquer de ce débit un cinquième environ du déficit qu'impose forcément toute manutention de liquide (fissures, ruptures de conduits, jeux des robinets, etc.); de plus, la réduction des sources pendant la saison chaude, et surtout l'utilisation de la pression des eaux pour le jeu des ascenseurs et des bouches d'incendies, diminuent notablement encore la quantité d'eau potable assurée, depuis trente ans, par la canalisation des sources.

Il n'y à qu'un remède possible à ces *desiderata :* c'est la double canalisation. Chaque maison parisienne devrait recevoir : d'une part, l'eau à boire, et, d'autre part, l'eau servant aux autres usages domestiques. Un rationnement de l'eau potable serait assurément moins antidémocratique que l'inégalité actuellement régnante. Malheureusement, les hommes compétents (et le regretté Couche, entre autres) déclarent qu'une double colonne distribuée à l'intérieur des immeubles, est chose irréalisable, principalement à cause du manque de pression des eaux communes.

Devant ce *non possumus* des ingénieurs, les hygiénistes n'avaient plus qu'un plan à proposer. C'était de procurer à Paris assez d'eau de source pour tous les usages: unité d'eau, mais distribution exclusive d'eau de source canalisée. Malheureusement encore, nous sommes loin de voir se réaliser cet alléchant programme: M. Alphand affirme, en effet, que les travaux de dérivation des nouvelles sources de Verneuil et de la Vigne ne pourront commencer avant une année.

D'après les conclusions de la commission parisienne municipale des eaux potables, il n'y a que 20,000 maisons (un peu plus du quart des maisons de Paris) qui ne soient pas abonnées aux eaux de la Dhuys et de la Vanne. Mais, ces maisons comprennent la plus grande partie de la population, et la plus misérable, celle où les épidémies viennent sans cesse puiser leurs forces et pour ainsi dire leur existence elle-même! Quant à l'eau de Seine (que l'administration nous donne parfois en échange des eaux de sources) elle a beau nous venir de l'usine d'Ivry, en amont de Paris, elle n'en est pas moins souillée de déjections, eaux d'égouts et résidus industriels. Mais, si cette eau d'Ivry n'a pas les qualités d'une bonne eau potable, elle possède, en revanche, la puissance de jet voulue pour qu'on l'utilise aux jeux des ascenseurs et des bouches d'incendie. Que ne le fait-on au lieu de gaspiller l'eau de source pour ces usages?

Les hôpitaux et les écoles de Paris vont être, nous assure-t-on, prochainement dotés d'eaux pures.

Quant aux casernes, qui sont fréquemment visitées par la fièvre typhoïde, on a bien fait d'activer les négociations entre la Ville et les hôpitaux militaires, afin que tous nos soldats, dignes à tous égards, comme le dit excellement M. Colin, « d'une semblable largesse », puissent boire la meilleure eau de Paris, l'eau de la Vanne.

Les conclusion, de la commission sont : de hâter les travaux d'adduction des nouvelles sources, et d'imposer l'abonnement obligatoire aux propriétaires; de résilier les abonnements aux eaux infectes de l'Ourcq, pour le service privé; de prélever, sur le nouvel emprunt, les sommes nécessaires pour l'eau des écoles; d'élever enfin des bornes-fontaines alimentées en eaux de sources, à l'entrée des casernes de Paris, en attendant que ces mêmes eaux puissent être fournies définitivement à l'intérieur des dites casernes.

On ne saurait trop approuver tous ces vœux; on ne saurait trop vite les réaliser. La salubrité des eaux potables est, en effet, la base de l'alimentation rationnelle de Paris.

CHAPITRE XLVI

L'EAU DE SELTZ

Cette eau artificielle tire son nom de ce fait que, primitivement, on la suscita comme une imitation d'une eau naturelle de Seltz ou Selters, jadis à la mode, mais qui a aujourd'hui déserté nos tables. L'eau de Seltz artificielle n'a, d'ailleurs, rien de commun avec son illustre homonyme du duché de Nassau, puisqu'elle n'est que de l'eau naturelle plus ou moins chargée d'acide carbonique. Jusqu'à l'époque du choléra de 1832, elle fut reléguée dans l'officine du pharmacien. Elle en sortit à cette époque, et devint une boisson hygiénique de plus en plus répandue, surtout après l'invention du siphon (1839), qui en abaissa le prix d'une manière notable. Nous ne pouvons nous étendre ici sur les procédés actuels de fabrication : nous dirons seulement, d'après le *Journal d'hygiène*, que Paris possède plus de 80 fabriques d'eau de Seltz et que la France en consomme annuellement environ 100 millions de siphons, représentant 30 millions de francs.

L'eau de Seltz a, lorsqu'elle est bien préparée, un aspect limpide et effervescent; elle cause à la bouche une sensation fraîche, acidulée, agréable; à l'estomac, une chaleur douce et une impression générale de *remontement* et de bien-être. Lorsqu'elle est prise en abondance, elle amène une légère excitation ébrieuse, accélère le pouls et donne une tendance au sommeil. Mais à dose normale, elle exciterait plutôt les systèmes nerveux et musculaire.

Sur l'estomac, l'action de l'eau gazeuze est d'abord stimulante, ce qui la rend utile dans la dyspepsie atonique avec pesanteur au creux de l'estomac. Elle calme fort bien l'état nauséeux, si fréquent en été; ingérée à petites doses et glacée, elle arrête les vomissements, calme la souffrance gastrique et précipite la digestion languissante. Enfin elle augmente les sécrétions et excrétions, fluidifie la bile, excite l'appétit et régularise les évacuations alvines, soit qu'elle augmente la sécrétion des sucs gastro-intestinaux, soit qu'elle excite, dans les diverses portions du tube digestif, les mouvements à la faveur desquels s'opèrent les phénomènes si complexes de la digestion.

Mais c'est surtout au point de vue de l'hygiène privée et publique que les eaux de Seltz artificielles ont une importance primordiale, et qui justifie bien leur succès général toujours croissant, et leur remarquable généralisation dans les grands centres. A Paris notamment, où les eaux sont souvent peu aérées et naturellement disposées aux fermentations organiques, surtout en été, l'eau de Seltz rend de grands services, en empêchant ou en restreignant la diarrhée des grandes chaleurs, qui est souvent prémonitoire de la dysentérie et de la fièvre typhoïde. C'est que l'acide carbonique est un admirable agent *antiseptique*, comme on dit aujourd'hui, — c'est-à-dire qu'il s'oppose à la décomposition et à la putréfaction des eaux, en tuant les vibrions et ferments qu'elles renferment.

L'eau de Seltz est donc d'une grande utilité, surtout sur la table des travailleurs, qui peuvent trouver en elle une boisson dont ils peuvent user avec avantage pour calmer la soif, exciter l'appétit, atténuer la débilitation estivale, et, selon le mot de Bouchardat, « fortifier l'estomac sans l'irriter ». En ne supprimant pas la saveur des vins, en rehaussant même souvent le goût des boissons les plus médiocres, l'eau de Seltz fait plus (on l'a dit avant nous) pour réprimer l'alcoolisme, que toutes les sociétés de tempérance. Ne serait-ce que pour cela, on doit favoriser l'industrie des eaux gazeuses artificielles pour pouvoir abaisser encore leur prix, peu élevé cependant, et les rendre ainsi vraiment accessibles à tous.

Mais il importe, si l'on veut que l'eau de Seltz reste une boisson populaire bienfaisante et éminemment hygiénique, que sa fabrication soit contrôlée soigneusement. De cette manière, chacun pourra avec profit, et sans aucun danger « calmer, selon le mot du bon Plutarque, les ardeurs de Bacchus par le doux commerce des Nymphes ».

CHAPITRE XLVII

LES BOISSONS FERMENTÉES USUELLES — LE VIN

A fermentation du fruit de la vigne dédouble le sucre du raisin en alcool et en acide carbonique. L'alcool reste dans le vin, qui en contient de 6 à 30 p. 1000, et l'acide carbonique se dégage. La composition chimique des vins est aussi variable que les innombrables crûs auxquels ils appartiennent. Les procédés de vinification sont, d'ailleurs, très perfectionnés aujourd'hui : il n'y a aucune analogie entre les vins que nous buvons de nos jours et ceux que buvaient nos aïeux (nous ne parlons pas, bien entendu, des sophistications; nous ne parlons que des vins naturels).

Que dire des *vins* que buvaient les anciens? Les Grecs et les Romains se servaient d'extraits mous ou sirupeux, assez analogues à ceux que M. Girard obtient, tous les jours, dans ses analyses du Laboratoire municipal. Ils prenaient une cuillerée de ces extraits, qu'ils délayaient dans l'eau chaude. Plus tard, ils obtinrent des compositions plus liquides : les vins de Lesbos, d'Ephèse, de Chio, le Falerne et le Sorrente étaient des produits très alcooliques, mélangés de miel ou de résines, comme on le fait encore aujourd'hui, du reste, dans la Hellade contemporaine. Il n'était pas possible de boire ces vins purs : on laissait cet usage aux gosiers barbares des Scythes, qui paraissent avoir eu, dans ces époques primitives, le monopole du délire alcoolique, si nous en croyons Diodore et Hérodote.

On peut diviser les vins en quatre catégories bien tranchées : les vins *spiritueux*, les vins *astringents*, les vins *acides* et les vins *mousseux*.

Les vins spiritueux sont, tantôt *secs*, lorsque tout le sucre du raisin a été converti en alcool (madère, xérès, etc.) ; tantôt *sucrés*, lorsqu'ils renferment encore du sucre libre (malvoisie, banyuls). On appelle *vins cuits* ceux dans lesquels la fermentation a été arrêtée par la cuisson, pour en favoriser le sucrage (malaga, grenache). Les vins spiritueux irritent l'estomac et accélèrent la circulation : on ne peut les utiliser que comme vins de dessert, parce que, après le repas, les aliments enraient l'action offensive de l'alcool sur la muqueuse gastrique.

Les vins astringents doivent au tannin leur âpreté plus ou moins grande. Leur bouquet varié tient à une huile essentielle renfermée dans la pellicule du raisin. C'est grâce au tannin que les bons vins de Bordeaux, de Bourgogne et du Midi se conservent presque indéfiniment. Quant à leur action sur l'économie, elle est ordinairement assez douce. C'est pour ces vins, français par excellence, que J.-J. Rousseau a écrit: « Quiconque fait dans le vin de mauvaises actions couve à jeun de mauvais projets ». Les pays vinicoles ignorent en effet le fléau de l'alcoolisme, et l'on voit des hommes d'Etat, comme Gladstone, proposer la suppression des droits d'entrée sur les vins de table, pour chercher à restreindre en Angleterre la dangereuse consommation des alcools. Bien plus, les bons crûs de Bordeaux, par leur richesse en tannin, en œnanthine et en fer, sont plutôt des contre-poisons et sont véritablement capables de lutter contre les symptômes graves de l'alcoolisme. Remarquons, d'ailleurs, que les vins de France sont les seuls que l'on puisse boire impunément, *à discrétion*, en mangeant.

Les vins acides se récoltent sur la limite des régions vinicoles, dans des climats froids où le raisin mûrit mal. Ils renferment un grand excès de tartre et divers acides libres. C'est à ces acides que le Suresnes doit sa réputation laxative et délabrante. Le pyrosis et la gastralgie suivent forcément les libations de ces *piquettes*, célébrées à tort par des chansonniers indignes.

Les vins mousseux, dont le type est le Champagne, contiennent plus d'acide carbonique que d'alcool, « plus de gaieté que d'ivresse », suivant le mot de Théophile Gautier. Leur action sur l'organisme est capiteuse, mais passagère par excellence.

Voici la force moyenne de quelques vins en alcool:

Xérès	30 p. 1000
Porto	25 —
Marsala	22 —

Ermitage..........................	21	p. 1000
Bourgogne..........................	20	—
Bordeaux..........................	18	—
Vin de Hongrie et du Rhin..........	21	—
Vin de Blois........................	7	—

Champagne (variable selon le *sirop* employé.)

Pour se rendre compte de l'action du vin sur l'économie, il faut considérer, non seulement la teneur du vin en alcool, mais aussi ses éthers volatils, ses huiles essentielles, ses acides végétaux libres (acétique, tartrique, malique, racémique, succinique, etc.), sa glycérine, (surtout dans les bons vins, Bourgogne, *Arbois*)... L'âge du vin est l'un des éléments également importants à prendre en considération. Mais l'action variable des vins est due surtout à la variété des cépages. Quelle ressemblance peut-il y avoir entre les vins *communs*, lourds, grossiers et plats et ces liquides suaves et veloutés que l'on appelle les *grands vins?*

* * *

Il est à remarquer que les grands vins sont très riches en matières minérales, fer, chaux, potasse, phosphore surtout : or, l'on sait combien les sels acides du phosphore sont stimulants et nutritifs.

Les grands vins de Bourgogne sont : les Romanée, Montrachet, Richebourg, Chambertin, Clos-Vougeot, Saint-George, Corton, et les premières cuvées de Nuits et de Volnay. Ces vins possèdent, au suprême degré, les qualités sapides les plus remarquables, c'est-à-dire le *corps*, le spiritueux, la délicieuse finesse, la *sève* corsée et moëlleuse à la fois, le *bouquet* délicat et suave...

Les grands Bordeaux sont : le Château-Margaux, le Château-Yquem, le Château-Laffitte, le Château-Latour, le Haut-Brion, le Rauzan, le Léoville, le Branne-Mouton, le Pichon-Longueville. Ces vins pourprés, d'un *corps* suave et harmonieux, d'un goût velouté, d'une sève embaumée, sont moins capiteux que les Bourgognes, grâce à leur richesse en tannin.

Grâce au tannin également, ils se conservent mieux, et supportent, en s'améliorant même, les voyages lointains, et les transitions de température, si nuisibles aux vins, en général.

Les principaux cépages de Champagne sont : le Sillery, l'Epernay et le Cramant. Ils donnent des vins *corsés*, spiritueux, secs, d'un arome suave, d'une couleur ambrée. Leurs propriétés toniques sont incontestables, surtout lorsqu'ils sont frappés.

* * *

Notre compatriote et ami le Dr. V. Rouget a fait une étude spéciale sur les vins du Jura, assez peu connus pour que nous en disions à nos lecteurs quelques mots, et que nous les engagions à vérifier par la physiologie expérimentale si l'éloge est véridique, ou empreint d'un provincialisme, au contraire, exagéré.

Le département du Jura récolte, annuellement, plus de 500,000 hectol. de vins naturels, et tous de réelle valeur. La vigne offre (dans ce terrain si riche en calcaire, en alumine et en silice, qu'on nomme le terrain *jurassique*), les plus beaux produits. Dans certains endroits (Arsures, près Salins), la richesse du sol en oxyde de fer nous explique pourquoi le vin a des propriétés merveilleusement toniques et fortifiantes, souveraines dans l'anémie. Les cépages sont fort nombreux, et leur énumération tiendrait plusieurs pages; c'est du mélange de ces divers plants que naissent ces vins si remarquables, agréables et hygiéniques, doux et secs, chauds et odorants. La taille de la vigne se fait en *courgées;* ce genre de taille, tout à fait compatible avec la vie végétale de la vigne, augmente sa poussée fécondante et sa vitalité. La taille en courgées est, d'ailleurs, une pratique agricole originaire du Jura.

La vinification n'offre rien de particulier, sauf pour ce qui concerne le vin de Château-Châlons, vin jaune, de garde, très analogue au madère sec. On récolte le raisin en novembre, quand les premières gelées ont atteint le grain; on égrappe soigneusement, on met sous pressoir immédiatement, et on recueille le moût dans des cuves découvertes.

Quand l'écume de fermentation se fendille, on soutire; on met le vin dans une nouvelle cuve; on soutire de nouveau quand il écume, puis on le met en tonneau jusqu'à ce qu'il ait « mangé sa lie ». Le Château-Châlon reste souvent doux pendant plusieurs années; dépouillé dès son origine, il présente un bouquet bien apprécié des amateurs, et attribué par M. Pasteur à son mode de fabrication spécial.

On a reproché aux vins du Jura leur goût piquant de terroir, leur grande acidité : ces reproches ne s'adressent pas à la nature des vins jurassiques, mais aux procédés défectueux de leur fabrication : vieilles futailles, mauvaise cuvaison, mauvais mélanges, maturité incomplète, fermentation troublée, etc. Ces causes amènent la fermentation acétique des vins, entravent leur transport et nuisent à l'extension de leur juste renommée.

Le docteur Rouget divise en trois groupes les vins du Jura :

1° Les *Vins communs* et ordinaires (Dôle, Lons-le-Saunier, Poligny) ;

2° Les *Vins fins* (Arbois, Arsures, Montigny, Névy, Mouchard, Salins, Château-Châlon, l'Étoile, Quintigny) ;

3° Les *Vins alcooliques* (vins jaunes et vins de paille).

Les vins ordinaires sont très bons; ils nourrissent et désaltèrent ; leur richesse en alcool naturel et en sels de potasse (dont nous avons montré à nos lecteurs le rôle important dans l'organisme) ; leur pouvoir tonique dû au tannin, font, des vins jurassiens, d'utiles excitants de l'estomac, des toniques et des fortifiants naturels qui éveillent l'appétit et mettent l'anémie en fuite. Ils suppléent réellement, chez le pauvre, à une alimentation riche, préservent les Francs-Comtois des plaines des funestes effets de la fièvre des marais et guérissent souvent de ses atteintes. C'est ainsi qu'on voit peu à peu la Bresse jurassienne, à mesure que l'aisance permet à ses habitants de boire du vin, fournir de moins en moins de victimes à l'empoisonnement palustre. Il en est de même du goître, du crétinisme et du scorbut, sur lesquels le vin a, dans le Jura, un pouvoir curatif incontesté [1].

Quant à la goutte, nos lecteurs connaissent le proverbe : « Si vous buvez du vin, vous prenez la goutte ; si vous

[1] Voir sur cette question : *Dr E. Monin.* — La prévention des fièvres en Sologne (pub. de la Soc. franç. d'hygiène).

n'en buvez pas, la goutte vous prend. » Eh bien! la goutte est inconnue dans le Jura, qui ne manque pourtant ni de gros mangeurs ni de grands buveurs : c'est que les vins du Jura (les vins ordinaires, bien entendu), comme les vins de la Moselle et du Rhin, sont légers, acides, peu alcooliques et riches en principes diurétiques et désassimilateurs, qui chassent loin de l'économie les matériaux nuisibles qui tendraient à s'y accumuler.

Les vins fins de France, « ces vrais amis de la civilisation et de la paix universelle », comme le dit J. Guyot, trouvent sur la terre jurassienne d'admirables représentants. Forts, légers, agréables, quoique souvent capiteux, ils sont toujours parfumés, généreux et reconstituants. Les plus connus commercialement sont les vins fins d'Arbois, qui sont de deux espèces, disait au siècle dernier le docteur Athalin, « l'un, rouge, qui a la saveur de l'ambroisie; l'autre, blanc, qui est le doux breuvage des nymphes ». Les vins blancs de garde ont un arome de la fragrance du Sauterne, avec des qualités plus chaudes et plus toniques encore. Les vins mousseux blancs et rosés du Jura sont très appréciés des connaisseurs; et nous avons vu un dégustateur des plus habiles confondre, à plusieurs reprises, les yeux bandés, le vin mousseux de l'Etoile avec une des marques champenoises les plus estimées.

Les vins jaunes, alcooliques ou de liqueur, avec bouquet, font la grande gloire de Château-Châlon et d'Arbois. C'est ce dernier dont Henri IV faisait tant de cas et dont il but deux bouteilles en signant son traité avec le duc de Mayenne. Ces vins jaunes ressemblent beaucoup au madère, à l'alicante et au marsala, lorsque ces derniers ne sont pas falsifiés; car on ne peut guère les boire aujourd'hui, disent les œnophiles compétents, qu'additionnés d'alcool.

Les vins de paille d'Arbois, fort délicats et très fortifiants, n'existent pas dans le commerce : ils ressemblent beaucoup aux vins de l'Hermitage, et sont très utiles aux vieillards, aux convalescents, aux individus lymphatiques ou débilités.

* * *

Parmi les *vins de liqueur* français, citons, outre les vins de paille d'Arbois et de Château-Châlon, le Lunel, le Frontignan, le Banyuls, le Collioure, le Grenache, le Montbazillac, etc.; et, à l'étranger, le Constance, le Tokay, le Malvoisie; le Chypre, le Syracuse, le Lacryma-Christi, l'Amontillado, le Porto, le Madère, etc.

Au point de vue physiologique, le vin blanc a une action très différente du vin rouge. Le vin blanc, pauvre en tannin, subit en effet, une absorption presque immédiate dans le torrent circulatoire (surtout lorsqu'il est bu à jeun), et ses effets se portent brutalement sur le cerveau. Rabuteau attribue cette action capiteuse à l'éther acétique, dont les vins blancs renferment de 2 à 5 gr. pour 1,000. Tourdes (de Nancy) parle de certains vins blancs du Haut-Rhin, dont l'action sur la moëlle épinière est si marquée, qu'elle peut aller jusqu'à la paralysie des membres inférieurs : ce sont des vins *qui coupent les jambes*, disent les Alsaciens.

L'alcoolisme est lent à venir chez le buveur du vin, à condition que celui-ci boive *exclusivement* des vins naturels, et non des vins additionnés, *vinés* (comme on dit), avec de l'alcool. Le vin naturel peut être considéré comme une solution complexe, mais homogène, d'une foule de substances végétales et minérales des plus utiles à l'économie. Pris avec modération, il constitue donc une boisson alimentaire, tonique et cordiale par excellence; c'est le lait des vieillards et des convalescents; il relève le physique et le moral déprimés, active les forces et le courage, met l'anémie en fuite, répare le sang par ses qualités nutritives. Il est vraiment, selon le mot de Moleschott, « une caisse d'épargne pour les tissus ».

Malheureusement, les plus affreux breuvages sont débités journellement sous le nom de *vins*. L'implacable chimie a touché la septembrale purée. Les *coupages et vinages* pratiqués avec des alcools industriels, exercent sur le système nerveux la funeste influence des eaux-de-vie de betteraves, de grains et de pommes de terre. Pour la coloration artificielle des vins, on a employé les baies du sureau, du troëne, de l'airelle, le campêche, le carmin de cochenille, et surtout la fuchsine. Cette dernière substance renferme parfois de l'arsenic; elle est généralement purgative à dose peu élevée. On va jusqu'à ajouter au vin, pour aviver sa teinte, de l'alun, poison acide très dangereux; pour adoucir son goût aigre, de la litharge, qui expose le consommateur aux graves symptômes de l'intoxication par les sels de plomb! Toutes ces fraudes ont été exaltées par le fléau phylloxérique. Cette lourde crise a fait naître également une industrie nouvelle, qui, elle, du moins, est à peu près inoffensive : nous voulons parler de la fabrication du vin le raisins secs. On estime à 1,200 hectolitres par jour a production parisienne de cette médiocre denrée. Tous es marchands de vin peuvent retourner aujourd'hui, our en faire leur devise, le proverbe romain et dire: « *Licet omnibus adire Corinthum* ». Si le fisc n'était pas a chose stupide et antisociale par excellence dont parle Balzac, ne devrait-on pas avoir, depuis longtemps, frappé l'une juste imposition les raisins de Corinthe, qui pénè-rent chez nous avec un droit d'entrée dérisoire? La abrication des vins de raisins secs fraude l'octroi, sans aucun avantage pour le consommateur: il serait donc urgent de la contenir, par une bonne loi, dans des imites raisonnables (1).

Tous les vins présentent une réaction acide, due aux acides libres et aux sels acides qu'ils contiennent. C'est même cette acidité qui fait virer au rouge la matière colorante de l'enveloppe du grain de raisin, naturelle-ment bleue. Les vins nouveaux sont désagréables et axatifs. Un vin n'est *fait* qu'au bout de six mois au moins, et encore, si l'on a soin de le mettre à l'abri les oscillations atmosphériques: c'est pour cette raison que les architectes ne doivent jamais diriger vers le midi les ouvertures des caves.

En chauffant au bain-marie un vin à 60°, il se déco-ore, et ne se modifie plus: c'est d'après cette méthode, préconisée par Pasteur, que l'on obtient les vins *morts*, usités dans la marine.

(1) Le conseil municipal de Paris a récemment pris l'initiative le cette excellente réforme.

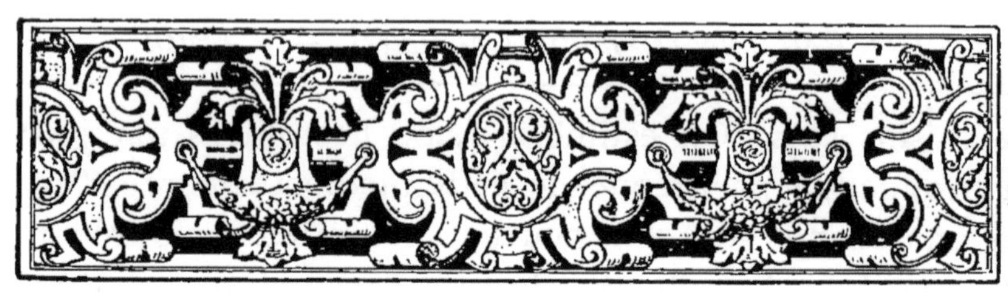

CHAPITRE XLVIII

LA BIÈRE

La bière, dont l'origine se perd dans la nuit de l'histoire (puisqu'on la buvait aux agapes d'Osiris), la bière est un liquide alcoolique artificiel, produit d'une transformation de l'amidon des céréales en glycose et en dextrine, par l'action d'un ferment végétal appelé *diastase*. Le houblon fournit à la bière son principe amer et son huile essentielle aromatique. Le dégagement de l'acide carbonique par la fermentation alcoolique donne à la bière sa saveur piquante et sa mousse. Toutes les graines peuvent servir à faire de la bière. On se sert ordinairement d'orge. En Amérique, on fait germer le maïs. Le *faro* des Belges a le grain du blé pour base. L'*arach* des Arabes est une bière de riz. Le seigle, l'avoine, le sarrasin, le millet peuvent également faire des *vins de grain :* mais ces produits se troublent et s'acidifient facilement. Le *porter*, la bière si tonique des Anglais, est aromatisée avec des baies de genièvre.

La bière est la boisson nationale des peuples du Nord. Elle donne aux races saxonnes une partie de leur signalement caractéristique : la science ethnologique différencie, avec une rigueur assez juste, les pays du pampre de ceux du houblon. L'usage habituel de la bière engraisse les organismes (par l'action du sucre, de la fécule et de l'alcool) et calme le système nerveux (par le *lupulin*, principe actif du houblon) : de cette double action résultent, chez le buveur de bière, la lourdeur et l'apathie ordinaires de l'économie ; cette lourdeur, cette apathie se retrouvent naturellement dans le moral, qui n'est que le physique retourné.

Nous ne saurions ici insister sur les méthodes de fabrication de la bière. La germination, le maltage et le brassage diffèrent, d'ailleurs, sensiblement selon les pays (Bavière, Angleterre, Belgique).

La bière est à la fois une boisson agréable et rafraîchissante pour les gens bien portants, et une tisane excellente pour les malades. Chez les sujets débilités et cachectiques, dont l'estomac est ruiné, elle relève l'appétit et les forces : elle tire souvent du marasme les malheureux phtisiques consumés par la fièvre et par la suppuration incessante de leurs poumons. Tonique et fortifiante, reconstituante et analeptique, la bière est un agent fort employé de l'arsenal de la médecine pratique. Son aspect ambré et mousseux, son goût moëlleux et frais tout ensemble, ses qualités spiritueuses et aromatiques, sa richesse en phosphates et en aliments minéraux, font de la bière bien préparée la boisson la plus délicieuse au goût, la plus chaude et la plus agréable à l'estomac. La bière de bonne qualité est un véritable *pain liquide*, indispensable dès que la constitution est appauvrie. Et c'est merveille de voir comme cette boisson est digérée et assimilée par ceux dont le tube digestif est le plus intolérant! Nous voyons tous les jours des malades qui rejettent tout, même le lait, et qui supportent aisément la bière, dont les effets bienfaisants se font chez eux rapidement sentir. Les anémiques, les nerveux, les rachitiques, les dyspeptiques, les scrofuleux, les phtisiques, les scorbutiques, doivent à la bière de véritables résurrections. Les convalescents obtiennent ainsi le relèvement rapide de leurs forces, par le perfectionnement et l'accélération de l'acte digestif. Les gens maigres lui doivent l'embonpoint; les nourrices lui demandent, toujours avec succès, une secrétion mammaire riche et abondante. Les plus grands médecins, en parlant de la bière, lui ont, de tout temps, accordé, dans leurs ordonnances, une place prépondérante : Hippocrate, Aristote, Boerhaave, Stoll, Sydenham, Franck, Récamier, Trousseau ont, tour à tour, vanté les propriétés hygiéniques et alimentaires par excellence du *vin de grain*.

Toutefois, il y a le revers du médaillon, c'est-à-dire l'histoire des falsifications dont est l'objet le produit en question. Nous sommes heureux de dire ici que, dans le commerce, on trouve plutôt des bières altérées ou mal préparées, que falsifiées et réellement nuisibles. A Paris, on boit beaucoup de bières éventées, plates, alcoolisées, colorées avec le caramel, le réglisse ou le sureau : on boit peu de bières dont le houblon soit remplacé par le buis, le ményanthe, la strychnine, la coque du Levant, l'aloès, le poivre, le gingembre, la gentiane, l'acide picrique, etc..., toutes fraudes signalées, mais surtout en Angleterre, où l'on traite souvent, par la teinture d'absinthe ou d'autres amers dangereux, les cônes de houblon ayant déjà servi. Les bières ainsi fraudées s'altèrent aisément, d'ailleurs ce qu'il y a de plus fâcheux pour la bière, c'est la pratique analogue au vinage, consistant (lorsqu'on la tire de ses berceaux fameux, la Bavière, la Hanovre, etc.,) à l'alcooliser pour le voyage et la conservation. Nos lecteurs savent le danger des boissons artificiellement additionnées d'alcool, surtout quand cet alcool ne provient pas de la distillation du raisin. Le grave inconvénient que nous signalons s'atténuera tous les jours, à mesure que l'industrie de la brasserie s'acclimatera en France, où rien n'empêche (comme nombre d'expériences l'ont prouvé) la confection de bières de qualité presque aussi parfaite que les meilleures bières allemandes. C'est au gouvernement à encourager cette industrie, — l'un des meilleurs palliatifs du phylloxera et des vins falsifiés. — La santé publique s'en trouvera bien, surtout la santé du peuple, ce « cœur du genre humain »: La santé du peuple, c'est un problème social qui prime tous les autres, disait lord Beaconsfield [1].

(1) On peut diviser les bières en *fortes* (faro, porter, peetermann), *faibles* (ales blancs, bières de Paris et de Lille, petites bières) et *résineuses* (le *Kwas* par exemple, sapinette où le houblon est remplacé par des bourgeons de conifères). Le tableau suivant résumera la force des diverses bières en alcool

Petites bières 2 p. 100 et au dessous.
Bières de Paris et du Nord 3 p. 100.
Faro, porter, Munich, Strasbourg, 4 p. 100 *en moyenne.*
Vienne, Pilsen, 5 p. 100.
Scotchale, stout, gingerbeer 6 p. 100.

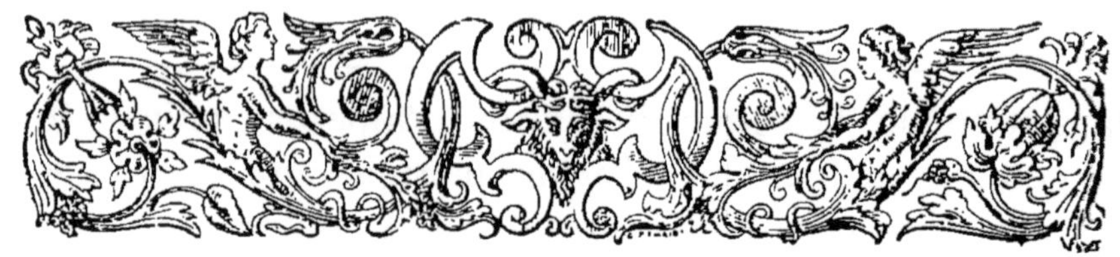

CHAPITRE XLIX

LE CIDRE

La France fabrique annuellement dix millions d'hectolitres de cidre, représentant une somme de plus de 70 millions de francs. Le nombre des pommiers à cidre est évalué par la statistique à près de 5 millions, répartis sur la territoire de quinze départements. Paris ne consomme guère chaque année que 20,000 litres de ce liquide : mais la consommation en va sans cesse augmentant, et tous les jours le cidre occupe une place plus large aux entrepôts de Bercy. Il ne faudrait pas croire que la France possédât seule le monopole de cette boisson : l'Angleterre, l'Allemagne et les Etats-Unis fabriquent également des cidres d'excellente qualité.

Le cidre était connu, mais peu apprécié, semble-t-il, des anciens, qui le nommaient *vinum pomaceum* et *piraceum*. Dès le sixième siècle, nous le voyons servi sur la table de Radegonde, reine de Neustrie; plus tard, il fera l'objet de l'un des Capitulaires de Charlemagne.

La boisson qui nous occupe est le dérivé de la fermentation, à 12 ou 15 degrés, du jus de pommes ou de poires écrasées : sa teneur en alcool est de 5 à 10 p. 100, selon la nature et la qualité des fruits, le mode de fabrication, etc. Le *poiré*, ou cidre de poires, est plus capiteux, plus spiritueux, plus traître, que le *pommé* ou cidre de pommes, parce qu'il est, généralement, bien plus riche en alcool. Le meilleur *pommé* est celui qui se fait avec deux parties de pommes acerbes bien mûres, et une partie de pommes odorantes et sucrées. Les pommes acides doivent être rejetées de la fabrication. Ce sont elles qui servent, le plus souvent, à faire ces *petits cidres* bretons, dits *de ménage*, boissons secondaires de mauvaise qualité, mouillées par l'adjonction aux marcs d'une certaine quantité d'eau.

Bien préparé, exempt d'altérations et de falsifications, le cidre est une boisson recommandable, à coup sûr, mais dont la valeur hygiénique vient après celle de la bière et surtout du vin : *longo sed proximus intervallo* ! Le cidre récent est une drogue trouble, indigeste et laxative. Mais, après quelques mois de fermentation, il se transforme en une boisson alcoolique diluée, susceptible de mousser, généreuse et stimulante. Le poiré, surtout, qui n'a pas de goût particulier, rappelle, à s'y méprendre, certains vins blancs : les *champagnes à vil prix* sont ordinairement des poirés.

Le cidre de bonne qualité constitue donc une boisson aromatique acidulée, agréable, saine et utile à la nutrition, surtout pendant les chaleurs de l'été, où elle joue le rôle d'un excitant gastrique qui apaise la soif et réveille l'appétit. De plus, c'est une boisson vraiment économique, des plus aisées à produire, et à laquelle le phylloxera assure, malheureusement, le plus brillant avenir. Peu susceptible de conservation, surtout lorsqu'il est en vidange, le cidre doit être toujours mis en bouteilles ou dans un tonneau plein jusqu'à la bonde : sans ces précautions, il moisit et s'acétifie aisément; il devient visqueux, filant, noirâtre et dangereux pour le tube digestif.

Le cidre se transporte mal. Se transporterait-il bien, nous n'aurions pas moins de difficultés à l'imposer comme boisson aux populations jadis vinicoles du Midi et de l'Est de la France. Le cidre, en effet, convient surtout aux gosiers normands et bretons, plus encore, certes, que la bière aux estomacs souabes. Cinq personnes sur dix ne peuvent digérer le meilleur cidre. Il leur cause des gastralgies avec rapports aigres fréquents, des coliques intestinales avec diarrhée, de l'irritation des voies urinaires, etc... Ces accidents sont dus à l'acidité de cette boisson : c'est le cidre également qui carie les dents des jeunes et robustes normandes, et vieillit ainsi de bonne heure les frais visages des paysannes de la Picardie et de la Bretagne.

Les falsifications du cidre sont fréquentes. On y introduit des matières colorantes étrangères, alors qu'il serait si facile de lui donner une belle teinte naturelle par le caramel de pommes cuites au four ! Pour en neutraliser l'acidité et retarder les phénomènes de la fermentation, on y ajoute du plâtre, de la chaux, des cendres, de la craie, substances alcalines. Mais les falsifications les plus graves sont celles qui consistent dans l'addition des sels de plomb (litharge ou céruse), dans le but de *sucrer* les cidres! Des épidémies fréquentes de coliques de plomb furent longtemps attribuées à des miasmes pestilentiels, alors qu'elles provenaient uniquement de cidres ainsi adultérés. C'est ainsi que les accidents intestinaux les plus sérieux éclataient, au siècle dernier, sur des navires français où, d'après le conseil de Huxham, on avait embarqué du cidre pour prévenir le scorbut. En 1780, la Société de médecine de Paris nommait une commission pour étudier ces faits si graves, et la fraude saturnine fut bientôt mise en pleine lumière par les deux rapporteurs, qui étaient le docteur Thouret et notre illustre chimiste Fourcroy.

Le célèbre médecin anglais Garrod a prétendu que le cidre était une boisson longévitale, curative de la diathèse urique. Après lui, le docteur Denis-Dumont a essayé de démontrer que les pays à cidre sont des pays où la goutte et la gravelle sont inconnues. S'appuyant principalement sur ce fait, réel, de la rareté des opérations de *pierre* à l'Hôtel-Dieu de Caen, Denis Dumont a réhabilité le jus de la pomme, qu'il considère comme un breuvage stimulant, tonique, anti-goutteux, parce qu'il dissoudrait l'acide urique du sang. Si le cidre possède un pouvoir marqué, c'est plutôt contre la gravelle que contre la goutte : ce qui prouve qu'il agit uniquement à la faveur d'un lavage, d'un *rinçage* vésical continu, expulsant les concrétions à mesure qu'elles tombent dans la vessie.

M. Le Chartier, directeur de la station agronomique de Rennes, a prouvé que les pommes, tout en diminuant de poids, acquièrent plus de sucre, pendant une certaine période : c'est cette période qu'il faut choisir pour la cueillette. Il ne faut pas meurtrir les fruits avec la gaule, ni les exposer, en tas, aux intempéries. Pour le mouillage des cidres, M. Le Sueur blâme, avec raison, l'emploi des eaux corrompues des mares, ainsi que celui des eaux calcaires et des eaux ferrugineuses, qui noircissent le cidre par la formation de malate de fer. Les eaux de pluie sont les meilleures pour le mouillage. Enfin, pour la conservation du cidre en bouteilles, on doit attacher une grande importance à l'uniformité thermique de la cave.

Les grands défauts que la bromatologie hygiénique reproche aux cidres se résument, tous, dans un vice capital : *l'acidité.* C'est pourquoi il faut s'attacher, dans la pratique, à obtenir un bon cidre de garde, non acide. M. Verrine a proposé, dans ce but, la fondation de *cidreries coopératives,* destinées à améliorer, à *perfectionner* la fabrication de la boisson chère à tout cœur normand. A l'appui de son raisonnement, M. Verrine écrit en propres termes : « Autrefois, tous les ménages faisaient leur pain : on le mangeait tantôt incuit, tantôt trop cuit, quelquefois brûlé, parfois tout chaud, parfois très dur, jamais aussi bon ni aussi beau que celui du boulanger. Cet antique usage a disparu, et tout le monde s'en trouve bien ».

Nous nous permettons de ne pas souscrire du tout à cette opinion et d'écrire, au contraire : « Tout le monde s'en trouve mal. » Jamais le pain des boulangeries... plus ou moins viennoises ne vaudra le traditionnel *pain de ménage*, ni au point de vue de l'hygiène, ni au point de vue du goût. La raison en est bien simple : toutes les farines sont mélangées dans le pétrin du fabricant, sans souci de leurs propriétés ou qualités diverses. Il est donc impossible de reconnaître et d'apprécier les *desiderata* de la matière première; or, il est évident que la qualité de la farine est la condition primordiale de la qualité du pain. Nous croyons que, pour le cidre, il en est de même. Ses propriétés varient étrangement, selon la variété et la valeur des pommes employées... Voyez-vous un vigneron proposant, par exemple, aux propriétaires viticoles d'un coin du Médoc ou de la Bourgogne de fonder une usine coopérative de vinification, et de venir apporter, par exemple, dans la cuve commune... ou *communale*, les cépages de Clos-Vougeot, pour les mélanger avec ceux qui fournis sent le petit vin de table dans la même région? Non ; cette idée n'entrerait même pas dans la tête du collectiviste le plus amoureux de l'égalité!... *Démocratie*, hélas! *médiocratie*...

Tant que les hommes aimeront à tromper leurs semblabes, toute association ne produira que *dupeurs* et *dupés*, sans même offrir, pour le consommateur, un avantage pécuniaire. Nous ne connaissons guère qu'une exception à cette règle: l'industrie des fromages de Gruyère en Franche-Comté. Mais, il y a bien des raisons pour cela, et nous n'avons pas la place matérielle pour les énumérer ici. Qu'il nous suffise de dire que, dans cette industrie, les qualités de la matière première (lait) sont rigoureusement *égales*, et que la coopération industrielle, en matière bromatologique, ne saurait exister qu'à ce prix.

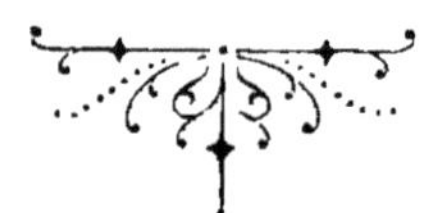

CHAPITRE L

LES BOISSONS DISTILLÉES: EAU-DE-VIE ET LIQUEURS

L'EAU-DE-VIE et les liqueurs sont des boissons renfermant de 15 à 80 p. 100 d'alcool. On nomme *eaux-de-vie* les boissons alcooliques non sucrées, dont le cognac, le rhum, le kirsch, le marc, sont les représentants typiques en nos pays. Parmi les *liqueurs* (qui sont des produits alcooliques toujours sucrés) on distingue celles qui renferment un acide organique (cassis, brou de noix), et celles qui renferment des *essences*, (chartreuse, absinthe).

S'il est vrai qu'en Chine fut distillée la première eau-de-vie, et que son inventeur fut livré aux flammes et puni (nouveau Prométhée) par un Dieu tout puissant, — la France a de longue date, conquis le monopole des alcools *bon goût:* Cognac possède une renommée universelle, et (on peut le dire) définitivement acquise, puisque la ruine, presque complète, des vignobles des deux Charentes n'a pu réussir encore à la ternir!...

Au siècle dernier, c'étaient les vins blancs d'Anjou qui fournissaient la meilleure eau-de-vie. De nos jours, ce sont les Charentes. Elles donnent : la *grande-champagne*, si douce et si fine au palais; les *fins-bois*, qui possèdent plus de corps; puis les *cognacs* d'Aigrefeuille et de La Rochelle. Immédiatement après, viennent les eaux-de-vie d'Armagnac, surtout les *bas-armagnac*, qui ne manquent pas de sève. Enfin, les eaux-de-vie de Marmande et de Montpellier, Béziers, etc.

Aujourd'hui que l'alcool produit par la distillation des vins, (vulgairement, en brûlant le vin) est devenu plus rare, et que, selon le mot de Proudhon, « le Dieu du coin envahit tout », rien, peut-être, n'est plus falsifié, plus frelaté que le cognac. La drogue qui porte indûment ce nom est, le plus souvent, un alcool de grain dont le mauvais goût est masqué par des éthers acétiques, puis rehaussé par les acides sulfurique ou chlorhydrique; le brou de noix, la mélasse lui donnent sa couleur, le savon son onctuosité, l'ammoniaque son bouquet! Aux portes des villes, on pratique couramment, nous disent Chevallier et Baudrimont, l'addition aux alcools d'essence de térébenthine, de benzine ou de pétroles légers. Le fisc ne portant que sur les *esprits* destinés à être consommés comme boissons, ces esprits sont dénaturés pour ne point payer les droits d'entrée.

Enfin on donne du goût ou du mordant à ce roi

contemporain, le cognac à 2 francs, en l'additionnant de substances narcotiques âcres : poivre, gingembre, piment, pyrèthre, alun, ivraie, stramoine, laurier-cerise, etc. Voyez quel horrible mélange ces substances peuvent réaliser, avec les alcools de betteraves, de bois ou d'huile de pommes de terre (bons tout au plus à faire du vernis) que l'on substitue frauduleusement à l'alcool de vin ! Ajoutons pour être complet que ces eaux-de-vie — *ces eaux-de-mort,* — contiennent souvent des traces de plomb, d'étain, de cuivre et de zinc, provenant d'une distillation défectueuse.

Tous les fruits sont capables de donner de l'eau-de-vie : les groseilles, les mûres, les figues, les dattes, les ananas, le melon, les baies de sureau, etc... Le kirsch est produit par la distillation des merises noires, écrasées avec leurs noyaux. On le falsifie communément avec un alcool de grain aromatisé d'eau de laurier-cerise ou d'essence d'amandes amères. Le *quetsch* alsacien, le *slibowitz* hongrois sont, pour ainsi dire, des *kirschs de prunes.* Les eaux-de-vie de grains sont fournies par les céréales et les légumineuses : blé, millet, maïs, haricots, lentilles, etc. L'*arack* est l'eau-de-vie de riz ; le *scotch-whisky* est l'eau-de-vie d'orge ; le *schiedam* est produit par l'eau-de-vie de seigle distillé sur les baies de genièvre. Le terrible alcoolisme du Nord est en partie produit par ces alcools de grains. Fuyez les fruits à l'eau-de-vie, ordinairement préparés avec ces alcools dangereux et impurs.

Les tiges fournissent aussi des alcools, dont les types les plus connus sont les *eaux-de-vie de palmes* des sauvages et surtout le *rhum*, tonique, stomachique et stimulant (lorsqu'il est produit loyalement par la distillation des cannes à sucre, et qu'il possède une trentaine d'années de cave). Le rhum est l'objet de nombreuses falsifications, et la fabrication du rhum artificiel est comme l'enfance de l'art du fraudeur. Les éthers acétique, formique et butyrique, tous trois très dangereux, constituent la base de ce produit, dont voici l'une des formules (*Chevallier*) :

Cuir neuf râpé	2 kilos
Ecorce de chêne	0.500 gr.
Clous de girofle	0.015 gr.
Goudron..................	0.015 gr.
Eau-de-vie de betteraves ...	80 litres.
Eau de fontaine	100 litres.

Les eaux-de-vie de racines (carottes, panais, gentiane, châtaignes, pommes de terre, topinambours...), sont les plus toxiques de toutes; chacun sait que l'alcool de pommes de terre (alcool amylique) est le fléau de l'Irlande et de la Suède. Les résidus des féculeries, des betteraves, mélasses, etc., fournissent des eaux-de-vie très nuisibles également, à cause des alcools et essences qu'elles contiennent. Le *Calvados* (eau-de-vie de résidus de cidre) mérite assez la réputation mauvaise que Zola s'est plu à lui faire dans la *Joie de vivre*. Quant à l'eau-de-vie de marc, souvent riche en sel de plomb, elle a un goût empyreumatique violent et assez désagréable. Ce goût est dû à l'huile essentielle de pépins de raisin, poison très dangereux qui contient des alcools toxiques (œnanthylique, caprylique, caproïque, propylique, etc...).

L'eau-de-vie de marc, affirme avec raison Basset, «porte à la férocité». Et cette eau de-vie, si nuisible, est encore falsifiée avec l'alcool amylique! Husson rapporte, à ce sujet, dans son livre des *Epices*, cette édifiante histoire: «Il y a quelques années, des sous-officiers, après avoir vidé quelques petits verres de marc, furent pris de folie furieuse, brisèrent tout ce qu'ils trouvaient, insultèrent les personnes les plus inoffensives, etc.» Husson, chargé d'analyser l'alcool incriminé, y découvrit... de l'eau-de-vie de pommes de terre. *Et nunc erudimini*, chers lecteurs. Méfiez-vous des eaux-de-vie de marc...

Parmi les nombreuses *liqueurs* qui figurent aujourd'hui sur nos tables, celles avec essences sont les plus estimées, et aussi les plus dangereuses: nous avons abandonné peu à peu les innocents ratafias de nos pères, pour la chartreuse, l'anisette, le kümmel etc... dont les effets se rapprochent sensiblement de ceux que nous allons décrire à propos de l'absinthe.

Bien préparé, avec un alcool purement rectifié (selon la formule de Wolfschmidt, de Riga, par exemple), le *kümmel* est encore la plus hygiénique des liqueurs de table. Sa base se trouve être, effectivement, l'une des quatre semences chaudes des anciens, le *cumin*, que Cullen nommait «le plus puissant des carminatifs», et que Desbois conseillait comme sudorifique. Dioscoride et Pline prescrivaient aussi le cumin contre la diarrhée, la pituite, le hoquet, la jaunisse, les tranchées venteuses.

Marcellus en faisait un diurétique efficace; Gorgias le conseillait avec succès dans l'aménorrhée et la stérilité. Ce qui est certain, c'est qu'à doses modérées, le kümmel résout les crises gastralgiques et calme fort bien les coliques et les vomissements [1].

[1] Pour plus de détails sur les boissons fermentées et distillées, consulter notre ouvrage sur *L'alcoolisme* (O. Doin, éditeur).

CHAPITRE LI

L'ABSINTHE

L'HYGIÈNE rejette naturellement tous les «*apéritifs*», cest-à-dire tous les alcools introduits dans l'estomac à l'état de vacuité. Mais elle en veut surtout (et avec raison) à l'absinthe, qui est le type le plus malfaisant des boissons alcooliques mêlées d'essences.

La liqueur d'absinthe possède, en effet, une action plus spécialement marquée sur le système nerveux, tandis que les autres liqueurs enivrantes touchent davantage le tube digestif. L'absinthe cause, incontestablement, sur le cerveau, une excitation gaie, et comme vertigineuse, une sorte de délire ambitieux où domine le contentement de soi; cette agréable sensation, peu à peu s'éteint, à mesure que s'établit l'accoutumance.

Si la Muse verte peut revendiquer les Musset, les Gérard de Nerval, les Privat d'Anglemont, presque tous ceux (il faut bien le dire) qui deviennent absinthiques à Paris, appartiennent couramment à la grande tribu des déclassés. L'absinthe choisit toutefois de préférence des victimes assez *intellectuelles* pour les faire rouler plus facilement de chute en chute. Le docteur Gautier, qui a recueilli, sous la direction d'un savant maître, le docteur Lancereaux, de très nombreuses observations d'absinthiques, cite, dans sa thèse, le cas d'un professeur sachant sept langues, qui, après avoir fait successivement tous les métiers, descend, avec l'aide de l'absinthe, jusqu'au métier d'infirmier de salle, et devient si mauvais serviteur, qu'on ne peut le garder nulle part. A côté de lui, figurent des artisans d'industrie de luxe, deux clercs de notaire, plusieurs employés de commerce, un secrétaire de théâtre, un étudiant en médecine, tous étendus, de par la Fée aux yeux verts, sur des lits d'hôpitaux.

Quant aux femmes, qui nient, d'ailleurs, avec aplomb, tout antécédent alcoolique, elles appartiennent généralement à la classe des prostituées et des filles de barrière.

L'absinthisme aime les jeunes. Souvent, de vingt à vingt-cinq ans, par la force de l'entraînement, ou par la toute-puissance de l'hérédité et des exemples familiaux; pour oublier les revers et nourrir les illusions, le sujet se met à boire de l'absinthe. Prise comme apéritif, cette boisson agit violemment sur l'estomac vide, où nul aliment ne joue le rôle d'écran. Il est moins grave, vous le savez, de prendre trois verres de cognac après le repas qu'un verre à jeun. Ce que (par antiphrase probablement) on nomme l'*apéritif*, produit deux effets pernicieux: d'une part, irritation intense de l'estomac, de l'autre (effet de l'absorption immédiate) action brutale sur le cerveau. Aussi, dans l'absinthisme, y a-t-il précocité des troubles digestifs. L'appétit se perd; l'estomac s'enflamme; la digestion, pénible, s'accompagne de douleurs, de gaz, de pituites, de vomissements. Puis, la gorge se sèche; la puissance génitale, les désirs sexuels s'affaiblissent et disparaissent de bonne heure; enfin le système nerveux se prend.

On a très justement baptisé l'absinthe « une grande vitesse pour Charenton ». Des doses relativement minimes de cette liqueur suffisent pour amener assez vite l'hébétude et les accidents épileptiformes, ainsi que Magnan l'a prouvé par de célèbres expériences sur les animaux. Celui qui boit cinq ou six verres d'absinthe par jour ne tarde pas à voir ses facultés psychiques s'altérer. Il devient sombre, triste, emporté, irritable, prompt aux émotions, grimaçant, sensible à la douleur: il a peur et frémit lorsqu'on veut le toucher. Sa mémoire fait naufrage, sa parole devient hésitante et tremblée. Ses rêves sont délirants, incohérents et terrifiants: ils succèdent à des hallucinations animées ou professionnelles qui troublent singulièrement ses nuits. Ces hallucinations coïncident, du reste, avec des troubles, d'abord passagers, des organes des sens, vue, ouïe, odorat et goût.

L'intoxication absinthique confirmée se distingue par les vertiges, le délire et l'attaque d'épilepsie. Lancereaux insiste sur les douleurs articulaires et névralgiques, et les fourmillements des membres, s'exaspérant la nuit; ainsi que sur la sensibilité à la douleur, surtout dans les extrémités inférieures. Le chatouillement plantaire, par exemple, est, pour l'absinthique, le plus affreux des supplices. La pression de la fosse iliaque est également douloureuse, comme chez l'hystérique; la sensibilité de la peau âu tact et à la chaleur est émoussée, la circulation troublée, la sueur accrue. Le tremblement est très caractérisé; la face grimace constamment. Il se produit des crampes et des soubresauts nocturnes, des phénomènes convulsifs analogues à ceux de l'épilepsie; des vertiges, des étourdissements, des éblouissements, un état d'impotence musculaire qui peut aller jusqu'à la paralysie.

CHAPITRE LII

LES BOISSONS INTELLECTUELLES, BOISSONS ALIMENTAIRES AROMATIQUES — DITES « D'ÉPARGNE » — — LE CHOCOLAT —

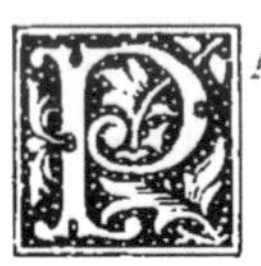AR l'association de l'albumine, de la graisse, du sucre et par la présence des phosphates, le chocolat paraît, de prime abord, renfermer, sous un faible volume, une forte proportion de matières alimentaires. Mais, si nous l'envisageons de plus près, nous voyons que le cacao est, avant tout, excitant du système nerveux, de la digestion, de la mémoire et de l'imagination. De tout temps, les races humaines ont recherché ces sortes d'aliments, qui agissent sur l'organisme à la manière des boissons fermentées: en Chine, c'est le thé; en Arabie, le café; au Paraguay, le maté; au Pérou, la coca; au Mexique, le cacao. Toutes ces substances ont une action analogue sur le système nerveux, action due à la théine, à la caféine, à la cocaïne, à la théobromine,

alcaloïdes tous très analogues par leur composition et par leurs propriétés.

Mais le chocolat, dont la France consomme annuellement plus de huit millions de kilogrammes, n'agit pas seulement comme excitant par la *théobromine* (nourriture des dieux-*Linné*) qu'elle renferme. Le chocolat, par ses principes azotés, sucrés et gras, nourrit richement, restaure, engraisse. Combien de Parisiens en ont fait, pendant le siège, leur nourriture presque exclusive, et y ont trouvé un stimulant délicat et salutaire, un nutriment riche et réparateur, en même temps qu'un aliment fait spécialement pour le système nerveux et la sensibilité, capable de soutenir les forces, d'enrayer la maigreur dérivant de la nourriture insuffisante et des poignants soucis de cette époque néfaste!

Le cacao nous est venu du Mexique au seizième siècle: la *noisette mexicaine* prit rapidement en France droit de domicile, grâce à de puissants protecteurs, le cardinal de Richelieu et surtout Marie-Thérèse, qui fit autoriser par son époux Louis XIV (en 1660) un nommé Chaillou, négociant, à ouvrir un débit de chocolat par tasses, au coin de la rue Saint-Honoré et de la rue de l'Arbre-Sec. Le cacao est le fruit d'un arbre ayant la taille moyenne d'un cerisier. Le plus estimé est le *caraque*, qui vient de la côte de Venezuela (Caracas). Le cacao des Antilles, placé généralement en seconde ligne, coûte quatre fois moins cher: il est moins suave et plus gras. Le cacao renferme la moitié de son poids d'un beurre végétal spécial, qui rancit très difficilement et forme avec l'éther une solution absolument limpide.

Le chocolat est le produit de la trituration à chaud de la fève de cacao et du sucre. On aromatise ordinairement le mélange de vanille et de fine cannelle, pour que sa digestion soit plus facile. En deux mots, voici le mode très simple de fabrication du chocolat. On trie d'abord le cacao, en choisissant les grains bien mûrs et en rejetant soigneusement les grains avariés. On procède ensuite à la torréfaction, comme pour le café; cette opération développe l'arôme spécial à la fève mexicaine. La torréfaction doit être moyenne: si elle est trop forte, le chocolat est amer (chocolat italien); si elle est trop faible, le chocolat est gras (Espagne). On procède ensuite à l'écossage des graines, on les broie en pâte, on les mélange et on les triture avec du sucre raffiné. Puis on aromatise le tout ordinairement avec la vanille et la cannelle, rarement avec l'ambre gris: quant au chocolat épicé, mêlé de girofle, de gingembre et de piment, il n'est pas fait pour nos palais et demeure l'apanage des climats intertropicaux.

Les opérations précédentes une fois faites, il ne reste plus qu'à mouler le chocolat et à le diviser en tablettes. Ces tablettes doivent être brunes, lisses et présenter une cassure nette, unie, jaunâtre et cristalline; elles doivent fondre dans la bouche et y laisser un arôme suave, dépourvu de toute sensation d'amertume ou de rancidité. Dans cet état, le chocolat est fort bien digéré (mangé avec du pain) par les estomacs les plus délicats.

Le bon chocolat au lait se prépare en faisant fondre des tablettes dans très peu d'eau, de façon à faire une bouillie épaisse; on ajoute du bon lait, que l'on fait *monter* plusieurs fois par l'ébullition; enfin, selon le précepte de l'immortel Brillat-Savarin, on le laisse refroidir et reposer toute la nuit dans une cafetière de faïence, pour en faire, réchauffé au bain-marie, le régal du lever.

Certains estomacs difficiles, notamment ceux des convalescents et des vieillards, digèrent mieux le chocolat à l'eau. Nous voyons des enfants, presque impossibles à sevrer, détestant tout aliment autre que le lait, admettre parfaitement le *racahout*, mélange de cacao, de vanille, de sucre et de diverses fécules: ce mélange est pour eux un aliment adoucissant et d'une riche composition.

Le chocolat, comme tous les produits chers et recherchés, est l'un des points de mire les plus communs de cette moississure industrielle qu'on nomme la falsification. On ne se borne pas à fabriquer des chocolats avec les cacaos rances et moisis, dont on pulvérise avec soin les coques pour parfaire un poids suffisant. On falsifie le chocolat avec des fécules diverses, farines de riz, de maïs, d'orge. Ces fraudes donnent au produit un goût nauséeux de colle de pâte : elles se reconnaissent aisément à la cuisson, et surtout au microscope. On ajoute aussi de la gomme, de la dextrine, de la cassonade, qui donne un détestable goût de mélasse. On dépouille le chocolat de son beurre tant estimé (qui lui confère ses propriétés si remarquables d'aliment des gens maigres, de nutriment *respiratoire* par excellence) et l'on remplace ce beurre par les huiles d'olives, d'arachides ou d'amandes douces, le suif de mouton ou la graisse de veau! Pour l'aromatisation, on substitue à la vanille le baume storax, le benjoin, le tolu. On trouve même, dans le commerce, du chocolat renfermant la moitié de son poids d'argile, coloré et alourdi par le colcotar (sulfate de fer) et par les sels les plus toxiques de plomb et de mercure (minium, cinabre)!

Ces fraudes doivent être d'autant plus sévèrement traquées qu'elles s'appliquent à un produit d'un prix élevé et dont les propriétés sont hygiéniques par excellence : stimulant salutaire, aliment de l'enfance et de la vieillesse, des personnes délicates et qui ne mangent pas; ainsi que de la classe si intéressante des gens adonnés aux travaux de l'esprit. Nous ne pourrions donc mieux finir ce chapitre qu'en signalant particulièrement les chocolats à la sollicitude du laboratoire municipal. Recommandons toutefois, en terminant, les chocolats médicamenteux comme des produits trop délaissés dans la pratique médicale et appelés à rendre, pourtant, de signalés services, notamment dans la médecine infantile. Les principaux chocolats médicamenteux du commerce sont préparés au miel, au lichen, au salep, au houblon, au fer, au colombo, au quinquina, à l'iode, à la mousse de Corse, à la fougère mâle, au musc, au jalap, à la scammonée d'Alep, au mercure, etc.

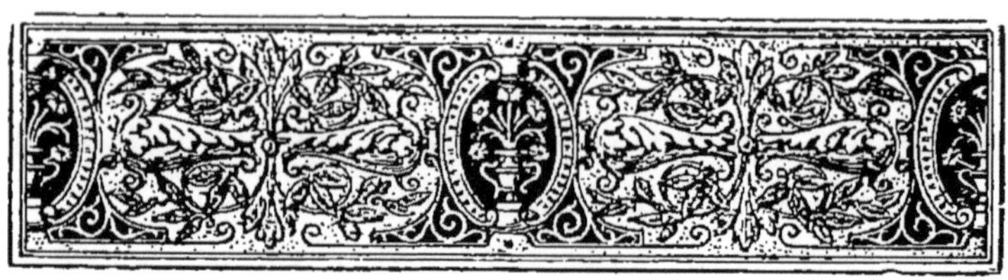

CHAPITRE LIII

LE CAFÉ

Très riche en azote, le café constitue une boisson alimentaire de premier ordre. Stimulant et excito-moteur, il favorise à la fois la digestion des aliments et la sécrétion des sucs digestifs; il aide les contractions intestinales, facilite les fonctions de la peau et du rein: il rend la respiration plus aisée; enfin, il tonifie l'économie tout entière. Aussi, la médecine a-t-elle, depuis longtemps, utilisé le café dans le traitement de la constipation, de la dysurie, de l'asthme, des affections soporeuses et torpides, des empoisonnements par les narcotiques, de la coqueluche, de la migraine. Son infusion réparatrice aide l'assimilation, surtout chez le vieillard, et favorise ainsi ce mouvement de rénovation des tissus, d'où proviennent véritablement la vie et la santé. Après un repas copieux, une tasse de bon café a pour effet constant de diminuer aussitôt la pénible sensation de plénitude de l'estomac.

L'action tonique du café paraît s'exercer surtout par la stimulation qu'il imprime aux mouvements du cœur et des vaisseaux. De plus, c'est un aliment d'épargne, un antidéperditeur, qui agit en entretenant dans un état constant les forces de notre économie: action comparable à celle des cendres sur le feu. Enfin, les effets du café sur le cerveau lui ont valu le nom de «boisson intellectuelle par excellence». Souvestre même allait jusqu'à dire que le café tient le milieu entre la nourriture corporelle et la nourriture spirituelle. C'est pourquoi il est en grand honneur, au pays de Voltaire et de Balzac!

Comme il est écrit que les meilleures choses ont leurs inconvénients, le café n'échappe pas à la règle commune. Ce poison lent, qui, d'après Fontenelle, finit par tuer entre quatre-vingts et cent ans, a de trop réels inconvénients pour une foule de personnes. Ce sont surtout celles dont le système nerveux, surmené par les luttes excitantes de la vie moderne, s'impressionne aisément. Ainsi, les névropathes supportent mal l'infusion

> aux poètes si chère,
> Qui manquait à Virgile et qu'adorait Voltaire.

Ils éprouvent, sous son influence, des palpitations, des inquiétudes et des tremblements musculaires, une sensation indéfinissable de tristesse et de dégoût de la vie; parfois même un état vaporeux des plus caractérisés. Le café ne saurait donc convenir aux femmes ni aux enfants, ces perpétuels joujoux des nerfs. Il est également nuisible aux bilieux. Chez les individus de ce tempérament, il cause des irritations de l'estomac et des intestins, augmente les congestions hémorroïdaires, et fréquemment aussi (nous en avons fait la remarque, que nul auteur ne mentionne), il amène à la peau d'insupportables démangeaisons.

En somme, le café est bon surtout aux tempéraments lymphatiques. Harvey et Buffon affirmaient qu'il est le meilleur aiguillon des estomacs paresseux. Linné lui reprochait de diminuer l'appétit sexuel, et le nommait pour cette raison la *liqueur des chapons*. Nous croyons qu'il y a du vrai dans cette boutade d'ailleurs exagérée. (1)

La production du café s'élève actuellement à plus de 800 millions de kilogrammes par année. Sur ce chiffre, la France consomme environ 100 millions. En 1644, au moment de son introduction en France, le café coûtait 140 francs la livre ; mais, depuis cette époque, il a pénétré peu à peu dans l'alimentation de l'armée, de la marine, de la classe ouvrière ; il a rendu les plus grands services à notre pays pour résoudre le difficile problème de l'acclimatement (Algérie). Dans les pays chauds, en effet, il semble jouer, outre son rôle nutritif et tonique habituel, un rôle véritablement *antiseptique :* il est certain, en tout cas, qu'il désinfecte les eaux et peut les rendre potables.

Dans nos climats, le café est une boisson nutritive précieuse pour rehausser l'insuffisante alimentation du pauvre et du travailleur. Les expériences sur les mineurs de Mons et de Charleroi l'ont amplement prouvé. Pour

(1) Fontenelle et Frédéric II, illustres caféomanes, n'avaient que peu de « vocation pour le sexe. »

favoriser la consommation du café, il importerait donc à un gouvernement à prétentions démocratiques, comme l'est le nôtre, de procéder aux dégrèvements progressifs d'une denrée aussi utile. Quelques chiffres prouveront la vérité de cette assertion. En Hollande, où le café entre en franchise, la consommation s'élève à 8 kilogr. 1/2 par année et par habitant. En Belgique, où l'impôt est seulement de 13 fr. par 100 kilogrammes, elle ne dépasse pas 6 kilogrammes. Et en France, où l'impôt s'élève à l'énorme droit de 156 fr. par 100 kilogr., la consommation n'est plus que de 1 kilogr. 1/2, malgré notre richesse nationale et notre appétit pour la boisson de l'intelligence! Le café, que l'on a appelé la *liqueur séditieuse*, et à laquelle J. Michelet ne craignait pas d'imputer la grande œuvre du dix-huitième siècle et de la Révolution française, le café mérite plutôt le nom de *boisson civilisatrice* par excellence, que lui a donné le baron de Thérésopolis. Tout le monde déplore les croissants ravages causés par ce redoutable fléau, l'alcoolisme. Eh bien! ne croyez-vous pas, lecteurs, que le café soit peut-être le seul agent capable de lutter contre les progrès du monstre? — Si vous le croyez comme nous, pressons tous, alors, sur nos députés pour obtenir, sur ce chapitre, un sérieux dégrèvement! L'alcoolisme n'existe pas au Brésil. (Voir notre livre de l'*Alcoolisme*, chez *O. Doin*.)

Que penser des mélanges des diverses sortes de café? On dit (tous les épiciers disent) qu'il ne faut consommer que des mélanges en proportion variable, de Bourbon, Martinique et Moka. Pour nous, cette opinion est fausse. A t-on jamais dit qu'il fallait mélanger les vins des premiers crûs? Non. Les mélanges n'ont jamais profité qu'aux aliments médiocres. On admet les coupages des gros vins rouges du Midi avec les petits vins blancs de l'Est: mais jamais on n'admettra le mélange du Corton et du Barsac. Il en est de même pour les bons cafés, qui doivent être respectés comme les vins des vrais crûs. D'ailleurs, il n'y a plus de cafés Bourbon, ni Martinique, et Moka n'a jamais produit que quelques kilogrammes de la « fève d'Arabie ». Jamais le café n'est vendu sous son vrai nom originel, et nous pouvons affirmer, sans crainte de démenti, que presque tous les cafés viennent aujourd'hui du Brésil ou des colonies hollandaises indo-océanniennes (Java, etc.). Au Brésil, plus de 3 millions d'hectares sont employés à la seule culture du café.

L'addition de la chicorée au café est-elle recommandable au point de vue de l'hygiène? Nous n'hésitons pas à répondre : oui. La chicorée atténue les propriétés énervantes du café sans nuire à ses qualités primordiales. C'est grâce à l'addition de la chicorée à leur café que les Hollandais et les Belges arrivent à une si grande consommation sans qu'il en résulte pour leur organisme aucun inconvénient. Si la chicorée n'avait pas, dans l'infusion de café, son rôle utile, comment admettriez-vous qu'elle occupe une si vaste place dans le *café au lait* des Néerlandais? Le prix de la bonne chicorée, en Hollande, est-il, en effet, bien supérieur à celui du café?

A propos de café au lait, nous sentons tous nos lecteurs nous interroger. Ils ont à la bouche la fameuse phrase de Brillat-Savarin : « Le café au lait plaît souverainement aux dames ; mais l'œil clairvoyant de la science a découvert que son usage trop fréquent pouvait leur nuire dans *ce qu'elles ont de plus cher* ». Nous nous mettrons absolument en travers de cette étrange opinion, qui ne peut être qu'un vieux reste de certaine doctrine des *signatures* dont nous avons parlé ailleurs (1). Le café au lait, composé de bon café, de bonne crème, de bon pain, de bon sucre et de bon beurre, est un aliment de premier ordre, incapable d'aucun méfait, et que nous recommandons à nos lectrices comme à nos lecteurs.

En finissant, un mot sur la manière de faire du bon café. Il faut le brûler et le moudre seulement au moment de le faire infuser ; et, pour l'infusion, se servir toujours *d'eau distillée*, bouillante : cette eau ne précipite pas, comme le fait l'eau de source, le tannin du café ; elle donne une liqueur fine, claire, parfumée et délicieuse, qui a conservé intégralement ses précieuses qualités toniques.

(1) Voir *Dr. E. Monin :* Les maladies épidémiques, (Introduction)

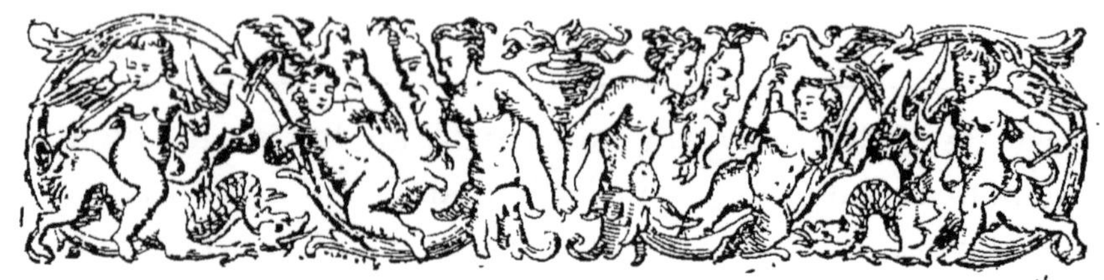

CHAPITRE LVIII

LE THÉ

Le thé, auquel les habitants du Céleste-Empire attribuent une origine divine, est la feuille, roulée et à demi-torréfiée, d'un arbrisseau toujours vert de la famille des orangers. Introduit en Europe, au milieu du dix-septième siècle, par la Compagnie des Indes, il se répandit bientôt en Angleterre et en Hollande, puis en France, sous le patronage parisien du célèbre chancelier Séguier. Comme le café, comme l'alcool, comme le sucre, le thé est d'abord considéré comme un médicament (Mazarin s'en sert contre sa goutte); mais bientôt, il s'installe sur les tables des grands, et Guy-Patin l'appelle « l'impertinente nouveauté du siècle ».

On peut compter huit sortes commerciales principales de thés; trois de *thé vert:* l'impériale, l'hyswen et le songlo; cinq de *thé noir:* le souchong, le sumlo, le congon, le bou, et le pekao. Ces diverses variétés de thé sont, plus ou moins, mélangées de feuilles étrangères; en général, les plus parfumées sont aussi les plus chères et les plus narcotiques (le thé impérial russe coûte plus de 100 fr. le kilo). Le commerce du thé est l'un des plus vastes du monde: il rapporte, annuellement, 125 millions de francs aux Chinois. Marseille, à elle seule, reçoit tous les ans plus de 3 millions de kilogrammes de thés dans son port.

L'infusion de thé doit être préparée promptement, en quelques minutes, dans une théière métallique, et à l'aide de l'eau bouillante: elle doit être légère, pour posséder ce goût délicatement suave et aromatique qui tient le milieu entre la fleur de violette et la feuille fraîche d'oranger. Ses propriétés nutritives ont fait depuis longtemps considérer le thé comme un aliment d'épargne, qui ralentit les échanges de la vie organique et agit, comme le café, le chocolat, le maté, la coca, *à la façon des cendres sur le feu.* C'est à la *théine*, très analogue à la caféine par sa composition, que le thé semble surtout redevable de cette action. D'ailleurs, il est riche en albuminoïdes; et ce n'est pas sans raison que les Chinois mangent sa feuille cuite, en guise d'épinards. Outre la théine et l'albumine végétale, le thé renferme enfin de la gomme, du tannin, des essences et divers sels minéraux...

Le thé est l'objet de fraudes innombrables, inaugurées par les Chinois et perfectionnées ensuite par les Anglais. Le thé vert est coloré par le cachou, l'indigo, le curcuma, la plombagine, le bleu de Prusse, les sels de cuivre, etc... On y trouve toutes sortes de feuilles, sauf les véritables: ainsi on utilise le prunier, le frêne, l'olivier, le sureau, le saule, le peuplier..., et (*horresco referens*) jusqu'aux excréments de vers à soie! Une fraude bien connue consiste dans le vernissage des vieilles feuilles de thé épuisées par des infusions successives. Rien ne se perd, à Paris; la Ville des mille métiers inconnus possède des *marchands de thé en vieux*, comme elle a des boulangers en pain d'occasion!... Faciles à réaliser, les falsifications du thé sont très fréquentes : périodiquement on brûle, aux docks de Londres, des milliers de kilogrammes de cette substance, absolument impropres à toute consommation et réservés à la « pipe de la Reine ».

Le bon thé est un breuvage raffiné, dont les amateurs apprécient parfaitement les qualités variables, mais dont l'action diffère, on peut le dire, étrangement, selon les tempéraments et les dispositions individuelles particulières. C'est une infusion tonique et astringente, sudorifique et diurétique, puissamment sédative de la digestion et de la circulation, et jouissant de propriétés antiseptiques incontestables. C'est à ces propriétés qu'il semble devoir son expansion en Chine, où les eaux des rivières, si elles étaient bues croupies et saumâtres, empoisonneraient les travailleurs. Ce n'est pas seulement parce qu'il force à l'ébullition de l'eau, que le thé désinfecte et rend salubre cette boisson : il a aussi une action spéciale certaine, dans ce sens, et c'est avec raison qu'il a été introduit par les Anglais dans l'ordinaire des armées en campagne.

Médicalement parlant, le thé est bon contre l'obésité, contre les indigestions, la diarrhée, les flatulences, ainsi que dans l'état d'ivresse ou d'empoisonnement par l'opium, le laudanum, etc. Hygièniquement, c'est une boisson qui ajoute à l'énergie digestive, et fournit un complément nutritif précieux : on doit donc encourager sa diffusion, si l'on veut tendre à améliorer l'alimentation des classes pauvres et des soldats et lutter surtout contre les navrants progrès de l'alcoolisme dans les villes. En effet, par son action narcotique spéciale sur le cerveau, le thé combat l'inertie physique et morale. Non seulement cette divine ambroisie dont parle l'abbé Delille

De nos dîners tardifs corrige les excès,

mais elle accroît, réellement, la somme de nos jouissances domestiques (Houssaye). Le thé cause une sorte de sensation de bien-être général, indéfinissable, mais éclatante surtout chez les sujets lymphatiques, comme le sont ordinairement les Anglais, les Hollandais et les Russes. Le thé est devenu, du reste, indispensable à ces peuples, gros mangeurs de viandes et de graisses, dont il vient ranimer heureusement l'énergie gastrique. De plus, aliment nervin par excellence, le thé stimule la sensibilité générale, donne des ailes à l'esprit, et à l'intelligence la finesse et la légèreté d'inspiration : « Le thé rend l'âme placide et calme, et la vue claire et perçante », dit un proverbe du Céleste-Empire. Rien d'étonnant alors qu'il soit la boisson des pays des brouillards, et qu'en Russie et en Grande-Bretagne le samovar et la bouilloire triomphent, alors qu'à Paris s'implantent lamentablement les *five o'clock tea*! (Les Anglais consomment annuellement 25 millions de kilogrammes de thé, et la France 300,000!)

L'abus du thé a de graves inconvénients, magistralement étudiés sur les dégustateurs par le Dr Morton, de New-York. Les maux de tête, les palpitations, l'irritabilité convulsive et angoissante du cœur, l'affaiblissement de la digestion: tels sont les principaux symptômes de début. Puis viennent l'insomnie, l'amaigrissement, le refroidissement général du corps, l'anémie grave et l'affaiblissement intellectuel, les vertiges, le tremblement, les terreurs, les hallucinations, etc. Le *spleen* nous parait aussi puiser, dans le thé, une partie des causes qui l'alimentent. Le buveur de thé a, en effet, les nerfs constamment irrités, et des sensations permanentes de crampes à l'estomac, d'oppression et de défaillance. Ces symptômes se traduisent le plus complètement, chez les sujets nerveux. Leur peau se tanne, peu à peu, par une sorte d'action astringente spéciale: leurs dents se noircissent; leur teint devient verdâtre et plombé. Ce n'est pas sans raison, enfin, que Fotherghill attribue à l'abus du thé la fréquence de la gastralgie et de la constipation en Angleterre, l'augmentation incessante du nervosisme de la jeunesse, et peut-être la désagréable leucorrhée, si fréquente chez l'Anglaise et chez la Chinoise....

Sachons donc modérer notre enthousiasme pour le thé. Cela nous est, du reste, assez facile, à nous, peuples latins. Mantegazza l'a dit avec autant de poésie que de raison : « Notre culte pour le café est chaud et capricieux, tendre et passionné : il ressemble à l'amour. Tandis que la sympathie que l'homme de goût ressent pour le thé est calme, tenace, sereine, comme l'amitié ».

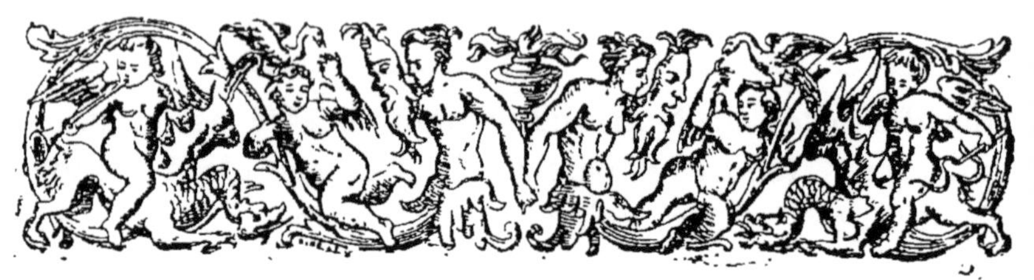

CHAPITRE LV

LE MATÉ

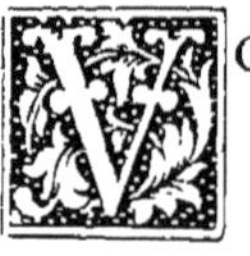OICI une substance qui, par ses propriétés alibiles et surtout par son bon marché excessif, pourrait rendre les plus utiles services à l'hygiène, principalement dans les grandes villes, — si l'on réussissait à acclimater son usage en Europe. C'est le maté, thé du Paraguay, thé des missions, la *yerba*, l'*herbe* par excellence !

Le maté est constitué par les feuilles vert-foncées et oblongues, mélangées de branches (concassées et desséchées par une sorte de torréfaction préalable), d'un arbre buissonneux appartenant à la famille des *ilex* (sorte de houx). On ne le rencontre que dans la zône du Rio de la Plata ; mais il y pousse en abondance. A la table du Brésilien, du Chilien, du Péruvien, du Bolivien, de l'Argentin, etc..., il remplace à la fois le vin, l'alcool, le thé, et souvent le café, dont le prix est peu abordable (même en ces régions) pour les classes laborieuses. Le maté est la boisson favorite du sud-américain, qui lui concède les vertus d'une panacée. Sa consommation est colossale, ce qui prévient déjà en faveur de ses propriétés alimentaires réelles. Onze millions de *materos* ingurgitent annuellement 50 millions de kilogrammes de cette substance, obligatoirement distribuée aux troupes. Le maté n'est guère dédaigné que par les riches, qui, dans tous les pays (vous le savez, lecteurs), affectent de vivre exclusivement à l'européenne.

Le sud-américain boit le maté sous forme d'une infusion trouble, contenue dans une calebasse, et filtrée à l'aide d'une sorte de chalumeau nommé *bombilla*. Pour que l'infusion conserve son *maximum* d'arome, elle est toujours prise très chaude, ce qui à l'inconvénient de faire tomber les dents du *matero*. (1) L'infusion de maté a une saveur astringente, voisine de celle du thé, mais plus amère et moins agréable. Ses propriétés se rapprochent plutôt de celles du café, grâce à la *matéine* (substance très analogue à la caféine) qu'elle renferme.

Le maté est la vraie boisson alimentaire des climats débilitants. Ses propriétés toniques et excitantes permettent de supporter aisément un jeûne prolongé : il est probable que c'est son infusion qui imbibait la fameuse serviette humide du docteur Tanner. Le maté trompe la faim de l'indien et du sud-américain; il émoustille le gauchos des pampas épuisé par la chasse;

(1) Voir : *Dr. E. Monin.* Hygiène de la beauté. (La bouche et les dents).

il tient lieu d'aliment végétal à des populations qui ne vivent que de viande et connaissent peu l'usage du pain. Non-seulement il rémédie au régime alimentaire insuffisant, mais encore il supprime la fatigue en suscitant l'énergie morale. Son pouvoir digestif et laxatif, sudorifique et diurétique, donne le coup de fouet à la nutrition endormie et accélère les fonctions de l'organisme.

De nombreuses observations, jointes aux expérimentations physiologiques les mieux conduites, ont prouvé que le maté excite la force musculaire, augmente les mouvements du cœur et de la respiration, produit une sensation de bien-être, de vigueur et de lucidité intellectuelle très appréciable. Il peut donc réellement reposer de la chaleur des tropiques et donner à l'organisme affaibli la souplesse et la vie qui lui font défaut. Son action excitante est pourtant moindre que celle du café: il ne cause pas l'insomnie, les palpitations et l'agitation nerveuse que produit cette substance, ni cette bizarre sensation d'angoisse, analogue à une douleur morale, et que nous considérons comme la caractéristique de l'action du café pris à forte dose. En outre, le maté a un pouvoir aphrodisiaque marqué, ce qui l'avait fait interdire, autrefois, par les religieux paraguayens: « C'est une *herbe du diable*, disait le P. Antonio, qui porte aux actes licencieux et a causé dans le pays d'innombrables scandales » !

En réalité, le maté est un aliment d'épargne, un comburant précieux pour la machine animale, un antidéperditeur; un condiment, congénère de ceux que nous venons d'étudier, qui modère les échanges nutritifs et entrave le mouvement désassimilateur, tout en équilibrant, à merveille, la vigueur organique. Le maté, en effet, est le plus tonique, peut-être, de tous les aliments d'épargne, et c'est lui qui agit le mieux comme excitant de la force musculaire. Cette propriété unique le rend précieux pour les classes laborieuses, les cultivateurs, les soldats. Non seulement il nourrit et tonifie, mais encore il donne, d'après Marvaud, et à un très haut degré, le sentiment de satisfaction produit par la première période de l'ivresse, chez les gens qui ont le vin gai. C'est *le café du pauvre*, la boisson démocratique par excellence. Il a sauvé l'Amérique du Sud du déplorable fléau alcool et le Paraguay d'une ruine certaine.

Le maté brille, en effet, surtout par sa valeur économique, et c'est de ce côté principalement que réside la force de son avenir. Pris à Guarapuava, il coûte en moyenne 10 francs les 100 kilogs., et chaque kilogramme peut fournir quarante litres de bonne infusion. Ce bon marché excessif l'abrite contre les falsifications, ce qui est à considérer, en ce bas-monde de fraudeurs et de laboratoires municipaux!

Il est étonnant que, connue depuis plus d'un siècle, cette boisson ne se soit pas encore acclimatée en Europe. Il est curieux que, malgré les travaux de Mantegazza et d'Angel Marvaud; malgré les expériences de Barbier et de notre ami regretté, le docteur Louis Couty; malgré la thèse parfaite du docteur Doublet et les articles enthousiastes publiés par MM. du Val,

Louis Ulbach et Deleau, le maté n'ait point encore obtenu, à nos tables, ses lettres de naturalisation. Mais, patience : il les obtiendra, le jour prochain où la dureté des temps aura aggravé la situation économique de l'Europe, et fait renchérir encore les ressources alimentaires de notre vieux continent.

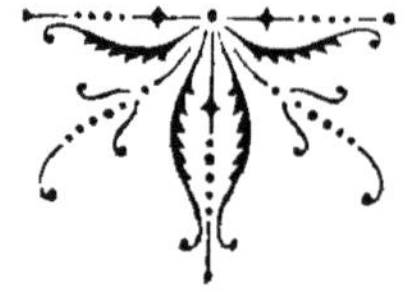

TROISIÈME PARTIE

L'HYGIENE DE L'ESTOMAC

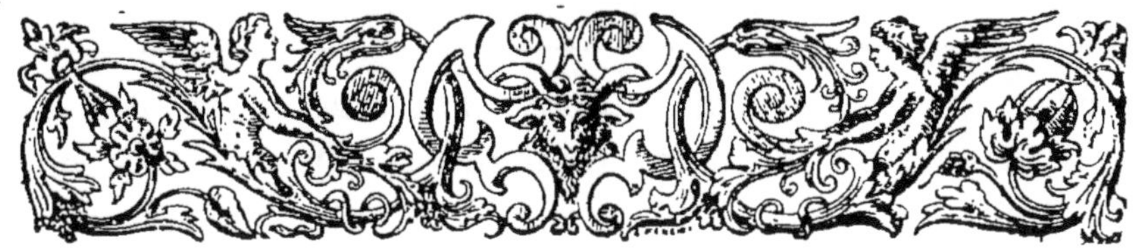

CHAPITRE LVI

L'HYGIÈNE DE L'ESTOMAC (1)

« *Gaster sum, et nihil gastrici a me alienum puto* ».
(Parodie de Térence.)

» Digérez-vous? Voilà l'affaire.
L'homme n'est rien, s'il ne digère.
Car, sans cela, plaisirs et jeux
S'envolent au pays des fables:
L'esprit fait les mortels aimables,
Mais l'estomac fait les heureux! »

OMBIEN paraît vrai le vieux sixain de Dorat, pour ce *tout le monde* qui souffre de mauvaises digestions et qui désire ardemment retrouver l'intégrité fonctionnelle de son tube digestif!

Toute joie vient du ventre; et, comme le dit Brillat-Savarin, « le poète le plus lacrymal n'est souvent séparé du plus comique que par quelque degré de coction digestionnaire ».

(1) Quelques passages de cette étude ont été publiés déjà comme préface au *Dictionnaire de cuisine* de Joseph Favre.

Rien de moins contestable : l'homme n'est que ce qu'il mange, ou plutôt ce qu'il digère. Quand l'estomac va, tout va ; quand il souffre, le trouble se met dans toutes les fonctions organiques, le cerveau lui-même est atteint, et il est presque banal de parler des passions dépressives et de la haine de la vie, qui envahissent les sujets souffrant de l'estomac. Et ils sont nombreux, ceux-là. Leur phalange serrée envahit, tous les jours, les consultations des médecins : car les *dyspeptiques* (on appelle ainsi les gens qui souffrent de l'estomac sans lésion organique définie) vont, de remède en remède, chercher la guérison de leurs maux.

Cependant (il faut bien le dire) la plupart des dyspepsies sont du ressort de l'hygiène plutôt que de la médecine proprement dite, et c'est à l'inobservance des lois qui régissent les fonctions digestives qu'elles doivent généralement leur origine.

Daubenton (dont le Muséum vient de classer les curieuses collections), dans un ouvrage rarissime daté de 1785, et intitulé : *Recherches sur les indigestions,* Daubenton soutient que le corps humain ne subirait aucune altération de ses diverses fonctions, si l'estomac était toujours en état de remplir les siennes. Logique avec sa théorie exagérée, il conseillait, pour soutenir les forces de « l'organe essentiel », l'usage constant des pastilles d'ipécacuanha, qui portèrent longtemps son nom. Quarante ans après, Broussais échafaudait sur la *gastrite* tout son système médical, et, depuis lors, d'innombrables livres surgissent tous les jours sur l'estomac et ses maladies.

Nous n'entreprendrons pas ici de discussions théoriques. Notre but principal étant d'« être utile », nous dédions ces pages à ceux qui veulent digérer, et surtout à ceux qui digèrent mal.

Et d'abord, on mange trop. On dépasse de beaucoup dans les repas la ration d'entretien nécessaire à la vie : on se figure que la surcharge de l'estomac n'est qu'inutile, alors qu'elle est nuisible. En effet, la quantité des sucs digestifs étant limitée, la petite portion des aliments attaquée par eux se noie, pour ainsi dire, dans la masse indigérée. Alors, surviennent des douleurs vagues, premiers signes d'une digestion difficile; puis, les indigestions se multiplient, l'excitabilité gastrique disparaît, l'estomac devient une poche inerte où se putréfient les aliments ingurgités. Leur fermentation produit des gaz, des aigreurs, des spasmes douloureux de l'estomac, des nausées, de l'oppression, des vertiges; le goût se pervertit, la sensation de faim devient douloureuse, et celle de soif continuelle. L'état dyspeptique est créé.

La dyspepsie est lente à s'établir. On abuse longtemps de son estomac avant de ressentir l'effet de ces abus. Les estomacs jeunes réagissent bien; mais, plus tard, ils deviennent des réservoirs incontractiles où s'entassent les aliments, que les muscles ne brassent plus. De là, dilatation de l'organe, vomissements alimentaires, muqueux et gazeux (éructations), compression du diaphragme et des poumons, entraves aux fonctions primordiales de la respiration et de la circulation.

Donc, *manger peu* est un important précepte d'hygiène pratique. Mais,

> *Rien de trop* est un point
> Dont on parle sans cesse, et qu'on n'observe point,

dit le bon La Fontaine.

La quantité des aliments n'est pas le seul facteur à incriminer ; leur qualité est souvent aussi la cause des troubles digestifs. Toutefois, il est difficile de formuler à cet égard des règles précises. Chacun a, si l'on peut dire, son individualité gastrique. On ne saurait trouver rien de plus personnel et de plus tyrannique que les goûts et répugnances de l'estomac : les caprices invincibles de cette « cornue intelligente » ne peuvent se plier aux règles sévères de la bromatologie hygiénique. Cependant, on peut poser en principe que, si l'estomac aime la variété, il l'aime dans les mets simples et peu abondants : il s'accommode souvent mal de ces diners modernes, sous chaque plat desquels, comme dit Addison, une maladie est embusquée : Une cuisine simple, *dégagée de tout romantisme*, n'est-elle point, d'ailleurs, la cuisine idéale, que rêvait Récamier ?

> „Tout fricot raffiné mène à la pharmacie !"

On ne saurait croire combien loin peuvent retentir les souffrances de l'estomac. Alibert cite l'observation d'une femme qui avait toujours envie de se donner la mort pendant le travail de la digestion. Vous voyez que Beaumarchais n'exagère pas, lorsqu'il subordonne à la digestion du critique le succès d'une pièce de théâtre !

Un dyspeptique, auquel Barras donnait ses soins, perdait la vue immédiatement après l'ingestion des aliments, et ne la recouvrait que lorsque la digestion était finie : il refusait de satisfaire son appétit, craignant de rester aveugle !

La continuité d'un régime recherché irrite l'estomac ; et souvent le cuisinier est ainsi le meilleur pourvoyeur de nos cabinets de consultations. Que de gourmands riches et dyspeptiques voudraient pouvoir se payer un *digéreur*, si cela était possible !

Il faut respecter les bizarreries dans l'élaboration digestive. Les Anciens, avec le grand bon sens des peuples jeunes, comprenaient à merveille combien l'individualisme le plus étroit doit toujours présider aux règles du régime. Suétone mettait dans la bouche de Tibère la pensée suivante : « Si, à trente ans, un homme a besoin d'un médecin pour lui tracer son régime, il est indigne de vivre ».

Toutefois, il est incontestable que certains préceptes d'hygiène s'appliquent à tous les estomacs. Tous doivent sévèrement éviter l'indigestion, qui est la *grande porte* de la dyspepsie et des affections gastriques. Or, l'indigestion dérive souvent de ce que le sujet se remet à table avant d'avoir parfait la digestion de son précédent repas. Donc, comme le disent les vers prudhommesques du grammairien Domergue :

> Des mets indigérés le pénible fardeau
> Ne doit point s'aggraver d'un aliment nouveau.

Il ne faut, non plus, manger trop vite. Qui mange vite, dit un proverbe, digère lentement. Manger et lire à la fois, voilà une pratique qui fait négliger la mastication et l'insalivation, et qui mène droit à la dyspepsie. C'est pour cela, dit le docteur Motard, que la longévité serait rare dans les communautés religieuses (?)

On raconte qu'un médecin, lorsqu'il allait visiter un client riche, ne manquait jamais de passer à la cuisine pour serrer la main du chef. Comme on lui demandait la raison de cette bizarre manœuvre: «C'est bien le moins, répondit-il, que je sois reconnaissant envers cet homme: c'est à son art ingénieux d'empoisonner les gens, que nous devons d'aller en voiture». Il y a peut-être de l'exagération dans cette boutade: car l'estomac a besoin d'être stimulé de temps en temps par les mets insolites du cuisinier. Mais la continuité de ce qu'on appelle une «bonne cuisine» est dangereuse. N'y aurait-il à lui adresser que le reproche de *faire trop manger*, que ce reproche serait capital. (1)

Quelles sont, maintenant, les causes les plus fréquentes de fatigue et d'irritation pour l'estomac? Ce sont, d'après M. Seure, l'abus de l'alcool, des graisses, des acides et des condiments épicés. Viennent ensuite: l'excès d'aliments grossiers (pain, légumes mal cuits, viandes compactes et serrées, comme le porc); la mastication incomplète; l'abus d'eaux minérales actives, des purgations et des lavements; les excès intellectuels et les émotions morales; les fatigues musculaires exagérées; la compression de l'estomac par un corset

(1) „Un estomac gorgé d'aliments ressemble à un garde-manger bourré de victuailles: elles y pourrissent".

(Anthologie Grecq.)

défectueux; enfin, les professions assises et sédentaires, surtout lorsqu'elles nécessitent la flexion du corps en avant, comme il arrive pour les tailleurs, les cordonniers, horlogers, etc.

On arrive, par la régime, à guérir les tubes digestifs qui digèrent le moins. Il faut choisir, en général, comme aliments, ceux qui ne congestionnent pas l'estomac. Ce sont (d'après les expériences de Leven sur les animaux) le bon lait, les œufs frais liquides, le jus de viande, le bœuf et le mouton légèrement grillés et en faible quantité. Le sucre est également bon aux dyspeptiques, mais à la condition de le prendre en dissolution étendue, et non à l'état sirupeux. Il ne faut pas abuser du pain ni des graisses, et éviter surtout les gâteaux. On remplacera les sauces à la fécule, au beurre et aux acides, par des sauces à la crème, au jaune d'œuf et au bouillon. Le docteur Seure recommande le tapioca, le riz bien cuit; il prescrit de hâcher menu les légumes. Il rejette du régime les choux et certains fruits, surtout les fruits acides. Ce sont là d'excellents préceptes à suivre.

Le dyspeptique ne guérira que s'il renonce absolument à l'usage du vin. La bière faible, le bouillon, le café, le thé et le chocolat en petite quantité ne lui sont pas nuisibles. Les meilleures boissons usuelles sont pour lui les infusions de tilleul et de feuilles d'oranger. Quant au mélange de café et de chocolat, avec addition de crème, c'était (on le sait) la boisson favorite de Voltaire. Parmi les aliments de haut goût recommandés encore aux dyspeptiques, le docteur Seure signale les cervelles et ris de veau grillés, les rognons de coq cuits au bouillon, le jambon dessalé et bien cuit. Le dyspeptique s'abstiendra de pommes de terre frites : il ne peut digérer cette solanée qu'en purée ou cuite sous la cendre ; et d'ailleurs, elle est loin de valoir pour lui, en général, les légumes frais, tels que la carotte, les épinards et les laitues principalement.

*
* *

Manger de peu et peu à la fois, quitter toujours la table avec un reste d'appétit : voilà des lois qu'on ne peut violer sans crainte, quels que soient la force et les caprices de l'estomac. Ces lois s'appliquent principalement à la vieillesse, si communément portée à la gourmandise, qu'elle semble s'y réfugier souvent comme dans son unique jouissance. Le vieillard doit songer que l'indigestion est sa plus redoutable ennemie, et qu'il en est, pour lui, des préceptes de la tempérance comme des préceptes de la chasteté : chaque fois qu'il les transgresse, c'est une pelletée de terre qu'il se jette sur la tête, pour employer la rude expression du cardinal Maury.

Le repas principal des vieillards, comme, d'ailleurs, de tous ceux dont l'estomac est délicat et la digestion pénible, doit avoir lieu au milieu du jour ; le repas du soir doit être le plus léger possible. Pourquoi, en effet, le dîner est-il si ordinairement mal digéré ? Parce que le déjeuner a été trop copieux ; ou plutôt parce que, dans nos mœurs habituelles, il n'est séparé du dîner que par un intervalle insuffisant. Au lieu de cinq ou six heures, c'est huit heures qu'il faudrait entre le repas du matin et celui du soir, étant donnée surtout la vie sédentaire de l'habitant des villes. Qu'arrive-t-il, en effet? On présente le soir à l'estomac fatigué par une digestion laborieuse et qui s'achève à peine (troublée qu'elle a été *souvent* par des libations intempestives) les éléments d'un dîner fatalement condamné à être indigéré, et à causer, par suite, des troubles dans le fonctionnement gastrique. Si, au contraire, on s'impose la diète ou la demi-diète toutes les fois que l'estomac est fatigué par des écarts de régime et peu disposé à recevoir des aliments, les fonctions digestives acquièrent une vigueur nouvelle. Car la diète est la médication puissante, la sobriété le remède sûr des troubles gastriques en général, surtout pendant la saison chaude, alors que l'appétit est moindre et la faculté d'assimilation peu active.

Ce que nous venons de dire du dîner s'applique, *à fortiori*, au souper, cette mode absurde, à laquelle tant de gens doivent une indigestion par repas, et qui ne devrait exister que pour les personnes dont la profession supprime le dîner. Portal attribuait le grand nombre des apoplexies qu'il soignait, à l'habitude néfaste du souper, très en honneur à la fin du dernier siècle et au commencement de celui qui s'éteint.

* * *

« Qu'est-ce que l'homme? demandait le philosophe La Mettrie. — Un tube digestif percé aux deux bouts ».

Il est donc important de veiller à la propreté complète de la muqueuse des voies digestives, depuis la bouche jusqu'à l'extrémité opposée : c'est une condition indispensable au bon fonctionnement de cette muqueuse, dont le rôle physiologique est si complexe. Il faut combattre la constipation par les laxatifs, les lavements, et surtout par le conseil de Locke: «Se présenter, très régulièrement, chaque jour, à la même heure, à la garde-robe». Certains corps indigestes (que nous avons signalés déjà) tels que le son (pain de son), les graines de moutarde, les graines de lin et de plantain, ont une puissance laxative mécanique très marquée sur l'intestin. L'aloès, à petites doses, possède une action tout à la fois laxative et tonique, et rend de très grands services.

En détruisant la constipation, on détruit souvent la dyspepsie. Mais on empêche parfois celle-ci de se produire en appliquant convenablement les principes de l'art culinaire, art qui facilite et fortifie la digestion. Le docteur Audhoui distingue quatre formes de cuisines:

1° La cuisine commune, ou *bourgeoise*, qui satisfait simplement au besoin de se nourrir.

2° La cuisine *plantureuse*, qui accroît la force musculaire;

3° La cuisine *délicate*, qui développe l'intelligence et la sensibilité morale;

4° La cuisine *de haut goût*, qui provoque, passionne, enflamme le sens génital.

L'alimentation lactée, exclusive ou prédominante, est souvent indispensable dans les maladies de l'estomac; elle est indiquée chaque fois que, l'estomac ne pouvant ni supporter ni digérer les aliments ordinaires, l'inanition apparaît. Pour cicatriser l'ulcère de l'estomac, pour faire cesser les troubles digestifs qui surviennent dans la phtisie pulmonaire et qui mettent la vie en sérieux danger, aucune médication n'est aussi puissante que la diète lactée. Le lait est, en effet, digéré fréquemment lorsque tout autre aliment ne passe plus.

Les dyspeptiques sont des sujets qui ont, pour ainsi dire, une indigestion par repas. La sobriété, la suppression des liqueurs et des condiments inutiles, du tabac, du sucre; le choix des matières alimentaires, que l'on prendra en minime quantité; la bonne mastication, l'exercice et la distraction sans fatigue: tels sont quelques-uns des préceptes d'hygiène applicables aux dyspeptiques. Ils ne devront commencer de nouvelle digestion qu'après la terminaison complète de la première; ils évacueront chaque jour le résidu des digestions de la veille. Pour tonifier l'estomac affaibli, on leur administrera le bon bouillon, les eaux minérales acidules, les acides minéraux, tels que l'acide chlorhydrique; la rhubarbe, les amers, la pepsine, la maltine, la glace, etc.

*
* *

Quel est le meilleur aliment?

Chacun ayant, comme on l'a vu, son estomac à lui comme sa manière d'être, la réponse à cette question est facile à prévoir: *le meilleur aliment est celui que l'on digère le mieux*. Tous les jours, on voit des personnes assimiler, avec la plus grande facilité, la pâtisserie, le homard, le melon, la charcuterie, etc., alors que le lait, les œufs frais et les viandes grillées suscitent de la part de leur estomac des révoltes continuelles.

Mais, il faut se garder de falsifier l'énoncé de cette loi de nature, en disant: « On digère avec facilité ce qui se mange avec plaisir: *quod sapit, nutrit* ». Cet axiome si commode est, comme on l'a dit, un redoutable chant de sirène, et la cause fréquente de bien des indigestions.

Sans méconnaître pour cela les bizarres caprices de l'estomac, il faut bien dire que les aliments ont un ordre scientifique de digestibilité exactement déterminé par l'expérimentation. Nous l'avons déjà dit et répété bien des fois dans le cours de cet ouvrage.

Par exemple, cet ordre est, pour les viandes de boucherie: mouton, bœuf, agneau, veau, porc; pour les volailles: poulet, dindon, canard, oie. Pour les poissons, les plus faciles à digérer sont les poissons à chair blanche (carpe, sole); puis viennent les poissons à chair rouge, comme le saumon, beaucoup plus nourrissants, mais d'une digestion beaucoup plus dure; en dernier lieu, les poissons graisseux (anguilles), lourds et indigestes etc. etc...

Il est évident que la nourriture doit varier selon les saisons: celui qui, par exemple, se nourrirait, pendant l'été, de gibier, de viandes marinées, de champignons, de truffes, de mollusques et de pâtisseries, serait un fou, ou mieux un dyspeptique par préméditation. Il sera sage s'il mange des viandes blanches, des fruits bien mûrs et des légumes frais.

Selon le degré de cuisson, les aliments sont plus ou moins digestifs. Comparez le céleri cru et le céleri cuit, les œufs frais et les œufs durs. L'ordre de digestibilité culinaire des viandes peut s'exprimer ainsi: Viandes grillées, — rôties,bouillies, — ragoûts, hâchis, — viandes à l'étuvée, — conserves, — salaisons.

L'âge des viandes a une grande importance, surtout pour

le gibier, dont l'ordre de digestibilité générale est, selon les espèces : perdreau, faisan, chevreuil, lièvre, bécasse.

Les enveloppes cellulo-fibreuses des pois, haricots et lentilles sont très indigestes. Elles ne sont faites que pour des estomacs robustes et causent, chez les faibles, l'embarras gastrique avec dilatation de l'organe. Nous avons insisté sur tous ces faits.

Les boissons fraîches sont utiles à la digestion : mais il ne faut user que discrètement de la glace, dont l'abus engendre des troubles gastro-intestinaux. Le café et le sucre activent la digestion, que l'alcool engourdit et ralentit : les dyspeptiques doivent abandonner les liqueurs et même le cognac, que l'opinion vulgaire juge à tort indispensable à une bonne digestion.

Il est important de remarquer que certains aliments, qui passent vulgairement pour nuisibles aux estomacs faibles, leur sont fréquemment, au contraire, d'une grande utilité. Nous voulons parler surtout de la salade et des condiments vinaigrés, dont l'usage modéré rend les plus grands services en ranimant l'énergie des forces digestives : ainsi agit la moutarde, comme un vrai sinapisme stomacal; de même, l'acide oxalique renfermé dans la tomate excite la langueur des estomacs paresseux. C'est ainsi également que l'acide lactique contenu dans la choucroûte rend cet aliment, si lourd de réputation et d'allures, digestible pour le dyspeptique. C'est peut-être aussi à la faveur de ce dernier acide (qui est probablement celui du suc gastrique), que la *diète lactée* rend de si éminents services dans le traitement des affections aiguës et chroniques de l'estomac.

D'autres agents, que le vulgaire regarde comme favorables à la digestion, lui sont, au contraire, fréquemment nuisibles. Ce sont, d'abord, les eaux trop fortement gazeuses et les boissons trop chaudes, dont l'abus émousse peu à peu l'excitabilité de l'estomac; le tabac, qui, en supprimant la déglutition salivaire, prive la digestion d'un de ses auxiliaires les plus utiles; — les purgatifs et les vomitifs, dont les personnes qui souffrent de l'estomac abusent si souvent, et qui troublent profondément la mécanique et la chimie de la digestion. L'abus du bouillon est également nuisible; on peut rendre son usage utile, en l'administrant, tiède, deux heures avant le repas On sait, en effet, que le bouillon n'agit que comme stimulant de la muqueuse gastrique, comme un apéritif véritable, dans le sens hygiénique du mot.

Quant aux boissons alcooliques, leur action sur l'estomac est des plus désastreuses et cause (on doit le dire) les trois quarts des dyspepsies. Ce sont surtout les liqueurs dites (par antiphrase probablement) *apéritives* qu'il faut incriminer. Leur usage répété habitue à l'irritation la muqueuse de l'estomac, et la rend peu à peu engourdie et incapable de réagir aux excitations ordinaires de l'acte digestif. Le même effet est produit par l'ingestion de la bière en dehors du déjeûner et du dîner. Cette boisson, fréquemment utile aux repas, est toujours nuisible pour la digestion et l'appétit lorsqu'elle est prise en certaine quantité pendant la journée.

*
* *

Non seulement l'estomac affectionne la variété dans la régularité; il aime absolument l'harmonie. Chacun sait que la joie, la peur, les émotions de tout genre coupent l'appétit et paralysent la digestion. Certaines personnes ne peuvent digérer sans musique : le docteur Louis Véron était de ce nombre, et tel était le secret de son assiduité à l'Opéra. Nos pères considéraient la chanson comme le meilleur des élixirs digestifs.

Un sujet qui digère péniblement doit manger avec des gens gais, et éviter surtout les discussions et les querelles à table. C'est principalement aux discussions politiques et d'économie sociale que l'on doit infliger la fameuse comparaison qui déclare que la colère à table produit à l'estomac l'effet de la déglutition d'une pelote d'aiguilles.

Il faut se reposer après le repas, et non pas, comme beaucoup de personnes le croient, prendre de l'exercice. Il s'agit, bien entendu, d'un repos relatif, d'une heure environ. Quant à la sieste proprement dite, elle ne se comprend que dans les pays chauds. Au bout d'une heure, il faut se livrer à un exercice modéré en plein air, pour favoriser les mouvements de la digestion : « On digère avec ses jambes, a dit Chomel, autant qu'avec son estomac ». «L'économie entière digère par l'estomac », ajoute Barthez.

Il faut bien diviser et bien mâcher les aliments; pour cela l'art, à défaut de la nature, doit assurer le fonctionnement de la mastication.

La tristesse et la colère entravent l'acte digestif. Les rois avaient jadis à leur table des nains et des bouffons pour provoquer le rire, qui est un excellent digestif. « Ce que l'on mange au sein de la joie, a dit excellemment Réveillé-Parise, produit un sang pur, léger et nourrissant ». — « Les morceaux *caquetés* se digèrent le mieux », écrivait, dans un sens analogue, Mme de Sévigné.

L'exercice est l'indispensable condiment de la digestion, dont on a résumé le secret en ces deux termes : *bien mâcher, bien marcher*. Il faut fuir comme peste les irrégularités dans les repas; elles minent toujours l'estomac et font le lit à la dyspepsie. Il faut éviter les vêtements qui compriment l'estomac, et notamment le corset, qui, trop serré, a causé la perte de tant d'estomacs féminins. Si l'on se couche avant que la digestion soit achevée, il faut s'endormir du côté droit; c'est la seule position favorable que l'on puisse prendre.

De tout temps, on a reconnu l'influence néfaste des travaux de l'esprit sur ceux du ventre. Amatus Lusitanus disait : « Le mauvais estomac suit l'homme d'études comme l'ombre suit le corps ». Voltaire : « L'homme qui pense le plus est souvent celui qui digère le moins. » Et Laboulaye : « La dyspepsie est l'incurable et douloureuse maladie des gens d'esprit ». Il faut donc se souvenir que c'est à l'hygiène seule qu'incombe la police sanitaire de l'estomac, et attendre que la fonction digestive ait achevé son œuvre pour commander au cerveau d'inaugurer la sienne.

Les gens qui souffrent de l'estomac se trouveront bien de mener une vie active; d'éviter la réclusion, le désœuvrement, l'inertie, la tristesse, et surtout les émotions si violentes du jeu; s'il en est besoin, les fonctions organiques seront vivifiées, chez eux, par la gymnastique, les frictions, l'eau froide, les bains de mer. De plus, les dyspeptiques règleront naturellement leurs repas selon les degrés et formes du mal; selon que la fonction digestive est irritée ou alanguie; selon la nature de la perversion fonctionnelle; selon le caractère des souffrances, et l'état de perturbation de l'appareil gastro-intestinal. Après avoir banni, sans retour, tous excès et écarts alimentaires, les irrégularités du régime et les plats trop relevés, il faudra s'efforcer de réaliser le problème, que formule, d'une façon à la fois très brève et très complète, le Docteur Seure : Trouver un mode d'alimentation qui nourrisse suffisamment le malade, tout en n'imposant à l'estomac qu'un *minimum* de travail.

In alimentis medicamenta, affirmait Arétée, opinion que confirme Chossat, écrivant : « Toute maladie est un problème d'alimentation » (1). Autrement dit, le cuisinier tient lieu, pour le dyspeptique, à la fois de médecin et de pharmacien. En général, le repas du midi sera le plus substantiel. Le repas du soir devra être, au contraire, des plus légers : sinon le sommeil sera lourd et fatigant, entrecoupé de réveils pénibles. Le dyspeptique, pendant la nuit, a la bouche sèche et pâteuse; il est en proie à des crampes, à des vertiges. Son sommeil est agité par des palpitations, des sensations d'étouffements et d'angoisses, des besoins très fréquents d'uriner. Il éprouve dans son lit des terreurs épouvantables, une sorte de crainte étrange de la mort, un état particulier, indéfinissable, où l'agitation

(1) « Ce que nous prenons par onces et par livres doit nous affecter pour le moins autant que ce que nous prenons par grains et scrupules ». (HUXHAM.)

vive succède à la prostration la plus lourde. On conçoit que des insomnies de cette nature, fréquemment répétées, contribuent à exaspérer la maladie, de même que les écarts du régime entretiennent, sans trève, les vices fonctionnels de l'organe digestif. L'estomac, comme le disait Broussais, est le roi de l'économie; il joue dans l'organisme le rôle que joue la mer dans le monde. Ses maladies sont si pénibles, qu'elles rompent même l'équilibre entre la vie intellectuelle et la vie physique. Dès que l'estomac aura commencé à souffrir, il est nécessaire de le discipliner; il faudra immédiatement régulariser les heures des repas, suivre des habitudes hygiéniques serrées, et savoir surtout résister aux perversions trompeuses du goût et de l'appétit, qui sont les premiers symptômes de la dyspepsie: *modicus cibi, medicus sibi!*

En se conformant à ces préceptes, on évitera de tomber dans les pénibles souffrances disgestives. On n'apprécie un bon estomac que lorsqu'on l'a perdu : Il en est ainsi de toutes les bonnes choses de cette terre. Le grand Arouet, si jaloux pourtant de sa gloire, n'écrivait-il pas qu'il donnerait cent ans de renommée pour une bonne digestion? « On n'est véritablement malheureux que quand on ne digère point » écrit-t-il à son ami d'Argental. Lisez, d'ailleurs, toute la correspondance de cet illustre dyspeptique, Voltaire. Ce n'est qu'un long et continuel gémissement. Sa manie est de disserter sans cesse sur sa santé; et, dès 1739, il se déclare à l'agonie! Heureusement pour nous, cette agonie fut longue; elle lui permit d'écrire cent immortels chefs-d'œuvre tout en lisant plus de livres de médecine

« que Don Quichotte n'avait lu de livres de chevalerie » :

> Toujours un pied dans le cercueil,
> De l'autre faisant la gambade,

Voltaire conseille à Mme de Bernières, si elle veut digérer, de renoncer à la gourmandise et à la médecine : « Je vous avertis d'avance, ma chère reine, que M. de Gervasi et tous les médecins de la faculté vous seront inutiles, si vous n'avez un régime exact; et qu'avec ce régime, vous pourrez vous passer d'eux à merveille ». Toute sa vie, Arouet est à la recherche d'un secret : *digérer.* — « Sans cela, pas de bonheur que dans les romans ». Une préoccupation constante l'envahit : *se tenir le ventre libre pour que la tête le soit.* « Car avant tout, dit le grand railleur, notre âme immortelle a besoin de la garde-robe pour bien penser ! » Il faut bien dire que c'est de l'abus des drogues et des purgations, c'est-à-dire de la *« maladie des médecins et des apothicaires »*, (comme disait Molière), que souffrit surtout le patriarche de Ferney. Quels médicaments le dyspeptique n'essaie-t-il pas? Voltaire n'a-t-il pas englouti tous ceux qui existaient de son temps? Et qu'aurait-ce été, si comme nos malades contemporains, il eût eu en mains les réclames de ce Protée, la spécialité pharmaceutique, et nos quatrièmes pages de journaux, bariolées d'annonces infaillibles contre toutes les maladies! « Quand on souffre, écrit encore à d'Argental *l'Aveugle des Alpes* (qui est entré, dit-il, dans la confrérie des taupes et ira bientôt dans leur royaume), quand on souffre, on espère toujours qu'on ne souffrira plus demain. Du moins, c'est ainsi que j'en use depuis soixante ans. Ce n'est pas pour rien que j'ai fait un opéra où l'Espérance arrive au dernier acte.»

Si bien des gens se font remarquer par leur pessimisme, leur égoïsme, leur hypocondrie, cherchez l'estomac!..., de même que les criminalistes cherchent la femme. Car l'alimentation accroît l'altruisme, ainsi que le démontrait Descuret, et un homme dont l'estomac est bon est un homme généreux...

« La gaîté est dans l'estomac », affirmait encore E. Labiche, notre auteur comique tant regretté. Et l'on peut dire, de celui-là, qu'il s'y connaissait!...

APPENDICE

L'ALIMENTATION DU SOLDAT

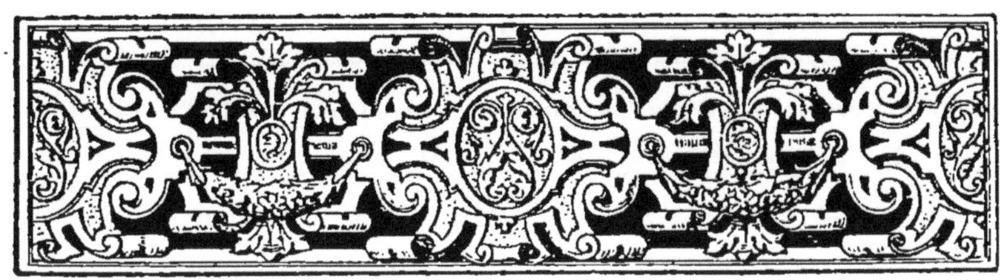

CHAPITRE LVII

L'ALIMENTATION DU SOLDAT

Pour fournir au sang tous les matériaux de réparation, nécessités par l'incessante usure de nos tissus, et entretenir dans tous nos organes la chaleur et la vie, il est indispensable (ainsi que ce livre le prouve à chaque page) de recourir à une alimentation rationnelle. Et cette nécessité est plus grave peut-être pour le soldat, qui a besoin d'une somme énorme de résistance vitale. La débilitation produite par une nourriture insuffisante se traduit, chez lui, par la déchéance organique, l'amaigrissement, la phtisie, la dysenterie, le typhus, etc..., et par une prédisposition certaine aux maladies épidémiques dont l'armée a le triste privilège.

En jetant les yeux sur la ration alimentaire du soldat français pendant la Guerre de Sept ans, et en comparant cette ration à celle d'aujourd'hui, on voit qu'il n'y a pas grand changement en bien : sur ce point comme sur d'autres, le progrès serait-il un leurre? Et cependant, la physiologie et l'hygiène s'accordent pour nous démontrer l'impérieuse nécessité de donner une alimentation solide et corsée à ceux dont nous voulons stimuler l'activité physique. Comparez le travail de l'ouvrier anglais, nourri de roastbeef, avec celui de l'Italien, gavé de riz! Voyez l'Irlande et voyez l'Inde, comme le dit Isidore Geoffroy Saint-Hilaire! « L'Angleterre règnerait-elle paisiblement sur un peuple en détresse, si la pomme de terre presque seule n'aidait l'Irlandais à prolonger sa misérable existence? Et, par delà les mers, 140 millions d'Indous obéiraient-ils à quelques milliers d'Anglais, s'ils se nourrissaient comme eux? »

Il y a donc beaucoup à faire encore pour réformer l'alimentation du soldat, si inférieure à celle du marin, par exemple. Et force nous est, hélas! d'imiter encore ici les Allemands, si supérieurs en tout ce qui concerne l'art de la guerre. Nos ennemis en sont arrivés depuis longtemps à introduire dans la nourriture militaire des boissons toniques, du café, cet aliment d'épargne par excellence; et surtout ils ont su obvier à cette odieuse uniformité du régime, qui rend bientôt réfractaires les estomacs les plus complaisants. Enfin, en temps de guerre, l'Allemagne nous emprunte l'excellente méthode napoléonienne des réquisitions: elle fait vivre ses armées sur le pays où elles se trouvent; cela ne vaut-il pas tous les ravitaillements du monde?

C'est avec un vif intérêt que nous avons pu lire l'étude complète et travaillée que M. le capitaine Kirn consacrait, il y a quelque temps, à cette importante question de l'alimentation du soldat. Le sympathique officier (l'officier est ici doublé, chose rare, d'un excellent chimiste), appuie toute son œuvre sur cette épigraphe bien vraie, prise au général Lewal : « Marche rapide et bonne alimentation : presque toute la guerre se trouve renfermée dans ces deux termes ». La ration actuelle de viande semblerait, théoriquement, à peu près suffisante. Mais cette viande est trop pauvre en graisse, et la graisse (Lehmann l'a démontré), favorise puissamment l'assimilation de la chair. Composée, le plus souvent, de bas morceaux, la « viande à soldat » contient beaucoup trop d'os et de déchets de tout genre. Mais ce n'est pas tout. Comment cette viande est-elle préparée ? Eh bien ! le bouilli, l'éternel bœuf bouilli, ce cauchemar de la vie militaire, voilà l'indigeste et répugnante alimentation carnée du soldat. Aussi, il faut voir sa joie éclater, aux jours bénis du *rata;* et cette joie nous prouve éloquemment combien l'estomac humain aime, avant tout, la variété !

La ration de pain (1 kilogr.) est, au contraire, plutôt trop élevée, et M. Kirn la voudrait voir réduite à 800 gr., pour éviter les gaspillages. Nous croyons, nous, qu'il y aurait plutôt avantage à donner le pain à discrétion : la réforme est facile et elle satisferait toutes les opinions, comme tous les appétits.

Mais, ce qui serait important à réaliser, ce serait la variation dans l'ordinaire des troupes : par exemple, chaque semaine, on introduirait dans le menu un plat de morue salée, et de la viande rôtie huit fois par mois, comme l'ont (inutilement, d'ailleurs) réclamé

Gambetta et Margaine, à la commission supérieure de l'armée ([1]).

Il est triste de voir que le soldat français est l'un des plus mal nourris de toute l'Europe. « Le Dieu des armées et celui de la misère, disait P.-J. Proudhon, sont un seul et même Dieu ! » Et pourtant, nos contingents sont jeunes; ils réclament une riche alimentation. Avec un budget de 3 milliards, notre pays, doit-il, peut-il économiser sur la nourriture de ses défenseurs? D'ailleurs, en augmentant les dépenses de la caserne, ne diminuerait-on point, d'autant, celles des hôpitaux? Il y a environ 50 hommes à l'hôpital pour 1,000 hommes d'effectif. Ne peut-on donc pas réduire ce chiffre et abaisser également le taux si élevé de la mortalité militaire? Quoi qu'il en soit, ainsi que l'exprime éloquemment M. Kirn, « nos drapeaux ne doivent pas abriter la faim et les maladies qui en résultent ».

Les défectuosités de l'alimentation militaire éclatent surtout en campagne. Alors, le soldat, véritable bête de somme, porte une charge monstrueuse, écrasante. Le poids des vivres vient encore s'ajouter à cette charge. Il est prouvé qu'il ne saurait cependant porter que 25 kilog. au plus, cartouches et vivres compris. Il faut donc chercher un produit alimentaire peu volumineux qui, tout en ne chargeant pas le soldat, lui permettrait de ne point jeûner, au milieu des hasards de la guerre. Un semblable aliment de réserve doit, par conséquent, avoir, avec un volume et un poids très minimes, un pouvoir

([1]) Le général Boulanger avait pris, dans ce sens, l'initiative des améliorations les plus louables.

nutritif très élevé; sa préparation doit être rapide, sa conservation longue, et son prix de revient modéré. En campagne, les conserves sont à coup sûr, d'un grand secours; et, comme le dit un écrivain militaire allemand fort compétent, Von der Goltz, elles seront indispensables dans les futures guerres, où il faudra appliquer, aux bêtes comme aux hommes, le principe des rations condensées.

Le problème de l'alimentation des armées en campagne est évidemment résolu, en partie, par les viandes sèches, salées et fumées, et surtout par les boîtes de conserves de bœuf australien, la choucroûte, la charcuterie, le biscuit, le biscuit-viande prussien, le pain-viande de Scheurer-Kestner. Mais l'idéal du genre est encore l'*erbswurst* de nos bons voisins d'outre-Rhin, ce *saucisson aux pois* admirable, qui renferme de la viande, du lard, du sel et des légumes ; c'est un aliment complet; raclé dans l'eau chaude, il donne immédiatement un potage purée d'un goût agréable et d'une puissance réparatrice étonnante. L'*erbswurst*, que nous avons vainement essayé de fabriquer en France, et dont les Allemands tiennent secrète la formule exacte, l'erbswurst, paraît-il, coûte 1,250 fr. les 1,000 kilos.

La formule alimentaire que propose (entre autres fort nombreuses) M. Kirn, est une poudre de viande mêlée de riz, haricots, lentilles, carottes sèches, pommes de terre et tapioca. Nous croyons savoir que le ministère de la guerre vient d'adopter un aliment de ce genre, qui nous paraît répondre à tous les *desiderata* d'une nourriture de réserve, et qui permettra de plus, l'heureuse diminution des troupes du train, si gênantes en campagne...

Quant au biscuit, il a vu heureusement passer sa vogue; Chenu l'a condamné en termes fort justes, lorsqu'il a dit qu'il est au pain ce que la viande salée est à la viande fraîche, avec cette différence que l'estomac supporte mieux la viande salée. Le biscuit a causé plus de diarrhées qu'il n'en causera: car il est probable que, de plus en plus, on renoncera à son usage; — et, comme on dit au Palais: Ce sera justice.

TABLE ALPHABÉTIQUE

A

G

H

I

J

K

L

M

N

O

P

R

S

T

U

V

W

X

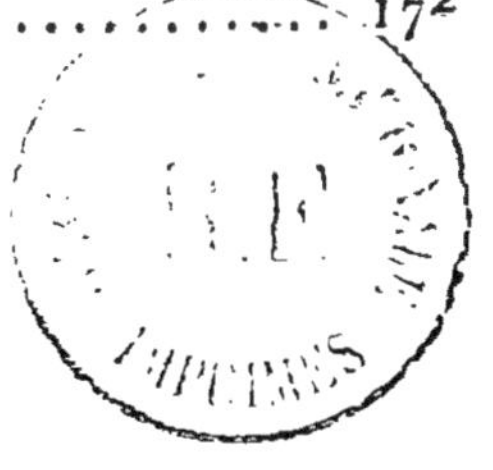

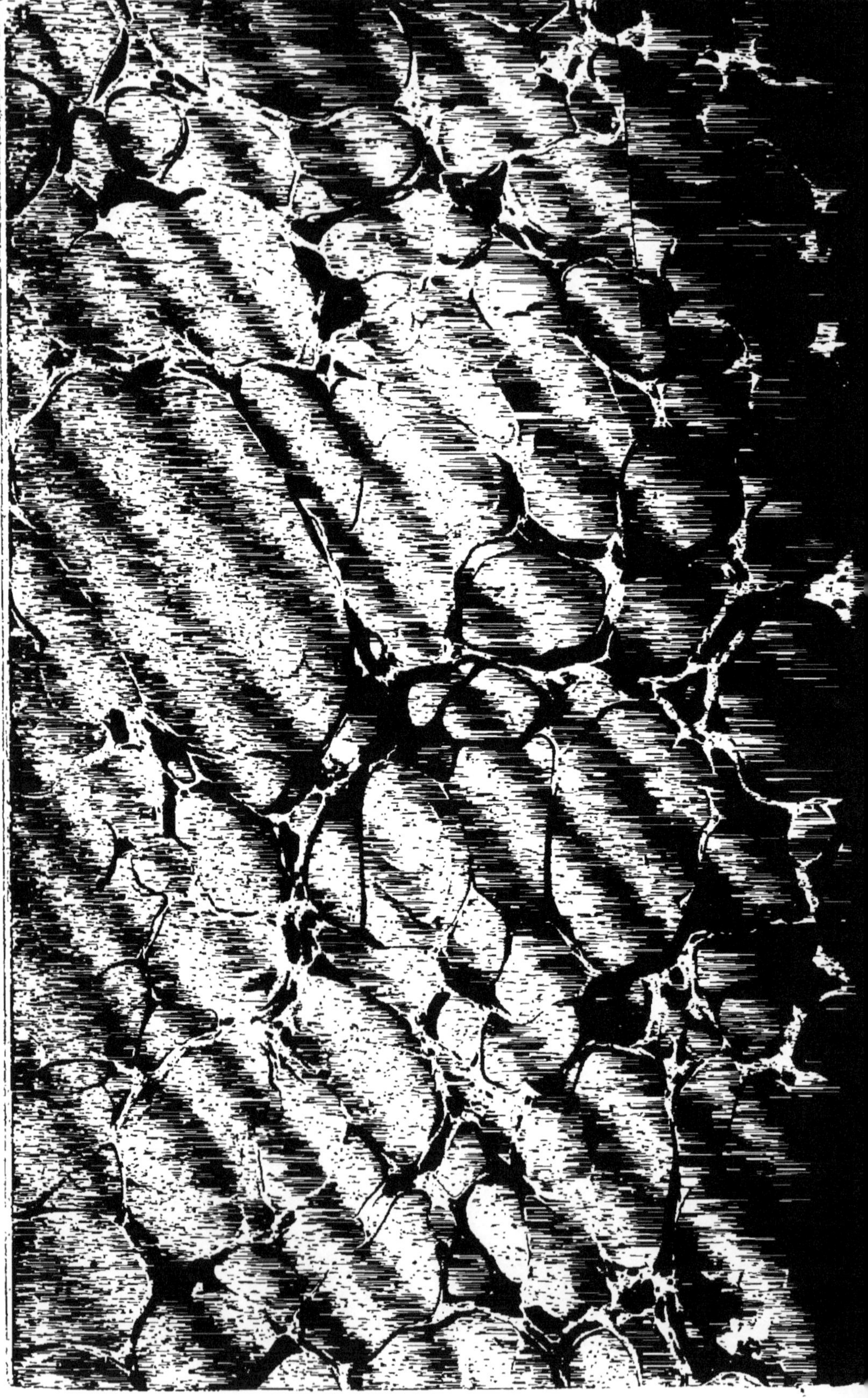

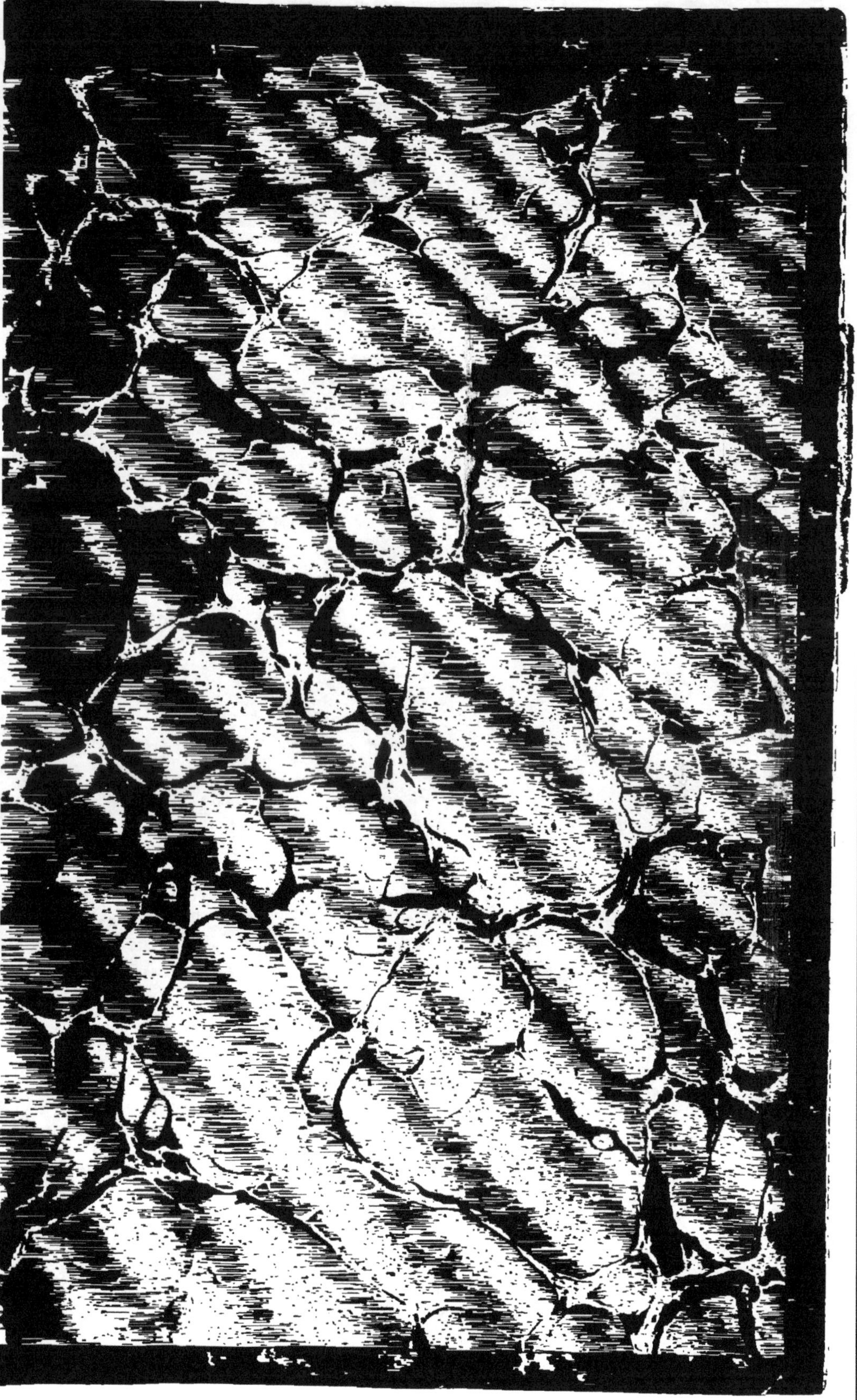

www.ingramcontent.com/pod-product-compliance
Ingram Content Group UK Ltd.
Pitfield, Milton Keynes, MK11 3LW, UK
UKHW020154250726
13967UKWH00003B/1054

9 782011 919298